五色蔬果的营养密码

你今天吃了
几种颜色

[日] 株式会社无限知识 编著　方宓 译

U0351002

华中科技大学出版社
http://www.hustp.com

有书至美
BOOK & BEAUTY

中国·武汉

| 目录 |

快速了解植物生化素 004

 色蔬果是强效抗氧化及抗癌、预防生活方式病的生力军

红 色/ 紫 色蔬果具有消除疲劳及抗衰老的功效

色/ 黄 色蔬果美容功效强大！为眼睛、皮肤健康保驾护航

 色蔬果具有预防癌症及抗菌作用，可以提高免疫力、击溃疾病！

 色/ 黑 色蔬果增强免疫力，保护身体免受疾病侵害！

照片拍摄：尾木司、中川朋和（minowa studio）、佐藤日登美
照片提供：株式会社 amana images、泷井种苗株式会社、Fotolia、pixta、Shutterstock
内文插图：藤松美纪

【阅读须知】

本书记载的植物生化素（功能性成分）含有部分摄取 β - 胡萝卜素等营养素时，被转化为维生素的成分。此外，如无特别注明，"时令"指自然栽培的收获时期。

书中糖分的数据，仅作为摄取时的参考目标值，并不代表推荐过量摄取。所有营养值均基于《日本食品标准成分表 2015 年度第七版》进行的调查所得。维生素 A 记载胡萝卜素的视黄醇活性当量，维生素 E 记载 α - 生育酚的含量。糖分量则以本书中记载的碳水化合物与食物纤维总量的差值为标准。阅读本书之前，敬请了解上述说明。

快速了解植物生化素

五颜六色的蔬果，每一种颜色都有其价值。
事实上，带领我们认清蔬果中所含成分和功效的正是"颜色"。
在此，就让我们一同见识蔬果颜色（≈植物生化素）的力量吧。

你知道吗？蔬菜要
通过颜色了解其功效

味美色鲜的蔬果能勾起人们的食欲，作为餐桌上的点缀，还能令每一餐活色生香。然而事实上，蔬果的颜色在营养方面也担负着重要的任务。这一点，你是否曾有所了解？

"植物生化素"是植物中含有的各种功能性成分，而蔬果的颜色正是来源于此。植物生化素有很强的抗氧化作用，还可以抗癌，提高人体免疫力，促进能量代谢，抑制血液胆固醇及甘油三酯的升高等。植物生化素中的各种成分，对保持人体健康有很好的效果。

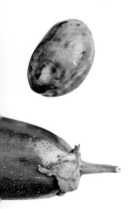

奥秘在于功能性成分
"植物生化素"

"phyto" = "植物"
"chemicals" = "化学物质"

"植物生化素"一词乍听之下有些陌生，但如果说起葡萄中的多酚、胡萝卜中的胡萝卜素、蓝莓中的花青素都是植物生化素的成员，你是否就会发出会心一笑？"phyto"是希腊语的"植物"，而"chemicals"则是英语的"化学物质"。总而言之，"植物生化素"是指植物中所含的化学成分（功能性成分）。

蔬果的颜色，健康的颜色

代表性的颜色成分有绿色的叶绿素，红色、黄色、橙色的类胡萝卜素、β-胡萝卜素、番茄红素，紫色、青色的花青素。

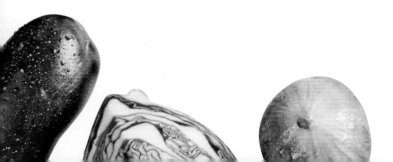

蔬果中所含的味道和颜色的成分，不仅对保持健康起着很大的作用，而且对复杂的生活环境，不规律的饮食生活，压力所引发的各种疾病也有预防效果。

比如，蓝莓中的花青素可以预防视力低下，因此对经常长时间盯着电脑屏幕的现代人来说，这是身体必需的成分。

要想有效地摄取这些味道和颜色的成分，关键在于注意摄取的平衡。这一点与维生素和矿物质的摄取是一样的。

抗氧化作用、提高免疫力、抗癌效果明显

食品的功能大致分为三类：提供必需营养素和能量的"营养功能"；满足对色、香等需求的"感官功能"；以及通过食品增强免疫力、抗衰老、预防肥胖等，着重起到调节生物功能作用的"保健功能"。这是1984年的文部省※在其推进的专题研究项目中——对食品新设的分类标准。

满足上述三种功能的成分统称为"功能性成分"，特别是在蔬果中所含的植物性中，满足这三种功能的成分被称为"植物生化素"。功能性成分并不像五大营养素（蛋白质、脂肪、碳水化合物、矿物质、维生素）那样，是维持生命所必需的物质。含有植物生化素的食品具有抗癌、防癌作用，杀菌、抗菌作用，散发芳香的作用。同时，这类食物还具有提高免疫力、美容、预防肥胖、缓解压力等激发我们健康生活的功效。

有观点认为，蔬果等植物中所含的功能性成分种类之多可达数万种。时至今日，也仍有新的生理功能成分不断被发现。

※ 文部省：日本中央政府的行政机构之一，负责统筹日本国内教育、科学技术、学术、文化、体育等事务。

被称为"植物生化素"的成分

类胡萝卜素类

存在于黄绿色蔬果中，基本与绿色色素、叶绿素共存。胡萝卜、南瓜中富含的β-胡萝卜素，是植物类胡萝卜素的代表。除此之外，番茄、西瓜中所含的番茄红素，柑橘类富含的β-隐α-黄质等都很常见。富含胡萝卜素的胡萝卜、番茄、菠菜、南瓜等蔬菜，都是我们熟悉的，具有防癌功效的黄绿色蔬菜。

多酚类

据说天然多酚类物质有1000多种，其成分大多存在于蔬菜颜色较深的叶子、茎，以及水果的果肉、果皮、种子中。红葡萄酒、蓝莓所含的著名的色素成分花青素，绿茶所含的儿茶素，巧克力所含的可可多酚，更年期障碍必需的大豆异黄酮，具有减肥效果的大豆皂苷等，都是代表性多酚类物质。其中任何一种都有出色的抗氧化作用，以此抑制活性氧的活性，抑制癌细胞的产生，抑制有害胆固醇的氧化，防止动脉硬化等。该物质的特点是，其中含有很多有效预防生活方式病的成分。此外，蓝莓花青素还能起到恢复视力的作用。

异黄酮

这是大豆等食品所含的一种多酚类物质。可以有效缓解更年期障碍、预防骨质疏松症等。此外，异黄酮之所以受到关注，还因其具有与女性荷尔蒙相似的作用。

花青素

这是一种多酚类物质。蓝莓、苹果、茄子、葡萄等食品中，含有红色和紫色的色素成分。可以预防视力低下、预防眼病、稳定血压、改善肝功能。

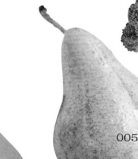

10分钟
全面了解

什么是『植物生化素』

女子营养大学名誉教授　吉田企世子老师讲述

『植物生化素』一词究竟指什么呢？吉田老师为我们解答了这个朴实的问题。

吉田企世子老师简介

毕业于日本女子大学研究生院。东京大学农学博士。专攻食品学、食品加工学。研究领域主要与蔬果品质相关，同时包括蔬菜的营养成分及收割之后的品质变化等。

Q 最近常听说的"有益身体"的植物生化素是什么？

A 这是蔬果中所含的成分。

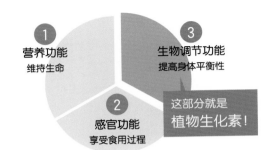

1 营养功能　维持生命

3 生物调节功能　提高身体平衡性

2 感官功能　享受食用过程

这部分就是植物生化素！

在营养学中，将蛋白质、碳水化合物、脂质、维生素、矿物质定义为维持人类生命所必需的五大营养素。但是，除此之外的功能性成分也是健康生活不可缺少的。所谓功能性成分，其主要作用是预防疾病、调节身体机能。特别是植物所具有的成分被称为"植物生化素"。

Q 为什么颜色是关键？

A 因为我们身边的植物生化素中大部分是色素成分。

植物生化素大部分是色素成分。将胡萝卜的胡萝卜素、菠菜的叶绿素等作为颜色来判断，不失为直观易懂的方法。想达到高效摄取的目的，建议搭配不同颜色（主要成分）的蔬果，均衡摄入。如果知道成分的性质，则可以结合身体的状况有意识地摄取。而香、辣、苦等多达数万种的功能成分还在不断发现中。

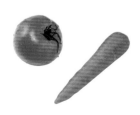

※ 黄色高亮部分为色素成分

多酚类	花青素
	儿茶素
	槲皮素
	木犀草素
	异黄酮
	木酚素
	绿原酸
	迷迭香酸
	鞣花酸
类胡萝卜素类	α-胡萝卜素
	β-胡萝卜素
	番茄红素
	叶黄素
	玉米黄质
	辣椒红
	β-隐黄质
硫化物	辣椒素
	大蒜素
	硫丙烯
	莱菔硫烷
其他	异硫氰酸酯
	叶绿素
	萜烯类等

Q 摄入之后有什么效果?

A 包括强效抗氧化功能、强化免疫力功能在内，已发现了数万种※功能成分，效果多种多样。

※ 在此领域中，每天的研究都以惊人的速度在发展，因此新的发现层出不穷。

　　具有代表性的是 β-胡萝卜素，以及含有番茄红素的胡萝卜素、多酚等所具有的各种抗氧化成分。如果体内产生的活性氧超量，身体的酶和细胞膜就会"生锈"，成为诱发癌症、动脉硬化、生活方式病、衰老等的原因。抑制活性氧作用的，正是抗氧化功能。此外，虽然性质因成分而异，却都能对保持身体健康产生很好的效果。

不同成分多样效果

抗癌	疏通血管
▼	▼
β-胡萝卜素	多酚

预防视力低下	控制胆固醇升高
▼	▼
花青素	叶绿素

Q 怎样才能吃出效果?

A 某些成分可能会因加热或溶于水而流失。为免于此，应进行适当的烹调。

　　莲藕切好后，马上用醋水浸泡，防止其表面变成褐色——想必很多人是这样做的。保证烹调出来的口感无可厚非，但实际上浸泡过醋水的莲藕中，多酚和水溶性的钾元素等会有部分因溶解在水里而流失。与其如此，不如切完之后尽快下锅，以防止营养流失。建议将水溶性成分做成汤或汤菜类，将脂溶性成分做成炒菜或用油腌制。请参考本书以下部分，以便做出无损营养成分的美味佳肴。

请参考本书中的这些板块

食用方法提示
水煮（每100克含量）
维生素C ·············· 11毫克
钾 ·············· 380毫克
钙 ·············· 47毫克
镁 ·············· 46毫克
食物纤维 ·············· 8.6克
糖分 ·············· 2.2克

烹调及食物搭配手法
蒸熟食用可高效摄取营养素
将花苞煮熟，一片片剥下苞片，蘸着黄油汁食用。但钾是水溶性物质，因此蒸熟食用更能保证营养素的有效摄取。

Q 不同颜色的蔬果，或变色的蔬果，其成分也会发生变化吗?

A 会根据状态发生变化

　　植物的成分会因为变色而发生变化。以青椒为例，当其熟透之后，叶绿素的绿色褪去，而含有红色的辣椒素的色素会使青椒变成红色。蔬菜被刀切过，切口氧化变成褐色，这也是色素成分发生变化的结果。

绿色 叶绿素　分解>>>　红色 辣椒红

Q 颜色越深，成分越丰富吗?

A 基本上颜色越深色素成分越丰富

　　色素成分的植物生化素很容易分辨，颜色越深，成分越丰富。比如，胡萝卜的外表是在 β-胡萝卜素的黄色中，混合了番茄红素的红色，看起来特别鲜艳。而白菜的白色中所含的色素成分，虽然肉眼看起来是白色，却也起着植物生化素的作用。但是，香味成分和辣味成分不属于色素。

植物生化素五大类别

以『色』划分主要成分大揭秘！

本书将植物生化素分成绿色、红色）紫色、橙色/黄色、白色、棕色）黑色五大类，作为平衡饮食指南进行介绍。每天的饮食安排，请先从合理、均衡地搭配这5种颜色开始。当你需要调理身体时，不妨有意识地补充那些容易缺失的植物生化素。

强效抗氧化作用

叶绿素

· 抗氧化
· 控制胆固醇升高
· 抗癌

代表蔬果

菠菜、青椒

美容抗衰老

花青素

· 预防视力低下
· 稳定血压
· 预防生活方式病

代表蔬果

茄子、蓝莓、红菊苣

番茄红素

· 抗氧化
· 预防消化系统癌症
· 抗衰老

代表蔬果

番茄、西瓜

辣椒红

· 预防感冒
· 杀菌
· 预防肥胖

代表蔬果

辣椒、彩椒

根据蔬果的颜色，解密代表性的植物生化素

在这里，我们根据颜色来介绍代表性的植物生化素。务请将其作为均衡摄取营养成分的指南加以参考。植物生化素的种类很多，因此很难对其分类，但大体上可以从颜色来判断。蔬果的色素成分在植物生化素中是具有代表性的。绿色的叶绿素（与β-胡萝卜素共存）存在于很多蔬果

预防视力低下/美肤

黄色　橙色

β-胡萝卜素

- ·抗氧化
- ·抗癌
- ·保护皮肤和黏膜

代表蔬果

胡萝卜、南瓜、迷你胡萝卜

玉米黄质

- ·防止视力低下
- ·预防眼病、眼部衰老

代表蔬果

玉米

β-隐黄质

- ·抗癌
- ·提高免疫力
- ·美肤

代表蔬果

柑橘

有效预防癌症

白色

异黄酮

- ·预防乳腺癌
- ·缓解更年期障碍
- ·预防骨质疏松症

代表蔬果

大豆、苜蓿、鹰嘴豆

硫丙烯

- ·抗癌
- ·提高免疫力
- ·杀菌

代表蔬果

大蒜、藠头、红葱头

提高免疫力

黑色　棕色

绿原酸

- ·抗氧化
- ·预防糖尿病
- ·控制胆固醇升高

代表蔬果

雪莲果、土豆

β-葡聚糖

- ·抗癌
- ·提高免疫力
- ·控制胆固醇升高

代表蔬果

木耳、玉蕈、滑子蘑

中。除此之外，芥末、大蒜等辣味独特、香气强烈的食物中，还含有大量的香味成分。

本书特别列举了蔬果中的典型成分进行介绍。大部分蔬果都含有多种营养成分，因此除颜色之外，也不可忽略其他营养成分。

五色蔬果生活建议

Rule 1　均衡摄取五色蔬果

首先应认识到，我们要摄取色彩鲜艳，种类多样的蔬菜。颜色越深的蔬菜，所含的色素成分越丰富。但一般说来，颜色浅淡的蔬果的优点是没有怪味，更易于大量食用。

Rule 2　每天食用足量蔬果

最好不要过分追求"好吃"而忽略了营养成分的均衡。为此，我们应该多关注身体的状况，多吃蔬果以补充植物生化素。同时还要多注意营养等各种成分的性质。

Rule 3　摄入营养零损失

本书不仅介绍植物生化素，还有营养素的相关数据。在每100克可食用部分所含的主要营养素之后有一个括号，记载着成年女性每天的推荐摄入量，以及在目标摄入量范围内，对不同年龄层设置的最大值。希望对健康管理有所帮助。

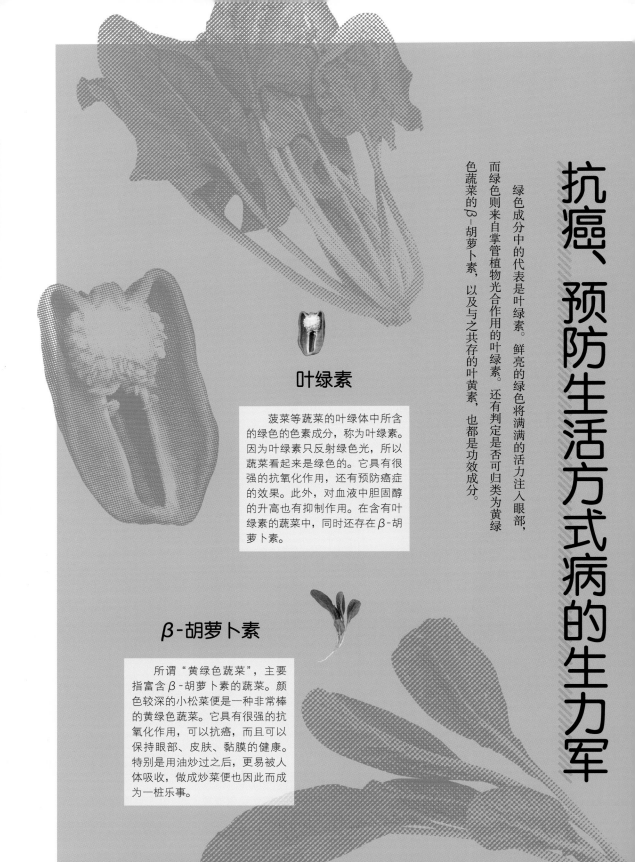

抗癌、预防生活方式病的生力军

绿色成分中的代表是叶绿素。鲜亮的绿色将满满的活力注入眼部，而绿色则来自掌管植物光合作用的叶绿素。还有判定是否可归类为黄绿色蔬菜的β-胡萝卜素，以及与之共存的叶黄素，也都是功效成分。

叶绿素

菠菜等蔬菜的叶绿体中所含的绿色的色素成分，称为叶绿素。因为叶绿素只反射绿色光，所以蔬菜看起来是绿色的。它具有很强的抗氧化作用，还有预防癌症的效果。此外，对血液中胆固醇的升高也有抑制作用。在含有叶绿素的蔬菜中，同时还存在β-胡萝卜素。

β-胡萝卜素

所谓"黄绿色蔬菜"，主要指富含β-胡萝卜素的蔬菜。颜色较深的小松菜便是一种非常棒的黄绿色蔬菜。它具有很强的抗氧化作用，可以抗癌，而且可以保持眼部、皮肤、黏膜的健康。特别是用油炒过之后，更易被人体吸收，做成炒菜便也因此而成为一桩乐事。

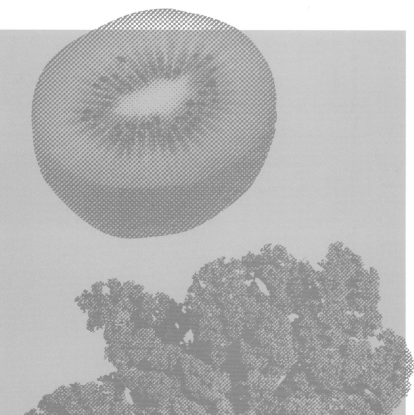

绿

色蔬果

是强效抗氧化及

叶黄素

绿色的色素成分——叶绿素，因为总是与β-胡萝卜素、叶黄素等类胡萝卜素色素共存，所以羽衣甘蓝、芝麻菜、猕猴桃等深绿色的蔬果中，一般也含有丰富的叶黄素。虽然是类胡萝卜素，却无法转化成维生素A。但近年来人类已经发现，类胡萝卜素是一种具有抗氧化性的功能性成分，因此期待其发挥预防和抑制生活方式病的作用。

洋蓟

时令：
春

提高免疫力
多酚的功效在于防止痴呆症

颜色及植物生化素的力量

多酚

● 预防痴呆症

● 提高免疫力

● 控制胆固醇升高

多酚的强抗氧化作用能够预防痴呆症。而木犀草素作为一种多酚类，还有提高免疫力的功效。

保存方法

未及食用的洋蓟浸泡在橄榄油中长期保存

洋蓟表面会随着鲜度的下降而变成紫色，因此请尽量在花苞的根部尚未变色时食用。因不经存放，未及食用的洋蓟可以浸泡在橄榄油中保存。

烹调及食物搭配手法

蒸熟食用可高效摄取营养素

将花苞煮熟，一片片剥下苞片，蘸着黄油汁食用。但钾是水溶性物质，因此蒸熟食用更能保证营养素的有效摄取。

主要营养成分

维生素C	15毫克 (100毫克)
钾	430毫克 (200毫克)
钙	52毫克 (650毫克)
镁	50毫克 (290毫克)
食物纤维	8.7克 (18克)
糖分	2.6克

食用方法提示

水煮（每100克含量）

维生素C	11毫克
钾	380毫克
钙	47毫克
镁	46毫克
食物纤维	8.6克
糖分	2.2克

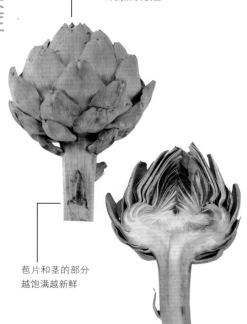

膨大肉厚，花苞紧致的洋蓟品质较佳

苞片和茎的部分越饱满越新鲜

洋蓟又名"朝鲜蓟"，叶子和根部自古以来便被用作草药。多酚是存在于洋蓟中的植物生化素，其中的一种木犀草素可以加强肝脏的解毒作用，提高免疫力。近年来，其抗氧化性还使人们对其在改善痴呆症方面寄予很高的期望。

此外，洋蓟还是一种少见的含淀粉蔬菜，并含有水溶性食物纤维和矿物质。水溶性食物纤维吸收水分后膨胀，摄入的食物长时间留在胃内，糖分与消化酶难以接触，因此抑制了吸收所产生的血糖和胆固醇。所含矿物质中数值特别高的钾，能够帮助细胞将多余的钠排出体外，从而稳定了血压。因此还可以预防因过量摄入盐分而导致的高血压。

北葱

时令：
春

促进能量代谢，有效提高免疫力，预防脑梗死

大蒜素

● 提高免疫力
● 缓解疲劳
● 预防脑梗死

　　大蒜素具有强效抗菌、杀菌作用。可以预防感冒和脑梗死，还可以有效促进代谢，帮助缓解疲劳。

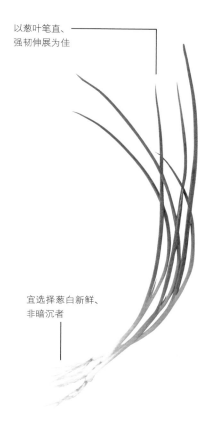

以葱叶笔直、强韧伸展为佳

宜选择葱白新鲜、非暗沉者

保存方法

注意保水，冰箱冷藏

如果无法马上食用，用浸湿的厨房纸巾包裹，装入塑料袋，放入冰箱，可保存较长时间。尽量将其竖放，以提高保存质量。

烹调及食物搭配手法

破坏北葱细胞，利于摄取大蒜素

将生北葱切碎，破坏其细胞，更易于生成大蒜素。与富含维生素B1的肉类、鱼类搭配食用，则有利于营养素吸收。

主要营养成分

维生素A……62微克（700微克）
维生素C……26毫克（100微克）
维生素K……50微克（150微克）
叶酸………210微克（240微克）
钾…………330毫克（2000微克）
糖分…………………2.3克

食用方法提示

水煮（每100克含量）

维生素A……………60微克
维生素C……………27毫克
维生素K……………43微克
叶酸………………200微克
钾…………………330毫克
糖分…………………3.9克

　　北葱属于黄绿色蔬菜，维生素A含量在芦笋之上，并含有与大蒜相同的硫化物——大蒜素。这是一种辛辣成分，加热后生成的阿霍烯，具有疏通血管、防止脑梗死以及控制血压上升的功效。大蒜素与维生素B1结合，还可以起到促进吸收的作用。维生素B1的良好吸收，又可使能量代谢旺盛，从而达到提高免疫力及缓解疲劳的效果。

　　北葱中含有大量叶酸，这也是其特点之一。叶酸是一种预防贫血的维生素，也是促进红细胞形成的营养素，可以控制造成动脉粥样硬化的血同型半胱氨酸的增加。

明日叶

时令: 冬

可以摄入预防癌症的叶绿素及丰富的维生素、矿物质

颜色及植物生化素的力量

叶绿素

- 抗癌
- 预防口臭
- 预防痴呆症

叶绿素是一种绿色色素,具有除臭和抗氧化作用,还可以抗癌及预防痴呆症。

保存方法

用浸湿的厨房纸巾包裹,放入冰箱竖放保存

如果不喜欢强烈的特殊气味,可以选择鲜绿的嫩叶食用。明日叶不喜干燥,因此建议用浸湿的厨房纸巾包裹,在冰箱中竖放保存。

烹调及食物搭配手法

做成天妇罗,以便有效摄取 β-胡萝卜素

油炒之后,β-胡萝卜素可以更好吸收。如果想要摄取更加丰富的营养素,将其做成天妇罗是不错的选择。明日叶的味道较为特殊,油炸手法可减轻此种口感。

主要营养成分

维生素A	440微克 (770微克)
维生素B2	0.24毫克 (1.2毫克)
维生素C	41毫克 (100毫克)
维生素E	2.6毫克 (6.0毫克)
钾	540毫克 (2000毫克)
糖分	1.1克

食用方法提示

水煮(每100克含量)

维生素A	440微克
维生素B2	0.16毫克
维生素C	23毫克
维生素E	2.7毫克
钾	390毫克
糖分	1.3克

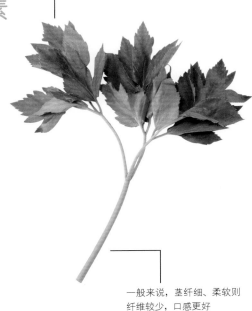

叶片呈鲜艳的绿色,茎柔韧不易折断者为佳

一般来说,茎纤细、柔软则纤维较少,口感更好

据说明日叶的叶片采摘之后,第二天仍能长出来。正是因其有着如此强劲的生命力,才得名"明日叶"。众所周知,明日叶中所含的叶绿素对植物的光合作用起着非常重要的作用,有"绿色血液"之称,担负着植物的免疫功能。而被人体摄取的叶绿素,还可以发挥除臭、杀菌的功效。此外,抗氧化也是叶绿素不可忽视的作用。它还可以抑制人体内的氧化应激,对防止皮肤衰老、痴呆症甚至减肥也有助力。

明日叶中的维生素、矿物质含量,在黄绿色蔬菜中名列前茅。它富含B族维生素和钾,前者是能量代谢的关键营养素,后者则可以将部分多余的钠排出体外,从而预防高血压。

芦笋

时令：
春

多酚类物质——芦丁
具有预防高血压、动脉硬化的功效

颜色及植物生化素的力量

芦丁（多酚）

- 促进血液循环
- 抗氧化
- 强化毛细血管

可以促进血液循环，强化毛细血管，预防高血压及动脉硬化。防止脑细胞氧化的功效还可以加强记忆力。

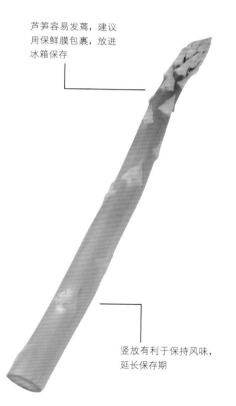

芦笋容易发蔫，建议用保鲜膜包裹，放进冰箱保存

竖放有利于保持风味，延长保存期

保存方法

冷冻可保存2～3个月

如果2～3天内无法全部食用，建议迅速焯水之后放入冰箱保存。也可以煮硬之后装入密封罐或密封袋冷冻，如此可以保存2～3个月之久。

烹调及食物搭配手法

用油炒更有利于吸收营养素

维生素A、维生素K是脂溶性营养素，因此用油炒过再食用有助于身体吸收。关键是不要煮太久，以防水溶性维生素B1的损失。

主要营养成分

维生素A……31微克（700微克）
维生素B2……0.15毫克（1.2毫克）
维生素K……43微克（150微克）
叶酸……190微克（240微克）
钾……270毫克（2000毫克）
糖分……2.1克

食用方法提示

水煮（每100克含量）

维生素A……………30微克
维生素B2……………0.14毫克
维生素K……………46微克
叶酸………………180微克
钾…………………260毫克
糖分………………2.5克

芦笋分为绿芦笋和白芦笋，前者的营养成分较高，且含有芦丁——这是一种可以促进血液循环，有效预防高血压和生活方式病的营养素。除此之外，芦丁的药理活性以及抑制脑细胞氧化的功效，使人们相信其在增强记忆力，预防痴呆症方面会有所作为。

芦笋中含有大量天冬氨酸，这是氨基酸的一种，帮助人体将钾和镁有效地吸收进细胞，以缓解疲劳，恢复体力。天冬氨酸具有促进排泄的特性，古埃及人曾将其作为利尿药物使用。其中还含有抗氧化作用显著的维生素A，以及有效防止贫血及痴呆症的叶酸等，因此对于与衰老不懈抗争的女性，芦笋可以说是一位益友。

牛油果

时令：全年

利用 β-胡萝卜素阻断癌症和衰老
搭配番茄食用，还可强化番茄红素的功效

绿色蔬果

红色／紫色蔬果

橙色／黄色蔬果

白色蔬果

棕色／黑色蔬果

颜色及植物生化素的力量

β-胡萝卜素

● 抗癌
● 预防心脏病
● 防衰老

富含 β-胡萝卜素的牛油果可以预防心脏病，还可以促进番茄红素的吸收。

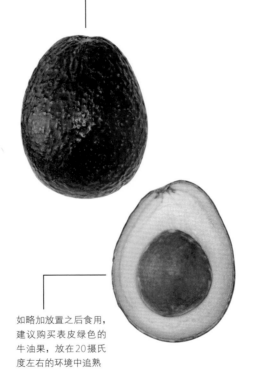

果肉熟透，外皮变黑的牛油果可以马上食用

如略加放置之后食用，建议购买表皮绿色的牛油果，放在20摄氏度左右的环境中追熟

保存方法

避免高温损伤果肉

保存环境的温度超过27摄氏度会损伤果肉。如果是成熟的牛油果，建议不要放在室温中，而是用塑料袋包好放入冰箱，保存时间以1～2天为宜。

烹调及食物搭配手法

搭配维生素E和维生素C，升级营养素功效

维生素E、维生素C都具有抗氧化性，二者搭配，可使效果升级。将果肉切成薄片，滴上柠檬汁，点缀橄榄油渍的虾仁，做成开胃小菜，便可满足维生素E、维生素C的摄入需求。

主要营养成分

维生素B1……0.1毫克（1.1毫克）
维生素B2……0.21毫克（1.2毫克）
维生素E……3.3毫克（6.5毫克）
钾…………720毫克（2000毫克）
食物纤维…………5.3克（18克）
糖分………………0.9克

食用方法提示

浇上柠檬汁或酱油，生吃果肉

牛油果是富含脂质和营养的健康水果，生吃的口感黏糯，几可与沙拉或生鱼片媲美。

牛油果的脂肪含量之高，与其植物的"身份"完全不符。黏糯如奶油般的口感，为其赢得了"森林黄油"的别称。牛油果的脂肪中，70%以上是油酸、亚油酸、亚麻酸等不饱和脂肪酸。因其可以降低有害胆固醇，增加有益胆固醇，对预防动脉硬化、脑梗死有一定作用。

牛油果中还大量含有另一种植物生化素——β-胡萝卜素，可以有效预防癌症和衰老。其丰富的脂肪含量，还有助于番茄红素和维生素E的吸收。前者具有抗衰老、燃烧脂肪的功效，后者则可以促进新陈代谢，因此建议与营养丰富的番茄做成沙拉食用。

芦荟

时令:
夏

利用蒽醌促进排便，
健康从清除体内垃圾开始

蒽醌

- 健胃
- 解毒（预防宿醉）
- 消除便秘

泻药的成分之一——蒽醌，起着促进肠蠕动，帮助顺利排便的作用。同时，由于蒽醌可以解毒，对缓解宿醉也很有效。

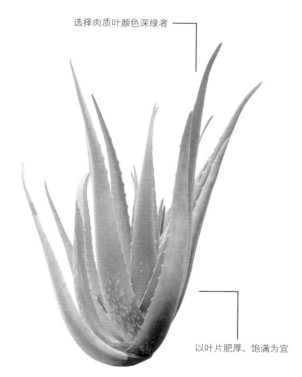

选择肉质叶颜色深绿者

以叶片肥厚、饱满为宜

保存方法

将切口拭净后，用厨房纸巾包裹

叶片上的切口会发生氧化，因此应将切口擦拭干净，用厨房纸巾包裹，放入冰箱的蔬菜格。长期保存的秘诀是隔绝空气。

烹调及食物搭配手法

水煮、冰镇之后食用，口感鲜脆多汁

食用前削去刺，剥去表皮。如果介意叶片上的黏液，可以用水洗去，切成适宜大小，水煮数分钟。从热水中捞出之后浸入冰水，还可使口感更加鲜嫩。

主要营养成分

叶酸…………4微克（240微克）
维生素C……1毫克（100毫克）
钾…………43毫克（2000毫克）
钙…………56毫克（650毫克）
糖分……………………0.3克

食用方法提示

也适用于榨汁

与酸奶拌出顺滑口感，或与其他蔬菜一起用食物料理机榨成汁。

芦荟是南非等沙漠、高地地区的野生植物。在日本，人工栽培的是木立芦荟、库拉索芦荟等品种。

供食用的一般是库拉索芦荟。最长可以长到70～80厘米，主要食用肥厚表皮内侧的啫喱状部分。

芦荟中所含的植物生化素是蒽醌。它可以促进排便，消除便秘，还可以保护胃壁和十二指肠黏膜，达到肠胃保健的效果。

而自古以来，木立芦荟在民间疗法中都占有一席之地。芦荟中的蒽酮等成分具有收敛、消炎、抗菌作用，因此可以用来治疗小伤、烫伤。

意大利欧芹

控制胆固醇升高
预防高血压、动脉硬化

时令：
全年

绿色蔬果

红色／紫色蔬果

橙色／黄色蔬果

白色蔬果

棕色／黑色蔬果

颜色及植物生化素的力量

叶绿素

- 抗氧化
- 控制胆固醇升高
- 预防动脉硬化

除叶绿素，β-胡萝卜素还可以降低血液中的胆固醇，并具有强抗氧化性。

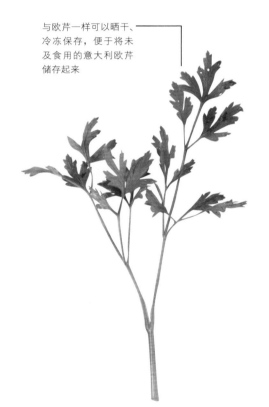

与欧芹一样可以晒干、冷冻保存，便于将未及食用的意大利欧芹储存起来

保存方法

切碎后冷冻保存

直接保存也无妨，但切碎后冷冻，可以保持其本身的香味和口感。而且，冷冻状态更便于后续烹调。

烹调及食物搭配手法

除甜味菜肴，可以与任何菜品搭配

请在充分滤干水分后再将蔬菜切碎。长时间加热会破坏其香味，为免于此，务请在菜肴快起锅时再放入。除了甜味菜肴，它可以与任何菜品搭配。

主要营养成分

维生素A
B族维生素
维生素C
钙

食用方法提示

作为调味菜在菜肴起锅前放入

一般建议将意大利欧芹作为调味菜，在菜肴起锅前放入。其作用在于增香，以及以鲜艳的绿色点缀菜品。

日本人熟知的欧芹因其叶片容易卷曲，也被人称为"卷叶欧芹"。而与之相对，欧洲人所熟知的则是叶片平直的"意大利欧芹"。后者的苦味不如前者明显，却散发着强烈的野性芳香。两种欧芹都富含维生素A、维生素C、B族维生素，以及铁、钙等矿物质，具有促消化、利尿、健胃、促进血液循环的功效。其中所含的植物生化素——叶绿素还可以降低血液中的胆固醇，预防高血压和动脉硬化。

其独特的芳香可以消除肉腥、鱼腥味，搭配铁质丰富的红肉或鱼贝类，无论是口味还是营养都可圈可点。餐后食用，还可以预防口臭。

芸豆

时令:
夏

防衰老功效

有助于预防糖尿病等老年性疾病

多酚

- 抗氧化
- 防衰老
- 预防糖尿病

多酚具有抗氧化作用,可以防止细胞的老化。对以糖尿病为首的生活方式病也有一定效果。

保存方法

避高温、忌潮湿,避光阴凉处保存

陈年芸豆口味欠佳,也不易煮透。应保存在密封罐中,保存在避光阴凉处,避免高温、潮湿。久置会使口感变差,务请尽早食用。

烹调及食物搭配手法

煮豆可高效摄取维生素B

为了有效摄取水溶性的B族维生素,煮豆是最佳的烹饪方法。白芸豆应在水中充分浸泡,在沸水中煮至变软为止。

主要营养成分

蛋白质	19.9克 (50克)
维生素B1	0.5毫克 (1.1毫克)
钾	1500毫克 (2000毫克)
钙	130毫克 (650毫克)
食物纤维	19.3克 (18克)
糖分	38.5克

食用方法提示

水煮 (每100克含量)

蛋白质	8.5克
维生素B1	0.18毫克
钾	470毫克
钙	60毫克
食物纤维	13.3克
糖分	11.5克

选择表皮完整、不开裂,色泽鲜艳者

以购买当年采摘的新豆为宜

芸豆在全世界拥有庞大的品种群。在日本,用来制作煮豆的主要有紫红色的金时豆,白色的手芒豆、大福豆、带斑点的斑豆、虎豆等。种类不同,但主要成分都是淀粉,且都富含B族维生素。在矿物质方面,还含有钾、钙、磷、铁、镁、锌等各种营养素。

芸豆中的多酚具有抗氧化性,其功效覆盖去除活性氧,预防人体衰老、癌症、糖尿病等生活方式病等。芸豆的食物纤维含量在豆类中名列前茅,而其中更富含水溶性纤维,这在普通蔬菜中都属少有。值得一提的是,芸豆还可以控制胆固醇的升高。

梅子

时令：
夏

柠檬酸可缓解疲劳，
是工作忙碌人士的好搭档

颜色及植物生化素的力量

柠檬酸

● 缓解疲劳

● 抗氧化

● 预防生活方式病

柠檬酸是一种酸味成分，可以防止乳酸堆积造成的疲劳，恢复体力，还可以预防动脉硬化等生活方式病。

保存方法

采摘之后应尽早加工

将青梅在水中浸泡，去除涩味后捞出，拭干水分，去蒂，腌制。梅子采摘之后仍会持续成熟，因此建议尽早加工。

烹调及食物搭配手法

用梅干或梅子醋下饭

柠檬酸可以提高矿物质的吸收，建议搭配小鱼或豆腐食用。将煮过的明日叶等蔬菜拌梅子食用，还可以增强维生素E的抗氧化力。

主要营养成分

维生素A……20微克（700微克）
维生素E……3.3毫克（6.0毫克）
钾…………240毫克（2000毫克）
铁…………0.6毫克（10.5毫克）
食物纤维………2.5克（18克）
糖分……………5.4克

※ 数据取自生梅子

食用方法提示

盐渍梅干（每100克含量）

维生素A………………7微克
维生素E………………0.3毫克
钾…………………440毫克
铁…………………1.0毫克
食物纤维………………3.6克
糖分……………6.9克

未熟的青梅用于酿梅酒，成熟度稍高的梅子用于制作梅干及梅子醋

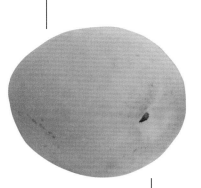

熟透的梅子呈黄色，加入白糖可煮制梅子酱

梅子含有丰富的钾、维生素E。因其富含有机酸，人们对其杀菌功效也给予了高度评价，认为可以"阻断三毒"（食物之毒、血液之毒、水之毒）。生梅子中所含的苦杏仁苷是一种有毒物质，因此务请加工后再食用以免中毒。

之所以将梅子归入健康食品之列，是由于以柠檬酸为主要成分的多种有机酸对人体具有保健作用。柠檬酸可以防止体内堆积乳酸，从而消除疲劳，促进能量顺利代谢。还可以加强钾等矿物质的吸收，防止活性氧的氧化作用，对防止动脉硬化、心肌梗塞有一定功效。儿茶酸和苦味酸具有很强的杀菌力，可以防止食物腐烂，避免食物中毒。在饭团中加入梅子醋，还有利于其保存。

毛豆

时令:
夏

营养价值超群的毛豆
是植物生化素的宝库!

颜色及植物生化素的力量

β–胡萝卜素

- 抗癌
- 预防心脏病
- 防衰老

可以抗癌、防止痴呆症的β-胡萝卜素,其保持细胞健康的功效来自强抗氧化性。

保存方法

煮过之后冷冻保存

栽培时间过长的毛豆香味很淡。因采摘之后,其新鲜度会迅速下降,建议尽快食用。冷冻保存时间较长,但冷冻之前建议先将其煮过。

烹调及食物搭配手法

搭配啤酒食用,有助于提高肝脏的功能

蛋氨酸可以保护肝脏免受酒精侵害,减轻肝脏的负担。这就是"啤酒配毛豆"的道理所在。与动物肝脏或有益于提高肝脏功能的食品搭配也是不错的选择。

主要营养成分

蛋白质·············11.7克(50克)
维生素B1···0.31毫克(1.1毫克)
维生素C···27.0毫克(100毫克)
叶酸·········320微克(240微克)
钾·············590毫克(2000毫克)
糖分·······················3.8克

食用方法提示

水煮(每100克含量)

蛋白质·····················11.5克
维生素B1···········0.24毫克
维生素C·············15.0毫克
叶酸·····················260微克
钾·························490毫克
糖分·······················4.3克

带着枝条保存,比装在网袋中保存更能保持其新鲜度

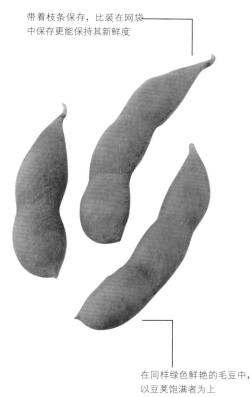

在同样绿色鲜艳的毛豆中,以豆荚饱满者为上

毛豆是大豆成熟之前的状态。在日本,毛豆被称为"夏季风物诗",是一个时令的代表食物。与大豆一样,毛豆也富含优质蛋白质,维生素B1、叶酸、钾、钙、铁、食物纤维等,而毛豆中的维生素C却是大豆所没有的。因此,可以说毛豆具有超群的营养价值。

具有抗氧化性的营养素β-胡萝卜素,可以预防衰老和动脉硬化,起着女性荷尔蒙替代品作用的异黄酮,以及大豆皂苷都可以缓解更年期障碍。因此,毛豆是男女老少都应该经常食用的蔬菜。说起毛豆,还不得不提其黄金搭档——啤酒。毛豆所含的蛋氨酸是一种必需氨基酸,它和维生素B1、维生素C共同作用,可以促进肝脏分解酒精,如果担心饮酒过量,不妨二者搭配享用。

苦苣

时令：
冬

绿色蔬果 ｜ 红色／紫色蔬果 ｜ 橙色／黄色蔬果 ｜ 白色蔬果 ｜ 棕色／黑色蔬果

β-胡萝卜素可以消除衰老造成的皮肤问题，改善皮肤状态

颜色及植物生化素的力量

β-胡萝卜素

- 抗癌
- 美肤
- 防衰老

预防癌症，防止因细胞老化导致的痴呆症。而与维生素E的相乘作用还可以解决皮肤问题。

保存方法

以保湿状态存放在冰箱的蔬菜格中

最好存放在冰箱的蔬菜格中。用浸湿的厨房纸巾包裹，装入塑料袋，放入冰箱。茎朝下竖放有利于长时间保持新鲜。

烹调及食物搭配手法

做汤菜时，建议连汤汁一同摄取

β-胡萝卜素用油炒过更容易吸收。如果苦苣不够新鲜，可以加少量黄油，作为汤菜或蒸煮的配菜，连汤汁一同摄取，以免营养素流失。

主要营养成分

维生素A┄┄140微克（700微克）
维生素E┄┄0.8毫克（6.0毫克）
维生素K┄┄120微克（150微克）
钾┄┄┄┄┄270毫克（2000毫克）
食物纤维┄┄┄┄2.2克（18克）
糖分┄┄┄┄┄┄┄┄┄0.7克

食用方法提示

拌沙拉或作为肉类的配菜

拌沙拉时，建议搭配含油分的沙拉酱。还可以和芝麻菜、红菊苣一起，作为肉类料理的配菜。

宜选择整棵体量大、蓬松，叶片卷曲状态好的苦苣

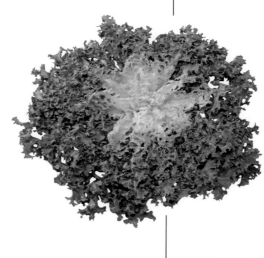

茎的断面水嫩者为佳

苦苣在欧洲是一种很常见的绿叶蔬菜，现在在日本也随处可以买到。叶片微微卷曲，口感脆嫩，甘中略带苦，香味独特。

苦苣叶的部分含有β-胡萝卜素。其抗氧化作用可以预防癌症，减缓细胞衰老，抑制动脉硬化，还可以在体内转化成维生素A，有利于保持皮肤和黏膜的健康。与抗氧化力卓著的维生素E的相乘作用，可以有效消除衰老造成的皮肤问题，改善皮肤状态。矿物质中含有大量钾元素，可以调节体内的水分。同时加强利尿作用，将多余的钠排出体外，因此可以有效稳定血压。苦苣中强化骨骼的钙含量，在蔬菜中也位居前列。

豌豆

时令:
夏

内含满满的皂苷

可以抗衰老，预防生活方式病

皂苷

- 抗氧化
- 预防生活方式病
- 预防动脉硬化

具有各种促进健康的作用，有效对抗生活方式病。此外，其抗氧化性还可以预防衰老。

外皮平滑无伤痕，表面有光泽，颗粒大小均匀者为佳

保存方法

装入密封罐，保存在避光阴凉处

未用完的豌豆，建议装入密封罐，盖紧盖子，保存在避光阴凉处。放置时间越长味道越差，因此请尽早食用。

烹调及食物搭配手法

避免过度去除涩味而流失皂苷

豌豆的涩味来自皂苷，一般会通过水洗去除涩味，但皂苷会因溶于水而流失，如果想完整保留营养素，还请多加注意。

主要营养成分

蛋白质·············21.7克 (50克)
维生素B1······0.72毫克 (1.1毫克)
维生素B2······0.15毫克 (1.2毫克)
钾·············870毫克 (2000毫克)
食物纤维·······17.4毫克 (18克)
糖分·····················43.0克

食用方法提示

水煮 (每100克含量)

蛋白质·····················9.2克
维生素B1·············0.27毫克
维生素B2·············0.06毫克
钾·······················260毫克
食物纤维·················7.7克
糖分·····················17.5克

豌豆原产于中东和近东地区。未成熟的称"青豌豆"，连同豆荚一起食用。成熟之后取出的生豆粒称"青豆"，熟透的豆粒晒干之后称"豌豆"。

豌豆中的碳水化合物占比超过60%，而优质蛋白质的含量仅次于大豆。虽然功效上逊于大豆，但豌豆中的皂苷却能够预防生活方式病、抗癌，以及预防动脉硬化，因此广受关注。

皂苷这种植物生化素是涩味的来源，易溶于水。在洗去涩味的同时，也容易流失皂苷。为保证完整地摄取营养素，应在保留适当涩味的状态下烹调。

陆鹿尾菜

β-胡萝卜素含量超群
可防止细胞癌变

时令：
春

颜色及植物生化素的力量

β-胡萝卜素

- 抗癌
- 预防心脏病
- 防衰老

富含的β-胡萝卜素具有强抗氧化性，可以击退活性氧，从而有效抗癌、防衰老。

叶片是否呈鲜艳的绿色，是否饱满，是判断新鲜程度的标准

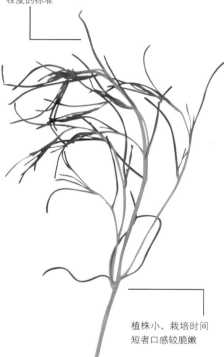

植株小、栽培时间短者口感较脆嫩

保存方法

发蔫之前尽快食用

一般是装入保鲜袋，保存在冰箱的蔬菜格中。发蔫会破坏味道和口感，因此建议尽快食用。

烹调及食物搭配手法

用油炒或炸以利于吸收β-胡萝卜素

将茎和叶在沸水中迅速焯熟，做成凉拌菜。β-胡萝卜素搭配油脂有助于吸收，可以用油炒或选择口感较好的油炸。

主要营养成分

维生素A·····280微克（700微克）
维生素C·····21毫克（100毫克）
维生素K·····310微克（150微克）
钾·············680毫克（2000毫克）
钙·············150毫克（650毫克）
糖分·····················0.9克

食用方法提示

水煮（每100克含量）
维生素A··············260微克
维生素C··············15毫克
维生素K··············360微克
钾························510毫克
钙························150毫克
糖分····················1.1克

陆鹿尾菜的得名，来自生长在海洋中，与其外形相似的海藻类植物鹿尾菜。除了外形，它的维生素和矿物质含量也与海藻相当。含量超高的β-胡萝卜素在人体中转化成维生素A，具有强效抗氧化作用，对抗癌、抗衰老及预防动脉硬化都有功效，是这部分目标人群可以放心食用的蔬菜。

陆鹿尾菜的矿物质含量，在蔬菜中也是数一数二的。在其富含的钾和钙中，前者可以预防高血压和贫血，后者有助于骨骼和牙齿的生长。

陆鹿尾菜中还含有多种强健骨骼的营养素，是更年期前后女性的福音。通过食用1包（约100克）陆鹿尾菜摄入的维生素K，是成人每日目标摄入量的5倍左右，可以将人体吸收的钙输入骨骼，以达到预防骨质疏松的效果。

秋葵

**时令:
夏**

黏糊糊的黏蛋白是
缓解日常疲劳的灵药

黏蛋白

- 促消化
- 预防糖尿病
- 健胃

秋葵的黏液来自黏蛋白，一种可以保护胃黏膜、促进消化的物质。同时还可以促使蛋白质有效消化。

蒂发黑的秋葵品质较次

个体越大，口感越硬，因此建议选择长7～8厘米，绒毛细软者

保存方法

煮硬后冷冻保存

用保鲜膜包裹，放入冰箱冷藏保存。如果短时间内不食用，应加盐煮硬，放入冰箱冷冻保存，以延长保存期。

烹调及食物搭配手法

在撒盐的砧板上滚动，去除绒毛后再烹调

只需迅速焯水之后用黄油炒一下，即可轻松摄取秋葵中的营养素。表皮的绒毛会影响口感，因此建议将秋葵在撒盐的砧板上滚动以去除绒毛。

主要营养成分

维生素A……56微克（700微克）
维生素E……1.2毫克（6.0毫克）
叶酸………110微克（240微克）
钙………92毫克（650毫克）
食物纤维……………5克（18克）
糖分……………………1.6克

食用方法提示

水煮（每100克含量）

维生素A……………60微克
维生素E……………1.2毫克
叶酸…………………110微克
钙……………………90毫克
食物纤维……………5.2克
糖分…………………2.4克

秋葵原产于非洲东北部。据史料记载，埃及在两千年前就已经开始种植秋葵。

秋葵在切碎时流出的独特黏液，是果胶和黏蛋白等成分，也是一种水溶性食物纤维。调理肠胃、抑制血糖上升、阻止吸收有害胆固醇是水溶性食物纤维的功效，同时还可以预防糖尿病。

糖蛋白中的黏蛋白中含有保护黏膜的成分，据说可以保护气管及整个消化器官，尤其是预防胃炎和胃溃疡。特别值得一提的是，其中含有分解蛋白质的酶，可以帮助消化蛋白质。盛夏时节，人体消化力减弱，不妨多食秋葵，为体力多加一份油。

橄榄

时令：全年

鲜艳绿色来自叶绿素，可以美肤、抗癌，预防口臭

颜色及植物生化素的力量

叶绿素

- 抗癌
- 预防口臭
- 预防痴呆症

橄榄油的绿色来自叶绿素，有望预防癌症和痴呆症，还可防止皮肤干燥及减肥。

保存方法

密封保存

如果选择瓶装，建议连同汤汁一起装入瓶中密封保存。如果只保存橄榄，可以浸泡在橄榄油中保存。

烹调及食物搭配手法

盐渍、拌沙拉均可

除了盐渍橄榄，还可以拌在沙拉或意大利面中，或和鸡肉、土豆一起炒过食用。橄榄还是比萨和烤菜的常用食材。

主要营养成分

维生素A	38微克（700微克）
维生素E	5.5毫克（6.0毫克）
脂质	15.0克
钠	1400毫克（7.0毫克）
食物纤维	3.3克（18克）
糖分	1.2克

食用方法提示

黑橄榄（每100克含量）

维生素A	0微克
维生素E	4.6毫克
脂质	12.3克
钠	640毫克
食物纤维	2.5克
糖分	0.9克

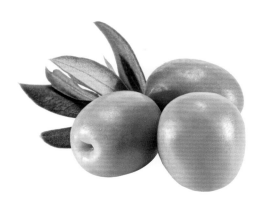

橄榄在世界各地都有种植，日本则主要种在濑户内海沿岸等地。生橄榄味道苦涩，一般在去除涩味之后盐渍食用。

提起橄榄，人们自然会联想到橄榄油。橄榄油呈现出的独特绿色，其实来自色素成分——叶绿素，它具有解毒功效，对于减肥、润肤都有一定作用。此外，叶绿素还有强抗氧化性，以及杀菌、除臭的功效，对预防口臭也有帮助。

橄榄还含有大量维生素E，可以促进血液循环及新陈代谢，从而达到滋润皮肤，增加皮肤弹性的效果。果实中的食物纤维还有助于调理肠胃。

雷柚

令身心放松

萜烯香气洁净、清爽

时令：秋

萜烯

- 放松身心
- 调节自主神经
- 抗压

萜烯是带有芳香成分的植物生化素，具有放松及调节自主神经的功效。

保存方法

也可榨取果汁，冷冻保存

如果果皮未变黄，可以在冰箱中冷藏1个月以上。另一个方法是将其榨出果汁，装在制冰盒中冷冻，随取随用。

烹调及食物搭配手法

搭配含维生素E的鱼贝类，升级保健功效

萜烯与维生素C、维生素E搭配，可以增强抗氧化性，达到预防动脉硬化，平衡胆固醇值的效果。与富含维生素E的烤虾、烤蟹一起享用，其酸味还可为美食锦上添花。

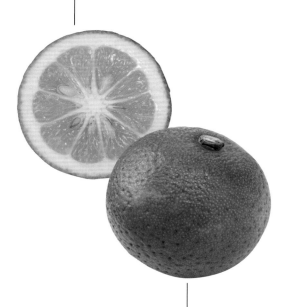

放在手中，感觉分量相对重者，一般果肉多汁，酸味爽利

选择表皮富有光泽，绿色浓郁者

主要营养成分

维生素C……42毫克（100毫克）
泛酸………0.15毫克（5毫克）
叶酸………13微克（240微克）
钾…………140毫克（2000毫克）
糖分…………………8.4克

※占全果35%的果汁（共100克）中所含的营养素

食用方法提示

撒在鱼料理上

雷柚属于柑橘类，富含各种维生素。除了口味怡人，其中的柠檬酸还可以帮助身体顺利代谢糖分。撒在鱼料理上，能够充分激发出美食的风味。

雷柚是九州、大分县的特产，是制作火锅佐料不可少的柑橘类食材。表皮深绿，芳香宜人，酸味清淡。雷柚含有各种维生素，其中以维生素C为最，此外还有叶酸、泛酸等。

萜烯这种主要的植物生化素含有蒎烯和柠檬烯，是一种芳香成分，可以放松身心，调节自主神经。萜烯还可以镇痛、抗压，对保健起到广泛的作用。

维生素C的作用是防止细胞氧化，抑制衰老，预防动脉硬化。还可促进胶原蛋白合成，保持血管和皮肤的健康，美肤效果令不少人对其心向往之。与维生素E搭配，还可以预防心脏病和脑卒中。

芥菜

可做佐料，预防食物中毒

时令：**春**

颜色及植物生化素的力量

芥子苷

- 抗氧化
- 增进食欲
- 提高免疫力

散发强烈的刺激性气味，具有抗氧化作用。以其做成的佐料可以强效抗菌，是预防食物中毒的重要武器。

保存方法

保存环境不宜太干燥，建议尽早食用

用浸湿的厨房纸巾包裹，装入塑料袋，在冰箱蔬菜格中竖放保存。不宜长期存放，务请尽早食用。

烹调及食物搭配手法

与其他蔬菜一起炒

常见的方法是盐渍食用，但买来的盐渍芥菜盐分太高，建议与其他蔬菜一起炒，以控制盐分的摄入。焯熟后凉拌或用油炒，都可以增加食用量。

主要营养成分

维生素A……230微克（700微克）
维生素C……64毫克（100毫克）
维生素E……3毫克（6.0毫克）
维生素K……260微克（150微克）
叶酸………310微克（240微克）
糖分………………………1.0克

食用方法提示

盐渍（每100克含量）

维生素A…………………250微克
维生素C…………………80毫克
维生素E…………………3.1毫克
维生素K…………………270微克
叶酸………………………210微克
糖分………………………2.2克

宜选择叶片深绿，光泽水灵者

如果菜梗太粗，可能使叶片的口感变得粗糙，因此宜选择梗细且柔软者

芥菜是十字花科蔬菜，入口时会带给舌尖辛辣的刺激感，同时散发刺激性的香气。芥菜的辛辣成分来自硫化合物芥子苷，用其做成的佐料可以凸显菜肴的味道，增进食欲，同时还具有增强免疫力、预防癌症的功效。

刺激性的辣味来自硫化合物芥子苷，它具有很强的抗氧化性。由于它拥有卓越的抗菌功效，做成佐料，与菜肴一同食用，还可以预防食物中毒。

芥菜中含有大量促进红细胞生成的叶酸，造血必需的铁，提高铁吸收的维生素C，有益骨骼健康的维生素K，可以为容易患上贫血或担心骨质疏松的人士保健。

预冷处理菠菜

预冷处理使β-胡萝卜素浓度升高
更有利于摄取营养素

预冷处理使β-胡萝卜素浓度升高

时令：冬

β-胡萝卜素

- 抗癌
- 预防心脏病
- 防衰老

预冷处理使β-胡萝卜浓度升高，使防衰老，预防皱纹、色斑等美肤效果更上层楼。

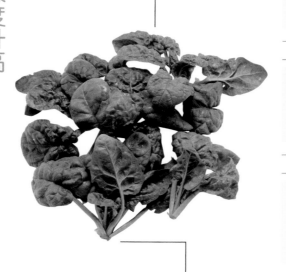

叶尖挺立，绿色鲜艳

宜选择根部水嫩者

保存方法

用浸湿的厨房纸巾包裹，可延长保鲜期

如果带根保存，用浸湿的厨房纸巾包裹，装入塑料袋，放入冰箱蔬菜格中，以延长保鲜期。也可以像菠菜一样稍煮一下，沥干水分后冷冻起来。

烹调及食物搭配手法

热水焯10秒钟即可食用

叶片受热快，用热水焯10秒钟即可。可以用手将叶片撕成小片，做成炒菜或汤菜。叶面和菜梗常会附着泥土，必须将其清洗干净。

主要营养成分

维生素A
维生素B2
钾
维生素C
铁

食用方法提示

炒菜或做成汤菜

建议β-胡萝卜素与油分搭配摄入，可以用油炒，或与培根一起做成汤菜，以便更好地吸收营养。

菠菜的收割期一般从12月中旬开始，预冷处理可以增加菠菜中的甜味，甚至达到与番茄媲美的程度。

"预冷"指在收割之前对蔬菜进行低温处理。当菠菜长到接近收割的状态时，打开棚室两侧的遮蔽物和出入口，让室外的冷空气日夜吹拂。菠菜为了御寒，会将茎叶像蒲公英那样平展开，乍看之下，形态全然不似平时。人们也将这种形态的菠菜称为"皱叶菠菜"。

当温度下降至5摄氏度时，菠菜会停止拔高，在低温的刺激下，糖度和β-胡萝卜素的浓度都会上升。β-胡萝卜素所具有的抗氧化作用，不仅可以预防癌症和衰老，还可以防止出现色斑和皱纹，收获美肤的效果。

猕猴桃

榨成果汁
有助于摄取多酚

时令：
冬

绿色蔬果

红色／紫色蔬果

橙色／黄色蔬果

白色蔬果

棕色／黑色蔬果

颜色及植物生化素的力量

多酚

- 抗氧化
- 美肤
- 抗癌

消除体内生成的活性氧，起到抗氧化作用。对预防生活方式病、癌症及美肤都有一定效果。

散发成熟的甜香味，果皮富有弹性时，说明正适合食用

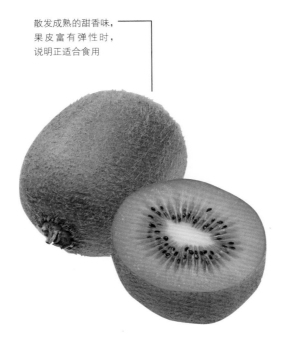

保存方法

追熟之后享用柔软果肉

如果感觉尚硬，装在塑料袋中放入冰箱，可以保存较长时间。如果想尽早食用柔软的果肉，可以与苹果或香蕉一起装在塑料袋中追熟。

烹调及食物搭配手法

与黄瓜搭配食用，有助清除体内垃圾

可以直接食用，也可以做成调味汁食用。与黄瓜等利尿的食材搭配食用，有助于清除体内的垃圾，对消除浮肿也有一定作用。

主要营养成分

维生素B6……0.12毫克 (1.1毫克)
维生素C……69毫克 (100毫克)
维生素E……1.3毫克 (6.0毫克)
钾…………290毫克 (2000毫克)
食物纤维………2.5克 (17克)
糖分……………………11.0克

※ 数据取自绿心猕猴桃

食用方法提示

也可以做成调味汁

将果肉碾碎，过滤出汁液，加入白葡萄酒，做成调味汁。如果调入酸奶，会在肽的作用下变苦，因此务请马上食用。

猕猴桃酸甜得宜，果肉多汁，表皮翠绿，切面花纹美丽，是一种魅力十足的水果。最近，黄心猕猴桃因其更甜的口味获得了更高的人气。

猕猴桃富含多酚，具有很强的抗氧化性，对于想要改善生活方式病，以及皮肤干燥问题的人士，多食猕猴桃是很好的选择。猕猴桃的多酚物质也存在于果皮中，连皮一起榨汁的做法，可以更有效地摄取营养素。

猕猴桃中还含有大量葡萄糖，可以被身体迅速吸收之后转化成能量。同时含有柠檬酸、苹果酸，可以抑制造成人体疲劳的物质——乳酸的生成。这些物质的相乘作用，为猕猴桃赋予超群的缓解疲劳的功效。

甘蓝菜

时令:
春

异硫氰酸烯丙酯预防癌症的功效

成就明星蔬菜

异硫氰酸烯丙酯

- 抗癌
- 促消化
- 预防血栓

具有抗癌、杀菌功效,对防止食物中毒可起到一定作用。还可以增进食欲、促进消化。

将甘蓝菜切开,叶片卷曲紧致者为佳

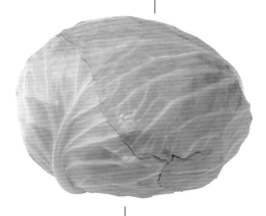

宜选择整个叶球绿色深浓,且分量重者

保存方法

挖出菜心,用浸湿的厨房纸巾填塞

先将菜心挖出,用浸湿的厨房纸巾填塞挖出的空洞,再用塑料袋包起放入冰箱,可以延长保鲜期。

烹调及食物搭配手法

宜煮宜炒宜多食

如需有效利用维生素U的功效,最好的方法是生吃。但生吃可能无法大量食用,因此可以选择水煮或快炒。

主要营养成分

维生素C……41毫克(100毫克)
维生素K……78微克(150微克)
叶酸…………78微克(240微克)
食物纤维………1.8克(18克)
糖分……………………3.4克

食用方法提示

水煮(每100克含量)

维生素C………………17毫克
维生素K………………76微克
叶酸……………………48微克
食物纤维…………………2克
糖分…………………2.6克

甘蓝菜原产于非洲东北部。在日本,甘蓝菜从前种植在温暖的地区,现已在全国遍及。

甘蓝菜之所以有很强的抗癌功效,是因为其中含有植物生化素异硫氰酸烯丙酯。在与另一种抗致癌物质——芥子油苷的共同作用下,抗癌功效更显卓著。

维生素U是甘蓝菜中特有的成分,除了预防胃溃疡和十二指肠溃疡,还可以修复受伤黏膜,有助于恢复肝脏的功能,甚至作为胃肠药的主要成分使用。含量丰富的食物纤维更可改善便秘,预防肥胖,是一种可以多加食用的蔬菜。

黄瓜

时令：
夏

瓜皮中富含的 β-胡萝卜素
可以预防癌症和衰老

绿色蔬果

红色/紫色蔬果

橙色/黄色蔬果

白色蔬果

棕色/黑色蔬果

颜色及植物生化素的力量

β-胡萝卜素

- 抗氧化
- 抗癌
- 防衰老

黄瓜皮中含有大量 β-胡萝卜素，可以抑制由紫外线产生的活性氧，起到预防癌症和衰老的作用。

宜选择瓜皮紧致、饱满，刺尖锐，摸上去有刺痛感者

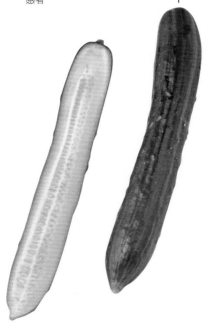

保存方法

刀切面朝上保存

黄瓜留着水分保存容易受伤，因此务请擦干水，装入塑料袋，放入冰箱保存。刀切面朝外竖放更易于保鲜。

烹调及食物搭配手法

米糠腌黄瓜有助于缓解疲劳

米糠腌黄瓜的营养非常丰富。米糠含有维生素B1和B6，渗入黄瓜后便产生乳酸菌的功效，有助于缓解疲劳。

主要营养成分

维生素C	14毫克 (100毫克)
维生素K	34微克 (150微克)
钾	200毫克 (2000毫克)
铜	0.11毫克 (0.8毫克)
糖分	1.9克

食用方法提示

米糠腌黄瓜 (每100克含量)

维生素C	22毫克
维生素K	110微克
钾	610毫克
铜	0.11毫克
糖分	4.7克
会另外增加维生素B1、维生素B6	

黄瓜是夏天的时令蔬菜，现在普遍种植在大棚中，因此全年都可以买到。黄瓜中的水分含量高达96%，含有较多钾，有助于排除体内多余的钠。一直以来都因其很好的利尿功效而受到人们的青睐。

β-胡萝卜素主要存在于黄瓜皮中，其强力抗氧化作用可以让体内的细胞保持年轻、健康的状态。因其可以抑制由紫外线产生的活性氧，特别适合在紫外线很强的夏天食用。

此外，黄瓜中大量的钾赋予其良好的利尿功效。人体在夏天容易浮肿，导致疲劳感在体内堆积，此时黄瓜中的钾便可发挥消肿的作用。黄瓜脆爽、清凉的口感还可以增进食欲。

茖葱

时令：春

因其抗癌作用而知名
含有大量香味成分

颜色及植物生化素的力量

大蒜素

- 提高免疫力
- 消除疲劳
- 抗癌

丰富的大蒜素可以提高免疫力，消除疲劳。与β-胡萝卜素的相乘作用还可以起到抗癌的效果。

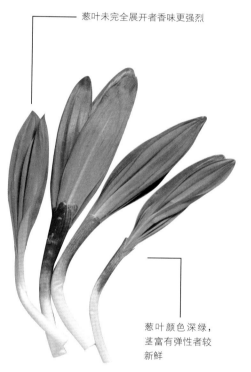

葱叶未完全展开者香味更强烈

葱叶颜色深绿，茎富有弹性者较新鲜

保存方法

冷冻可保存3个月

为确保新鲜，在冰箱中冷藏保存的时间不宜超过1周。生茖葱冷冻保存期在3个月左右。建议切碎后浸泡在大量酱油中，放入冰箱冷藏保存。

烹调及食物搭配手法

最适合做成天妇罗或煎蛋等各种料理

与富含维生素B1的肉和鱼一起食用，可以大大提高维生素B1的吸收率。在北海道有一种很时兴的做法，将羊羔肉切成薄片，和茖葱一起放进成吉思汗火锅。

主要营养成分

维生素A……170微克（700微克）
维生素C……59毫克（100毫克）
维生素K……320微克（150微克）
叶酸…………85微克（240微克）
钾……………340毫克（2000毫克）
糖分……………………3.3克

食用方法提示

做成炒菜或天妇罗

富含脂溶性维生素β-胡萝卜素，因此最适合做成炒菜或天妇罗。也建议将其切碎后煎蛋，或迅速焯水之后拌着醋味噌食用。

茖葱（日语"行者葫"）在日本北海道及东北地区大量种植。古代在山中修行的行者喜欢食用，因此而获得"行者葫"这一独特的名称。日本的阿伊努人自古以来就熟悉其药效，并将其作为万能药使用，因此它还有"阿伊努葱"的别名。

葱类普遍具有的，散发刺激性气味的香味成分——大蒜素是预防癌症的成分之一。它有助于吸收维生素B1，促进新陈代谢，与猪里脊肉等富含维生素B1的食材搭配收效更佳。

此外，具有强抗氧化性的β-胡萝卜素，有效预防痴呆症的叶酸，以及降血压的钾的含量也相当丰富，在防衰老之外，还可以预防生活方式病，是一种营养成分很全面的蔬菜。

芹菜

时令:
夏

富含β-胡萝卜素

有效预防癌症，保护眼部健康

颜色及植物生化素的力量

β-胡萝卜素

● 抗癌
● 预防心脏病
● 消除眼部疲劳

β-胡萝卜素的抗氧化性具有抗癌、预防心脏病的功效，对消除眼部疲劳也有一定作用。

宜选择叶片青翠，无发黄者

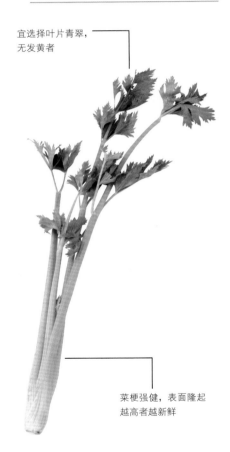

菜梗强健，表面隆起越高者越新鲜

保存方法

叶、梗分别保存

芹菜一般要在冰箱中保存，可以将叶和梗切离，叶子应趁新鲜尽快食用。用厨房纸巾包裹，装入塑料袋竖放于冰箱中，可以延长保鲜时间。

烹调及食物搭配手法

与油脂含量高的食材搭配，加强营养吸收

β-胡萝卜素在炒菜中，或与油脂含量高的食材搭配，可以使营养吸收得更好。叶、梗清炒或与叉烧肉同炒，都有很好的效果。

主要营养成分

维生素A……150微克 (700微克)
维生素C……15毫克 (100毫克)
维生素K……180微克 (150微克)
钾……360毫克 (2000毫克)
钙……140毫克 (650毫克)
糖分……1.0克

食用方法提示

水煮 (每100克含量)

维生素A…………130微克
维生素C…………7毫克
维生素K…………210微克
钾…………320毫克
钙…………140毫克
糖分…………0.6克

与中国料理中经常用来炒或调味的香芹属于同一科，也有"中国芹"的别名。其香气和味道与香芹相似，但颜色更绿，维生素也相对更丰富。以β-胡萝卜素为主，维生素C、维生素E、维生素K等维生素类及钾等矿物质含量丰富。

β-胡萝卜素的抗氧化性可以防止细胞发生癌变，预防动脉硬化和心脏病。被人体摄入之后，仅必需量被转化为维生素A，起到保护黏膜和皮肤的作用。维生素A是眼睛必需的营养素，对缓解眼部疲劳非常有效。钾可以预防和改善高血压，钙可以坚固牙齿，促进骨骼生长。

空心菜

防止癌症和衰老

β-胡萝卜素含量超越菠菜

时令:
夏

β-胡萝卜素

- 抗氧化
- 抗癌
- 防衰老

β-胡萝卜素的抗氧化性,结合维生素E的功效,保护身体免受癌症和细胞衰老的侵害。

叶片嫩绿、水灵,不发蔫,菜梗底部的断面不变色者为佳

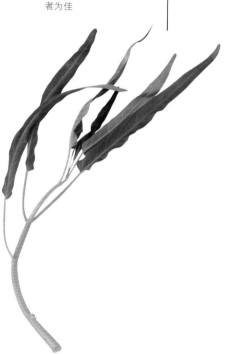

保存方法

擦干水分保存

如水分未擦干,叶片会很快变色。应事先仔细将其擦干,装在保鲜袋中放入冰箱,如此可以保存2～3天。

烹调及食物搭配手法

用芝麻油炒,可使功效升级

摄入β-胡萝卜素、维生素C、维生素E这份"抗衰老套餐",可以令细胞返老还童。用含维生素E的芝麻油炒,可使保健效果升级。

主要营养成分

维生素A……350微克 (700微克)
维生素E……2.2毫克 (6.0毫克)
维生素K……250微克 (150微克)
铁…………1.5毫克 (10.5毫克)
食物纤维………3.1克 (18克)

食用方法提示

水煮 (每100克含量)

维生素A…………320微克
维生素E…………0.6毫克
维生素K…………260微克
铁………………1毫克
食物纤维…………3.4克
糖分……………0.7克

空心菜是中国、泰国家庭餐桌上的常客。因菜梗的节间中空而得名"空心菜",嚼起来口感脆嫩。

空心菜营养全面,包括维生素、矿物质、食物纤维及其他营养素,尤其是植物生化素β-胡萝卜素的含量甚至超过了菠菜。维生素E含量也很高,可以进一步提高抗氧化性。与维生素C搭配,保护身体免受活性氧的侵害,包括消除压力,解决皮肤问题,减轻酷暑对身体造成的各种困扰等。从一盘青菜中便能摄取保健和美肤必需的营养素,真是令人欣喜。

作为中国蔬菜的普遍特点,空心菜中还富含钾、锰、铁等矿物质,在改善高血压、预防骨质疏松方面也有值得期待的功效。

青豆

时令：
春

强力抗氧化性
是预防癌症的利器

颜色及植物生化素的力量

α-胡萝卜素
（类胡萝卜素）

- 抗氧化
- 抗癌
- 消除眼部疲劳

强抗氧化性优于β-胡萝卜素，抗癌效果可期。同时还有助于消除眼部疲劳。

保存方法

如未及食用，用热水煮过后冷冻保存

从豆荚中取出豆粒之后，最好尽早烹调食用。未及食用的豆粒可以用热水煮硬后冷冻保存。连同豆荚保存或取出豆粒保存均可。

烹调及食物搭配手法

连同摄取煮豆的汤汁，确保维生素无流失

青豆富含B族维生素和维生素C等水溶性维生素，建议做成青豆饭，或做成豆汤，连同汤汁一起食用。

主要营养成分

蛋白质	6.9克（50克）
维生素A	35微克（700微克）
维生素B1	0.39毫克（1.1毫克）
钾	340毫克（2000毫克）
食物纤维	7.7克（18克）
糖分	7.6克

食用方法提示

水煮（每100克含量）

蛋白质	8.3克
维生素A	36微克
维生素B1	0.29毫克
钾	340毫克
食物纤维	8.6克
糖分	9.9克

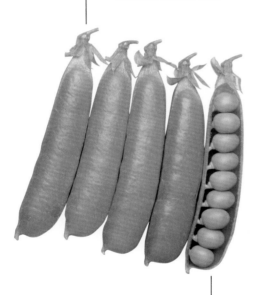

青豆一旦脱离豆荚会迅速失水，因此选择豆荚完整者为宜

选择豆粒排列整齐、饱满，豆荚表面湿润无干燥迹象者

青豆是一种营养价值很高的豆科食物，优质蛋白质和糖分的含量在蔬菜中也位列前排。青豆饭或炒饭都是常见料理。为了让蛋白质有效发挥作用，氨基酸必不可少，而赖氨酸就是其中一种。赖氨酸丰富的青豆搭配赖氨酸较少的大米食用，可以使营养互补，功效升级。

青豆所含的α-胡萝卜素（类胡萝卜素）会在体内转化成维生素A，其功效虽逊于β-胡萝卜素，但α-胡萝卜素卓越的抗氧化作用，对预防癌症有很大帮助。青豆中食物纤维的含量在蔬菜中也很突出，其中非水溶性膳食纤维的比例较高，可以促进肠蠕动，缓解便秘，降低罹患大肠癌的风险。

水田芥

时令: 春

芥子苷特有的微苦
可发挥抗氧化作用

芥子苷

- 抗菌
- 抗癌
- 提高免疫力

有研究表明，除了杀菌及提高免疫力，芥子苷还具备抗氧化功能，可以预防癌症。

保存方法

插在装满水的杯子中，放入冰箱保存

菜梗节间有须根长出的水田芥大多口感粗糙，最好不要选择。可以将水田芥插在装满水的杯子中保存。建议尽早食用。

烹调及食物搭配手法

清洗和烹调的时间不宜过长

菜梗、菜叶含有等量的营养素，最好一起食用。维生素C溶于水且不宜长时间加热，因此务请抓紧时间清洗和烹调。

主要营养成分

维生素A······230微克（700微克）
维生素C······26毫克（100毫克）
维生素K······190微克（150微克）
钾············330毫克（2000毫克）
钙············110毫克（650毫克）
糖分··················0克

食用方法提示

菜梗也可提供同等营养素

菜梗在加热后会产生特有的甜味，如果叶子用来生食，余下的菜梗可以做成汤菜、嫩煎或凉拌。

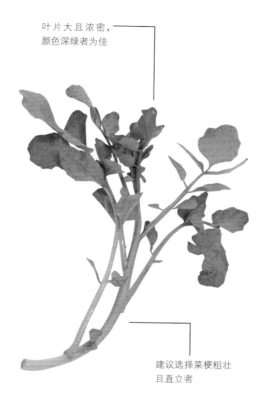

叶片大且浓密，颜色深绿者为佳

建议选择菜梗粗壮且直立者

水田芥原产于欧洲，大量野生在山地清流分布的地方，因此英语称之为"watercress"。

辣味成分来自芥子苷。人们利用其微苦和辣味强烈的特点，会将其做成佐料食用。芥子苷杀菌及提高免疫力的作用已得到验证，其抗氧化功效可以有效预防癌症。它还可以促进消化、增进食欲，防止餐后胃胀，是用来搭配膳食的绝佳食材。

水田芥中含有大量维生素和胡萝卜素，尤其是抗氧化维生素 β-胡萝卜素及维生素C。其中，后者可以促进铁的吸收，从而解决蔬菜中的铁难以被吸收的问题。

羽衣甘蓝

有效防止血栓生成

黄绿色蔬菜之王——羽衣甘蓝

时令：
春

绿色蔬果

红色／紫色蔬果

橙色／黄色蔬果

白色蔬果

棕色／黑色蔬果

颜色及植物生化素的力量

异硫氰酸烯丙酯

● 抗癌
● 抗菌
● 预防血栓

这是一种辣味成分。除了预防癌症，防止血栓生成的功效之外，还起到抗菌及增进食欲的作用。

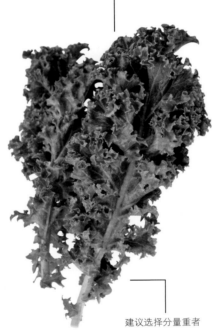

叶片深绿、饱满者为佳

建议选择分量重者

保存方法

用厨房纸巾包裹以防叶片发蔫

不新鲜的叶片上会出现斑点，因此烹调之前一定要仔细检查。用厨房纸巾包裹以防叶片发蔫，再装入塑料袋，放入冰箱的蔬菜格中保存。

烹调及食物搭配手法

榨成蔬菜汁，充分摄取维生素和矿物质

因其香味和味道独特，人们常将其作为蔬菜汁的原料。这是充分摄取富含其中的维生素C等水溶性成分的合理方式。

主要营养成分

维生素A	240微克 (700微克)
维生素C	81毫克 (100毫克)
维生素K	210微克 (150微克)
钾	420毫克 (2000毫克)
钙	220毫克 (650毫克)
糖分	1.9克

食用方法提示

生食

富含维生素和矿物质等各种营养素，将其榨成蔬菜汁，可以有效摄取维生素C。做成白菜卷或汤菜的配料，也可便于全面摄取各种维生素。

原 产于地中海沿岸，属于十字花科蔬菜，是甘蓝菜的园艺变种。但与甘蓝菜不同，羽衣甘蓝不结球，叶面呈现莲座状的褶皱。

羽衣甘蓝中所含的异硫氰酸烯丙酯，是十字花科的辣味成分，它具有强抗氧化性，可以预防癌症，防止血栓生成，还有抗菌及促进消化等作用。说到抗氧化作用，因其中还含有 β -胡萝卜

素和维生素E，既是一种有效防衰老的蔬菜，也是一个让人放心的保健伙伴。

羽衣甘蓝中维生素的含量也同样超群，而且富含矿物质，因而被称为"黄绿色蔬菜之王"。人们经常将其作为蔬菜汁的原料，以及汤菜中的配料。

香菜

时令:
春

因富有独特香味而受欢迎
是消化器官的保护神

芳樟醇

- 调节肠内环境
- 健胃
- 促消化

　　精油的成分之一,用于肠胃保健。香菜中所含的牻牛儿醇,同样也是精油的成分。

保存方法

菜叶切碎冷冻保存

将叶和梗在水中浸泡之后,用浸湿的厨房纸巾包裹,放入冰箱蔬菜格保存。菜叶可以切碎后冷冻保存。

烹调及食物搭配手法

独特的香味适合为中国菜或民族风味菜肴调味

烹调中国菜时,将生的香菜叶添加进鱼类料理,充当炒菜或凉拌菜的佐料。放进汤菜,在装点菜品的同时还可起到调味作用。在烹调其他民族风味菜肴时也会用到。

主要营养成分

维生素A
维生素C
钙
铁

食用方法提示

用作佐料

对肉、鱼料理及汤菜进行点缀,充分激发出菜肴清爽的味道。还可以作为咖喱的香辛料用来提味。

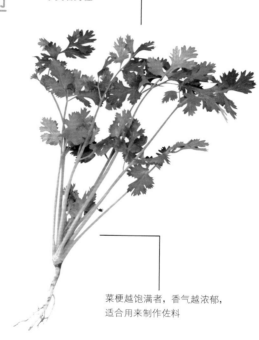

菜叶颜色鲜艳、水灵者为佳

菜梗越饱满者,香气越浓郁,适合用来制作佐料

　　香菜(也称芫荽)是原产于地中海沿岸的香味蔬菜,后从中国传入日本。在中国称"香菜",英语则名为"coriander"。

　　用于烹调的主要是香菜的嫩叶。生的香菜叶所散发的香气独特而强烈,来自芳樟醇和牻牛儿醇等精油成分。具有调节肠内环境、增进食欲、促进消化等各种功效。同时还可以防止体内毒素堆积,缓解神经紧张,舒缓压力。

　　古埃及曾将香菜籽用作药材,其药效自古便为世人所知。香菜与碳水化合物搭配食用,可提高其功效,也可以用来制作面包和蛋糕。

罗马生菜

时令：
夏

绿色蔬果

红色/紫色蔬果

橙色/黄色蔬果

白色蔬果

棕色/黑色蔬果

β-胡萝卜素含量超过普通生菜2倍
可有效防止细胞氧化

颜色及植物生化素的力量

β-胡萝卜素

- 抗癌
- 预防心脏病
- 防衰老

β-胡萝卜素的含量超出普通生菜2倍，其抗氧化性可以有效防癌、防衰老。

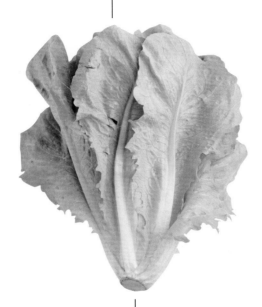

叶片饱满者为佳

宜选择菜梗断面水嫩者

保存方法

用厨房纸巾包裹，放入塑料袋保存

用浸湿的厨房纸巾包裹，装入塑料袋，叶片朝上，放入冰箱蔬菜格保存。不适合长期保存，请及早食用。

烹调及食物搭配手法

生食或油炒均可

罗马生菜叶片较厚，搭配鸡蛋或培根炒制都很美味，其中的维生素A也容易被人体吸收。生食所用的调味汁用橄榄油调和，以摄取其中的油酸、亚油酸。

主要营养成分

维生素A……42微克（700微克）
维生素E……0.7毫克（6.5毫克）
维生素K……54微克（150微克）
叶酸…………120微克（240微克）
钾……………250毫克（2000毫克）
糖分……………………………1.5克

食用方法提示

奶汁煮生菜

用牛奶或奶油煮生菜也很美味。与富含维生素C的水果一起拌沙拉，可以收获美肤、缓解压力等效果。

罗马生菜是生菜的一种，类似于中国的结球生菜，微甘中略带苦。据说原产于爱琴海的Cos，所以也称"Cos Lettuce"。人们常将其用于制作恺撒沙拉，从而提高了罗马生菜的知名度。它的叶片肥厚，口感脆嫩，烹煮食用也是不错的选择。

罗马生菜所含的植物生化素中，值得一提的是β-胡萝卜素。它的抗氧化性可以预防癌症及细胞衰老，除了保健，其美肤效果也是深受爱美人士欢迎的重要原因。

在罗马生菜中，与β-胡萝卜素共存的维生素E还起到提高抗氧化性的作用，因此建议多加食用。

小松菜

时令:
春

美肤、防衰老功效兼具
是深受女性青睐的黄绿色蔬菜

β-胡萝卜素

- 抗氧化
- 美肤
- 防衰老

具有防止细胞氧化,预防痴呆症,保持皮肤良好状态等各种功效,尤以有效防衰老而知名。

保存方法

不易保鲜,建议尽早食用

为免叶片失水,应用浸湿的厨房纸巾包裹,装入塑料袋,放入冰箱蔬菜格中保存。用水煮熟后冷冻保存亦可。建议不要长时间存放,请尽早食用。

烹调及食物搭配手法

油炒以便摄取β-胡萝卜素

用油炒过的蔬菜,其中的β-胡萝卜素更易于吸收。小松菜没有菠菜那样的特殊味道,可以不经焯水而直接下锅炒。

主要营养成分

维生素A·····260微克 (700微克)
维生素C·····39毫克 (100毫克)
钾·········500毫克 (2000毫克)
钙·········170毫克 (650毫克)
铁··········2.8克 (10.5毫克)
糖分·············0.5克

食用方法提示

水煮 (每100克含量)

维生素A ············260微克
维生素C ············21毫克
钾················140毫克
钙················150毫克
铁·················2.1克
糖分···············0.6克

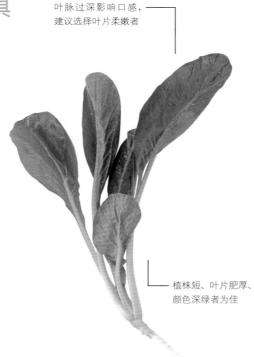

叶脉过深影响口感,
建议选择叶片柔嫩者

植株短、叶片肥厚、
颜色深绿者为佳

自江户时代起,东京的小松川地区便开始种植此种蔬菜,故而得名"小松菜"。这是一种耐寒的黄绿色蔬菜,其中富含的β-胡萝卜素被人体吸收之后会转化为维生素A。具有抗氧化性的β-胡萝卜素可以有效预防癌症和衰老,使皮肤保持良好的状态。

在体内转化而来的维生素A具有全面的功能,主要作用于眼睛、皮肤、黏膜的保健。同时还可以预防因免疫力下降造成的感冒,以及皮肤干燥等症状。钙和铁是血液和骨骼形成不可缺少的营养素。因在女性群体中多发而被称作"妇女病"的贫血和骨质疏松,也可以通过吸收铁和钙加以预防,因此建议多食小松菜。

红叶生菜

时令：**夏**

β-胡萝卜素含量是普通生菜的10倍

具有强力抗氧化性

颜色及植物生化素的力量

β-胡萝卜素

- 抗癌
- 预防心脏病
- 防衰老

红叶生菜所含的β-胡萝卜素，接近普通生菜的10倍。与维生素E搭配，可进一步强化抗氧化性。

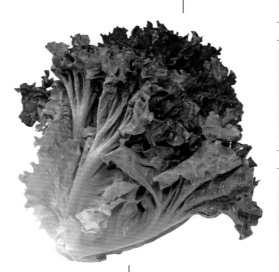

绿色部分与带红色部分对比鲜明者为佳

宜选整体饱满，有一定量感，叶片水嫩有弹性者

保存方法

保存在冰箱中以防发蔫

用浸湿的厨房纸巾或纸袋包裹，或者装入塑料袋，放入冰箱竖放保存。常温下不易保鲜，请尽量避免。

烹调及食物搭配手法

搭配沙丁鱼食用以提高功效

建议搭配橄榄油浸沙丁鱼一起食用，以此提高沙丁鱼中DHA（二十二碳六烯酸）和EPA（二十碳五烯酸）的功效，抑制胆固醇的生成。

主要营养成分

维生素A——170微克（700微克）
维生素E——1.2毫克（6.0毫克）
维生素K——160微克（150微克）
钾————410毫克（2000毫克）
铁————1.8毫克（10.5毫克）
糖分————————1.2克

食用方法提示

生食

含有比普通生菜更多的β-胡萝卜素，无特殊味道，搭配脂肪含量高的食材，可使菜肴口感变得清爽。适合用来拌沙拉。

红叶生菜是生菜的一种，但并不结球，是"散叶生菜"中的一员，菜叶卷曲而重叠，叶尖部分呈红色，也称"红叶莴苣"。它的菜叶比普通生菜更柔软，因此口感上不如后者扎实，但营养成分却不打折扣。

值得一提的是，每100克红叶生菜所含的β-胡萝卜素达到2000微克，是普通生菜的近10倍，因此抗氧化性也非常可观。与维生素B1、维生素B2、维生素C等共同作用，将衰老及生活方式病挡在人体之外。其中大量的钙、维生素K适合更年期女性预防骨质疏松。没有特殊味道，且口感良好也是优点之一，做成沙拉可大量食用。

四季豆

时令: **夏**

为易受紫外线侵害的皮肤、毛发撑起保护伞

β-胡萝卜素

- 抗癌
- 美肤
- 防衰老

　　β-胡萝卜素在体内转化成维生素A，起到防衰老及预防癌症的作用。对保持皮肤和毛发的健康也很有效。

如豆子凹凸不平，说明种植期太长，口感已变硬

豆荚纤细，尖部伸展，表面饱满者为佳

保存方法

不耐低温，建议煮硬之后保存

炎热的夏季可以放在冰箱中保存。但四季豆不耐低温，放进冰箱后会很快发蔫，如果保存量较大，建议煮硬之后冷冻保存，以延长保存时间。

烹调及食物搭配手法

与洋葱搭配食用，可加强抗氧化性

建议与能够提高β-胡萝卜素吸收的油分搭配食用。洋葱也是具备抗氧化性的蔬菜，和四季豆一起用黄油炒，或做成什锦天妇罗食用，可以降低胆固醇，抑制血压上升。

主要营养成分

维生素A·····49微克（700微克）
维生素B2···0.11毫克（1.2毫克）
钾·······260毫克（2000毫克）
镁········23毫克（290毫克）
食物纤维········2.4克（18克）
糖分·············2.7克

食用方法提示

水煮（每100克含量）

维生素A ·············48微克
维生素B2·············0.1毫克
钾·················270毫克
镁··················22毫克
食物纤维··············2.6克
糖分················2.9克

　　四季豆一年可以收三季，因此在日本关西又被称为"三度豆"，也有地区将其称为"五月豇豆"，在中国还有"菜豆"的名字。

　　四季豆中含有豆类典型的蛋白质，还有β-胡萝卜素、维生素B1、维生素B2、维生素B6、维生素C、矿物质及食物纤维。其中，β-胡萝卜素具有预防癌症和动脉硬化的功效。而容易被晒伤的皮肤和毛发，四季豆也可以保护它们的健康。帮助蛋白质、脂肪、碳水化合物这三大营养素进行能量代谢的维生素B2，在四季豆中的含量也很可观。在能量消耗巨大的夏天，建议经常食用四季豆，为我们的身体提供足够的能量。

　　同时，四季豆还含有天冬氨酸，这是一种可以消除疲劳，具有美肤功效的必需氨基酸。

食荚豌豆

时令:
春

绿色蔬果

红色/紫色蔬果

橙色/黄色蔬果

白色蔬果

棕色/黑色蔬果

具有抗氧化作用的β-胡萝卜素
配合维生素C可延缓衰老

颜色及植物生化素的力量

β-胡萝卜素

- 抗癌
- 美肤
- 防衰老

富含β-胡萝卜素,可以抑制活性氧。主要功效是抗癌、防衰老,以及预防皮肤干燥。

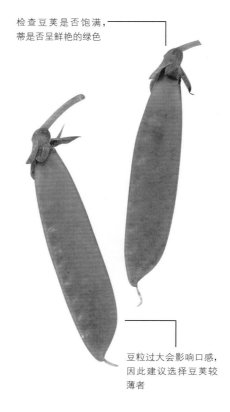

检查豆荚是否饱满,蒂是否呈鲜艳的绿色

豆粒过大会影响口感,因此建议选择豆荚较薄者

保存方法

迅速煮硬后冷冻保存

趁新鲜时迅速用热水将其煮至变硬,将暂不食用的部分装入保鲜袋,在冰箱中冷冻保存。长时间暴露在空气中会使其发蔫而不再新鲜,应注意避免。

烹调及食物搭配手法

烹调时间不可太长

维生素C易溶于水,也不耐高温,因此烹调时间不宜太长。

主要营养成分

维生素A……47微克 (700微克)
维生素B1……0.15毫克 (1.1毫克)
维生素B2……0.11毫克 (1.2毫克)
维生素C……60毫克 (100毫克)
食物纤维……3克 (18克)
糖分……4.5克

食用方法提示

水煮 (每100克含量)

维生素A……………48微克
维生素B1……………0.14毫克
维生素B2……………0.10毫克
维生素C……………44毫克
糖分……………3.9克

在嫩荚和豆粒均作为食用的豌豆中,豆荚小的品种称"糖荚豌豆",豆荚大的品种称"荷兰豆"。呈现清爽的翡翠色,蛋白质和糖分含量高。

食荚豌豆的另一个特点是富含β-胡萝卜素和维生素C,其抗氧化性可以去除活性氧,防止细胞发生氧化,预防癌症和抗衰老。除此之外,还可以保持头发和皮肤的年轻态,追求美容的人士不妨经常食用。

对于富含碳水化合物的食荚豌豆,维生素B1、维生素B2在糖分代谢成能量时充当辅酶的角色,因此具有缓解疲劳、增进食欲的功效。

波士顿生菜

丰富的β-胡萝卜素

对美容、保健都有功效

时令：
夏

β-胡萝卜素

- 抗癌
- 预防心脏病
- 防衰老

　　β-胡萝卜素含量次于散叶生菜，在美肤、抗癌以及预防心脏病方面都有贡献。

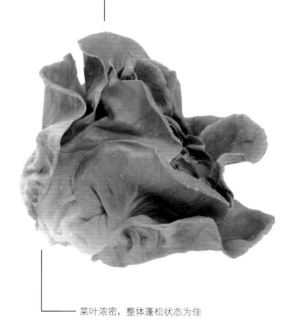

确认叶片呈新鲜的绿色，边缘无发黑

菜叶浓密，整体蓬松状态为佳

保存方法

不耐存放，建议尽早食用
将外围的菜叶剥下食用，其余的装入塑料袋，放在冰箱中密封保存。水分容易流失而发蔫，属于不耐存的蔬菜，尽早食用为好。

烹调及食物搭配手法

搭配脂肪含量高的食材
因富含脂溶性β-胡萝卜素，建议与脂肪含量高的食材搭配，或浇上含植物油的酱汁食用。与含蛋白质、钙量较大的杂鱼搭配做成和风沙拉，还可以预防贫血。

主要营养成分

维生素A……180微克（700微克）
维生素E……1.4毫克（6.0毫克）
维生素K……110微克（150微克）
钾…………410毫克（2000毫克）
铁…………2.4毫克（10.5毫克）
糖分……………………0.9克

食用方法提示

生食
波士顿生菜富含维生素E和铁，建议作为肉、鱼料理的配菜，也可以用菜叶卷着烤肉或烤牛肉食用。

在生菜家族中，波士顿生菜属于结球生菜，原产于欧洲，主要与肉、鱼搭配做成沙拉食用。

　　每100克波士顿生菜中含β-胡萝卜素2200微克，含量之高仅次于散叶生菜，强抗氧化性在美容和保健的功效值得期待，既可以美肤，又可以预防心脏病。

　　在美容方面，波士顿生菜中含有大量维生素E，这是细胞再生不可或缺的营养素。为骨骼和血液工作保驾护航的维生素K含量可观，叶酸更高达71微克。叶酸是人们在B族维生素中发现的生物因子，具有预防贫血的功效，是红细胞成熟的必需物质。同时，叶酸对胎儿的发育也起着非常重要的作用，因此建议孕妇多食波士顿生菜。

山椒

山椒醇、柠檬醛
可以增进食欲

时令:
全年

绿色蔬果

红色/紫色蔬果

橙色/黄色蔬果

白色蔬果

棕色/黑色蔬果

颜色及植物生化素的力量

山椒醇/柠檬醛

- 增进食欲
- 促消化
- 抗菌

辣味成分来自山椒醇,芳香成分来自柠檬醛,可以增进食欲,促进消化及抗菌。

保存方法

山椒籽去除特殊味道后保存

用浸湿的厨房纸巾覆住并裹起保存。事先用水将山椒籽煮几次,在水里泡一夜以去除特殊味道,用盐腌,或在小鱼、贝类的肉及海藻中加入酱油、调味酱、糖等调味料炖煮后保存。

烹调及食物搭配手法

碾碎用作调味料

山椒叶和花都适合用来制作调味料。太阳晒干,或分数次在微波炉中各加热15 ～ 20秒,碾碎,调入天然盐即可用作调味料。

主要营养成分

维生素B1·····0.1毫克 (1.1毫克)
维生素B2·····0.45毫克 (1.2毫克)
钾·········1700毫克 (2000毫克)
钙·········750毫克 (650毫克)
铁·········10.1毫克 (10.5毫克)
糖分············69.6克

※ 数据取自山椒粉

食用方法提示

碾碎做成调味料

辣味成分来自山椒醇,可以刺激大脑,强化内脏的功能。柠檬醛可以促进消化,与鳗鱼是绝配。

山椒叶和花变成褐色,
说明已受伤,因此建议
选择未变色者

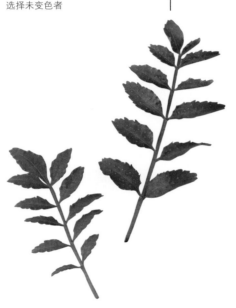

山椒从嫩芽到花、籽、皮、树皮都可以用来制作香辛料。

山椒的辣味来自山椒醇,可以刺激大脑,强化内脏器官的功能,是制造促消化的健胃中药的原材料。在高脂肪的鳗鱼中放入山椒,让山椒醇成分促进脂肪在体内的消化,人们视二者为最佳搭配。但山椒醇有局部麻醉性,不可过量摄入。

此外,山椒还能散发独特香气,这种迷人的香气来自柠檬醛,它可以增进食欲,起到抗菌作用,可以延长食物的保存期,以及提振食欲。

韩国生菜

抗氧化作用优于普通生菜

抗氧化作用优于普通生菜

烤肉好搭档

时令:
夏

β-胡萝卜素

● 抗氧化

● 抗癌

● 防衰老

这是富含β-胡萝卜素的黄绿色蔬菜,具有抗氧化功效,除了预防癌症外,还因其强化黏膜的作用而能够预防感冒。

颜色鲜亮,
叶片水嫩者为佳

宜选择断面无变色者

保存方法

装入塑料袋,放入冰箱蔬菜格中保存

韩国生菜不耐存放,请尽量当日食用。如有剩余,可以装入塑料袋,放入冰箱蔬菜格中保存。再次食用前,在冷水中迅速涮一下以恢复脆嫩口感。

烹调及食物搭配手法

食用时用手将菜叶撕成片

将肉、鱼、味噌等卷起来食用。或者焯过水之后,拌味噌食用。用菜刀切叶片容易变色,建议用手将菜叶撕成片。

主要营养成分

维生素A	320微克
维生素C	13毫克
维生素E	0.7毫克
钙	62毫克
铁	0.5毫克

食用方法提示

生食

用菜叶包裹热的食物,也依然能够享受扎实的口感。在包裹肉、鱼享用的同时,还可以享受搭配的乐趣。

生菜分为结球生菜、皱叶生菜和直立生菜三种类型,也称"莴苣"。韩国生菜属于从外向内剥取食用的"结球生菜"。

与生菜家族中的其他生菜一样,韩国生菜含有大量β-胡萝卜素,是普通生菜的近10倍。β-胡萝卜素具有抗氧化性,除了预防癌症和衰老,还可以强化黏膜,达到预防感冒的效果。

韩国生菜含有大量的铁,可以有效预防贫血,因此非常适合女性食用。其中的维生素E耐加热,在体内可以防止脂肪的氧化,促进血液循环,助力肾脏和心脏的工作。

甜椒

时令：
夏

辣椒素可以燃烧脂肪、改善寒症

绿色蔬果 ｜ 红色／紫色蔬果 ｜ 橙色／黄色蔬果 ｜ 白色蔬果 ｜ 棕色／黑色蔬果

颜色及植物生化素的力量

辣椒素（类胡萝卜素）

- 预防肥胖
- 控制胆固醇升高
- 改善寒症

辣椒素可以高效燃烧脂肪，还可以增进食欲。因其可以增加血流量，对改善寒症也有一定效果。

宜选择蒂完整、挺拔，断面新鲜者

个头小巧、细长者更味美

保存方法

趁新鲜时尽早食用

装入保鲜袋以隔离空气，放入冰箱可以保存数日，但会影响其风味，因此建议尽早食用。

烹调及食物搭配手法

最适合搭配肉类食用

甜椒中维生素C的抗氧化性可以预防癌症，搭配维生素A和E食用可使效果升级，适合与牛排、肝脏等肉类一起食用。

主要营养成分

维生素A……44微克（770微克）
维生素C……57毫克（100毫克）
维生素E……1.3毫克（6.0毫克）
维生素K……51微克（150微克）
食物纤维……3.6克（18克）
糖分……2.1克

食用方法提示

油炒（每100克含量）

维生素A……45微克
维生素C……49毫克
维生素E……1.3毫克
维生素K……52微克
食物纤维……3.6克
糖分……2.2克

在辣椒家族中，甜椒属于甜味品种，据说因其尖部的凹凸形似狮子口，日本人将其命名为"狮子唐辛子"。

甜椒与其他辣椒一样含有辣椒素，可以促进新陈代谢，燃烧脂肪和糖原，升高体温。从营养方面来说，甜椒适合与油分搭配。一经油炒，甜椒皮变软，体积变小，因此即使较大量食用也无妨。

甜椒富含维生素B6、维生素C、维生素E，β-胡萝卜素的含量也很高。含钾量相对丰富，可以调节盐分中的钠，促进排尿，有效地稳定血压，预防水肿。

紫苏

时令:
夏

紫苏醛可强效杀菌

预防食物中毒

紫苏醛

● 预防食物中毒

● 增进食欲

● 解毒

紫苏醛是一种芳香成分,强效杀菌作用可以预防食物中毒,增进食欲。

保存方法

避免失水以保其风味

为免风味流失,请尽早食用。植株强壮,不易生虫,可以种植在家中的花盆中。用浸湿的厨房纸巾包裹保存,以免失水。

烹调及食物搭配手法

切碎可加强紫苏醛的药效

紫苏在切碎后,紫苏醛散发的香味更加浓郁,药效也会升级。可以将紫苏碎撒在生鱼片上食用,或加入炒菜,以加强 β -胡萝卜素的吸收。

主要营养成分

维生素A……880微克 (700微克)
维生素B2……0.34毫克 (1.2克)
维生素C……26毫克 (100毫克)
维生素E……3.9毫克 (6.0毫克)
钙…………230毫克 (650毫克)
糖分……………0.2克

食用方法提示

油炸

裹上面衣一炸,就成了一道简单的小菜。将紫苏碎涂在肉或白身鱼上,或拌在炒饭中,也可以补充各种维生素。

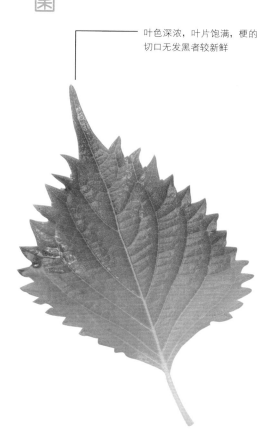

叶色深浓,叶片饱满,梗的切口无发黑者较新鲜

紫苏是一种香味蔬菜,多用于制作调味菜或用来点缀菜品,营养成分的含量相当可观。紫苏有"青紫苏"和"红紫苏"之分,其香味成分紫苏醛还具有强力杀菌的功效。将紫苏用来烹调食材可以增进食欲,建议将其撒在肉、鱼等料理上食用。

可以预防动脉硬化、抑制癌症的 β -胡萝卜素,在每100克紫苏中含量高达11000微克,是黄绿色蔬菜中的翘楚。维生素B2和钙的含量也很高,但因每次的用量很小,每1片紫苏叶中的含量大约是1克。

红紫苏则含有红色色素的紫苏醛,其抗氧化功效可以抑制癌症、防衰老,因此也得到不少人的青睐。

长豇豆

时令:
春

β-胡萝卜素可以防止癌症、抗衰老
还可以保护皮肤、黏膜健康

颜色及植物生化素的力量

β-胡萝卜素

● 抗癌
● 美肤
● 抗衰老

富含维生素C及β-胡萝卜素，具有卓越的抗氧化功效，可以防止癌症、抗衰老。

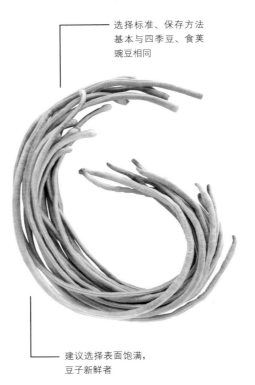

选择标准、保存方法基本与四季豆、食荚豌豆相同

建议选择表面饱满，豆子新鲜者

保存方法

煮硬之后装入保鲜袋冷冻

未及食用的长豇豆可以煮硬之后装入保鲜袋冷冻，以免鲜度流失。如此可以保鲜2～3个月，但要避免失水。

烹调及食物搭配手法

简单调味，搭配肉、鱼食用

用盐、胡椒、黄油简单调味之后，即可作为肉、鱼料理的配菜。因其含有脂溶性营养素——维生素E，与油分相容性很好，因此建议做成天妇罗食用。

主要营养成分

维生素A······96微克 (700微克)
维生素C······25毫克 (100毫克)
叶酸·········150微克 (240微克)
钾···········250毫克 (2000毫克)
食物纤维·········4.2克 (17克)
糖分················0.6毫克

食用方法提示

水煮 (每100克含量)

维生素A ···············93微克
维生素C ···············16毫克
叶酸 ···················150微克
钾 ·····················270毫克
食物纤维 ·············4.5克
糖分 ···················1.7克

长 豇豆原产于非洲，是一种细长的菜豆。因荚中有16～18颗豆，日本人便将其命名为"十六大角豆"。与食荚豌豆、四季豆一样，嫩豆荚和未成熟的豆子均可食用。

长豇豆含有大量β-胡萝卜素，也含有维生素C。前者具有很强的抗氧化功效，可以防止癌症、抗衰老，还可以在体内转化成维生素A，对皮肤和黏膜也能够起到保健的作用。

"金时大角豆""小豆大角豆"等的做法与红小豆一样，将豆粒晒干，烹饪前用水浸泡。含有大量蛋白质、糖分、钾以及镁等矿物质成分。

茼蒿

时令:冬

以β-胡萝卜素为主
多种营养成分可提高免疫力

颜色及植物生化素的力量

β-胡萝卜素

● 抗癌
● 预防心脏病
● 防衰老

在体内转化为维生素A，有助于提高抗病能力，预防癌症和动脉硬化。

保存方法

未及食用的茼蒿可以冷冻保存

用厨房纸巾包裹，装入塑料袋，放入冰箱蔬菜格保存。未及食用的茼蒿可以煮硬后冷冻保存。因菜叶脆弱且不耐干燥，不宜长时间保存，所以请尽快食用。

烹调及食物搭配手法

另外补充维生素C，提高抗氧化功效

茼蒿搭配生姜适合治疗感冒。茼蒿中的维生素C含量低，食用时另外补充维生素C，可以提高β-胡萝卜素和维生素E的抗氧化功效。

如果生食，选择叶片小、切口细，柔软绿色者为宜

菜梗细且短，菜叶深绿且浓密者为佳

主要营养成分

维生素A	380微克(700微克)
维生素B2	0.16毫克(1.2毫克)
维生素E	1.7毫克(6.0毫克)
钾	460毫克(2000毫克)
钙	120毫克(650毫克)
糖分	0.7克

食用方法提示

水煮(每100克含量)

维生素A	440微克
维生素B2	0.08毫克
维生素E	2毫克
钾	270毫克
钙	120毫克
糖分	0.8克

作为冬季的代表性黄绿色蔬菜，茼蒿最常用来烫火锅和凉拌菜。在关西地区，人们更熟悉它的另一个名称"菊菜"。

茼蒿含有大量β-胡萝卜素，维生素B2、维生素E、叶酸含量也很大，同时富含钾、钙、铁等矿物质以及食物纤维。此外，茼蒿特有的香气来自α-蒎烯、苯甲醛等精油成分，可以调节肠胃功能，防止喉咙发炎。

冬天是容易罹患感冒的季节，常食茼蒿，可以预防感冒、感染症，改善和预防高血压、便秘，防止贫血，抑制胆固醇升高，达到预防动脉硬化的效果。草酸含量少，口感中不带特殊味道，因此无须焯水，不必担心营养素流失。

莼菜

时令：夏

富含多酚
可以控制胆固醇升高

颜色及植物生化素的力量

多酚

● 抗氧化
● 预防生活方式病
● 防衰老

莼菜所含的多酚具备抗氧化作用，预防癌症和糖尿病，还可以防止皮肤干燥。

保存方法

冷藏保鲜1周左右

罐装莼菜宜保存于避光阴凉处，开封后应尽早食用。泡在装有纯净水的保鲜袋中，可以冷藏保鲜1周左右。莼菜的鲜度即一切，开封之后务请在当日食用完毕。

烹调及食物搭配手法

醋拌凉菜或放入味噌汤

直接将瓶装莼菜没入热水，再用凉水去色。莼菜中的胶质使其口感圆融、顺滑，可以做成醋拌凉菜、清汤，或放入味噌汤中食用。

主要营养成分

维生素A……2微克（700微克）
维生素K……16微克（150微克）
叶酸…………3微克（240微克）
食物纤维……1克（18克）
糖分…………0克

食用方法提示

醋拌凉菜

用莼菜、姜丝、黄瓜丝、醋即可迅速成就一道拌凉菜。也可以在佐料中加入生姜做成凉拌菜，或放入吉利丁做成果冻。

生莼菜按照采收时间可分为雉尾莼、丝莼、瑰莼3种，胶质及风味水准渐次降低

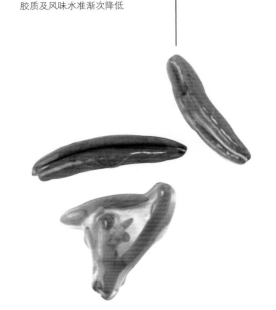

莼菜生长在水中，采收其嫩芽和部分茎可供食用。嫩叶呈卷曲状，包裹在黏稠的胶质中，黏液越多，质量越高。从初夏至盛夏都是其可食用季节，口感圆融、顺滑，食之可产生清凉之感。

莼菜含有大量多酚，可以抑制胆固醇、中性脂肪的合成和分泌，从而达到预防生活方式病的效果，有罹患糖尿病之忧的人士不妨多加食用。此外，莼菜还可以防衰老。

莼菜特有的黏液是一种食物纤维。其中，水溶性食物纤维，以及一旦吸收水分便发生膨胀的非水溶性食物纤维各占一半，前者具有抑制血糖值和血压升高的功效。

醋橘

时令：秋

醋橘的成分除了抗氧化，还可以消除疲劳

类黄酮

- 抗氧化
- 预防生活方式病
- 控制胆固醇升高

除了抗氧化作用，还可以有效控制胆固醇的升高，最适合预防生活方式病。

表面光滑，凹凸少，绿色鲜艳者为佳

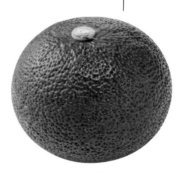

刚成熟且表皮带黄者，香气会稍变弱

保存方法

如保存量大，可榨汁后冷冻保存

一般是用水洗净，擦干水分，装入塑料袋，抽出空气后放入冰箱。如果量较大，可以榨出果汁，倒入制冰格冷冻保存。

烹调及食物搭配手法

最宜与沙丁鱼等鱼类搭配

柠檬酸与B族维生素一起摄取，消除疲劳，预防感冒的效果更好。最宜与富含维生素B1的猪肉，富含维生素B2的沙丁鱼等鱼类搭配。

主要营养成分

维生素C……40毫克（100毫克）
维生素E……0.3毫克（6.0毫克）
烟酸………0.3毫克（12毫克）
钾…………140毫克（2000毫克）
钙…………16毫克（650毫克）
糖分……………6.5克

食用方法提示

榨汁浇在料理上

维生素C与E搭配，可进一步提高抗氧化的功效。因此，建议将醋橘榨出汁，浇在含有大量维生素E的牡蛎、柳叶鱼等鱼贝类料理上食用。

醋橘是日本德岛县特产，果实尚未成熟时即采摘并运输至全国。在柑橘类中，醋橘的香味也很独特，是日本料理中常用的食材。比如，放在火锅或烤鱼中，或榨出果汁用作佐料，绿色的果皮则碾碎使用。

醋橘所含的植物生化素是类黄酮，除了抗氧化，还可以抑制胆固醇，因此可以有效预防癌症和糖尿病等生活方式病。

此外，醋橘还含有大量柠檬酸，可以抑制乳酸堆积，消除疲劳，增进食欲，促进消化酶分泌。而香味成分柠檬烯所起的作用是放松神经，因此在疲劳时不妨借助柠檬酸和柠檬烯来振作自己吧。

西葫芦

时令：
夏

β-胡萝卜可保持细胞的年轻态

形似黄瓜，与南瓜同属

β-胡萝卜素

- 抗癌
- 控制胆固醇升高
- 防衰老

所含β-胡萝卜素几乎与黄瓜等量，可以预防癌症、生活方式病，还可有效抑制胆固醇。

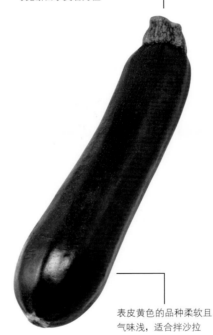

表皮富有光泽，摘下蒂，可见断面水灵者为佳

表皮黄色的品种柔软且气味浅，适合拌沙拉

保存方法

用保鲜膜裹紧，隔绝空气保存

直径太粗的西葫芦，果肉也较硬。因此请尽量选择大小差不多，上下直径均匀的品相。擦干表面，用保鲜膜包裹，放进冰箱保存。注意尽量裹紧，以隔绝空气。

烹调及食物搭配手法

先油炒，再炖煮

无论从营养还是口味考虑，都建议用油烹调，而且橄榄油是最佳选择。先油炒，再炖煮的做法，可以有效保留维生素C。

主要营养成分

维生素A……27微克（700微克）
维生素C……20毫克（100毫克）
维生素E……0.4毫克（6.0毫克）
维生素K……35微克（65微克）
钾…………320毫克（2000毫克）
糖分……………………1.5克

食用方法提示

油炒

因含有β-胡萝卜素及各种维生素，油炒可以提高吸收效果。特别是用橄榄油或黄油炒，更可增添甘甜和浓郁风味。

西葫芦的外形虽与黄瓜相似，却与南瓜同属。在意大利语中称"zucchine"，意为"小南瓜"。

西葫芦中含有β-胡萝卜素及维生素C，含量逊于南瓜。前者具有抗氧化作用，可以预防生活方式病、控制胆固醇升高。用油炒过之后，β-胡萝卜素、脂溶性维生素可以被身体更有效地吸收。因此，在进一步烹调之前，建议先用油炒。

此外，西葫芦中的钾还可以排出身体中的钠，以此有效预防高血压症。维生素K则是一种参与凝血的营养素，在受伤出血时起着重要的作用。

甜豆

时令:
春

摄入满满的β-胡萝卜素

甘甜与口感双重享受

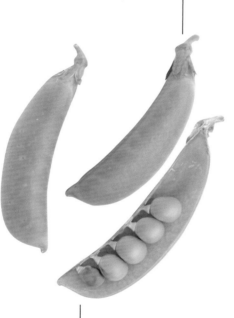

蒂鲜绿者为佳

宜选择豆荚饱满者

保存方法

擦干后冷冻保存

可以装入塑料袋冷藏，或趁新鲜时迅速焯水，沥干水分，放入保鲜袋中冷冻保存。但无论冷藏还是冷冻，都建议尽早食用。从冷冻室取出时，可将冷冻的甜豆直接放入汤汁中烹调。

烹调及食物搭配手法

用橄榄油拌沙拉

β-胡萝卜素适合与油分一起摄入，因此建议用植物油炒过食用。还可以用含植物油的沙拉汁，或直接用橄榄油拌成沙拉食用。

主要营养成分

维生素A……34微克 (700微克)
维生素B1……0.13毫克 (1.1毫克)
维生素C……43毫克 (100毫克)
钾………160毫克 (2000毫克)
钙………32毫克 (650毫克)
糖分………………7.4克

食用方法提示

轻松成就一道佳肴

迅速焯水，撒上碎芝麻即可轻松成就一道佳肴。维生素C不耐加热，同时为了保持口感，应避免长时间加热。

　　甜豆（snap peas）是豌豆的一个品种，即使豆子长大到一定程度，豆荚也不会变硬，因此豆荚和豆子都可以食用。它的另一个名称"snak peas"，则是因其口感脆嫩、味道甘甜如零食一般而得。

　　相比其他豌豆，甜豆含有较多具有抗氧化作用的维生素C，可以有效预防癌症，延缓衰老。

单次可食用量大，β-胡萝卜素也易于被身体吸收，这是甜豆的另一个优点。β-胡萝卜素在体内转化为维生素A，可以保护皮肤和黏膜，因此既可美肤，又可与维生素C合作，为抗氧化出力。

　　甜豆还含有有助消除疲劳的维生素B1，以及钾等矿物质，搭配其他食材，一定能够做出营养均衡的菜肴。

鼠尾草

时令：全年

桉油酚可改善血液循环，缓解压力

是保护身心健康的香辛料

颜色及植物生化素的力量

桉油酚

- 促进血液循环
- 抗压
- 抗菌

是一种精油成分，可以促进血液循环，支持神经系统运行，还可起到抗压的作用。

如需购买生的鼠尾草，建议选择无花苞，叶片略小且柔软者

宜选择叶片表面无黑点或斑纹者

保存方法

不可直接放入冰箱以免损伤

直接放入冰箱，会导致叶片因受冷而变黑、发蔫。将未及食用的鼠尾草在阴凉处晾干后保存，可延长保存时间。

烹调及食物搭配手法

最适合用来去除羊肉的腥膻味

因其具备强效除味的功效，人们常将鼠尾草风干或做成香料粉，撒在猪肉、鸡肉、羊肉、鱼贝类料理中，用以去除腥膻味。

主要营养成分

维生素A……120微克（700微克）
维生素B2……0.55毫克（1.2毫克）
钾………1600毫克（2000毫克）
钙………1500毫克（650毫克）
铁………50毫克（10.5毫克）
糖分………………66.9克

※ 数据取自香料粉

食用方法提示

为肉类料理增香

特殊的香味来自鼠尾草中的香料成分，有助于刺激食欲，促进消化。在烤排骨或肉卷等块状肉时，可以将生的鼠尾草叶贴在肉上送入烤箱。

鼠尾草是欧洲的代表性香草，自古以来便被人们当作万用灵药，包治百病。其香味接近艾草，最适合用于为肉类料理增香和除味，尤其是烹制猪肉时不可或缺的香辛料。

鼠尾草中的精油成分以桉油酚为主，同时还含有芐酮、冰片、樟脑。这些成分具有杀菌、收敛的作用，叶片提取液常用来制药，治疗咽喉炎症、胃肠炎及退烧。其香气强烈且清爽，有助于分泌胃液，还可以促进血液循环，以及作用于神经系统，镇定焦躁的情绪，对身心健康有益。研究表明，这些精油成分有类似女性荷尔蒙的功效，对更年期障碍和妇女病也有一定作用。

水芹

时令:
春

丰富的β-胡萝卜素及维生素K
有效预防癌症及骨质疏松

β-胡萝卜素

- 抗癌
- 预防心脏病
- 防衰老

　　β-胡萝卜素的抗氧化作用可以有效预防癌症、动脉硬化及心脏病。同时还具有美肤、美容功效。

保存方法

以含水、竖放状态保存

保持水分非常重要，因此请用浸湿的厨房纸巾包住水芹的根部，用保鲜膜裹住，放入冰箱，尽量竖放保存以免其受伤。

烹调及食物搭配手法

可凉拌可油炒

一般用于凉拌，火锅配料或撒在汤菜上食用，而油炒可提高β-胡萝卜素的吸收。与蛋白质搭配食用，还可以加强维生素A的功效。

主要营养成分

维生素A……160微克（700微克）
维生素C……20毫克（100毫克）
维生素K……160微克（150微克）
钾…………410毫克（2000毫克）
铁…………1.6毫克（10.5毫克）
糖分……………………0.8克

食用方法提示

水煮（每100克含量）

维生素A……………………150微克
维生素C……………………10毫克
维生素K……………………160微克
钾……………………………190毫克
铁……………………………1.3毫克
糖分…………………………0.6克

作为一种口感优越的蔬菜，宜选购叶、梗笔直伸展，颜色无发黑者

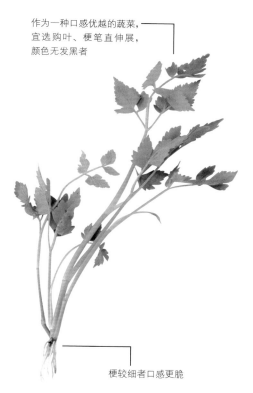

梗较细者口感更脆

　　水芹生长在水边或湿地，是原产于日本的代表性野菜，是"春之七草"※之一。水芹散发特殊的香气，口感脆嫩，可以增进食欲、缓解胃胀。水芹叶所含的精油——萜烯类具有药用价值，在民间用于治疗风湿病。

　　水芹中含有大量β-胡萝卜素，抗氧化功效卓著，可以有效抗癌及延缓衰老。煮后体量大减，因此大量食用也无妨，可以摄入充足的维生素A。

　　水芹中的矿物质主要是钾、铁，以及大量可以有效预防痴呆症的叶酸。同时，可以提高钙吸收，有效保持骨骼健康的维生素K也相当丰富，大量食用可以预防骨质疏松。

※春之七草: 蔓菁、萝卜、水芹、稻槎菜、荠菜、鼠曲草、繁缕。

香芹

时令：
冬

芳香成分具有镇静作用
可以调节自主神经

颜色及植物生化素的力量

洋芹苷

- 舒缓情绪
- 预防失眠
- 改善高血压

镇静功效可舒缓情绪，还可以调节自主神经，改善高血压。

宜选择菜叶鲜绿者

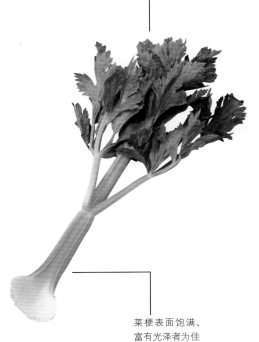

菜梗表面饱满、富有光泽者为佳

保存方法

注意保持干燥

沾水的香芹容易受伤，也容易流失维生素，因此保存前切勿清洗，而应用保鲜膜或塑料袋覆盖其上，再放入冰箱蔬菜格。清洗后擦干水分冷冻保存亦可。

烹调及食物搭配手法

享受加热烹调所激发出的甘甜

香芹中的芳香成分可以缓和焦躁的情绪，为了更好地发挥其功效，建议与具有抗压作用的维生素C和钙搭配摄入。与红辣椒同炒还能产生甜味。

主要营养成分

维生素C⋯⋯7毫克（100毫克）
叶酸⋯⋯⋯29微克（240微克）
钾⋯⋯⋯⋯410毫克（2000毫克）
食物纤维⋯⋯⋯1.5克（18克）
糖分⋯⋯⋯⋯⋯⋯2.1克

食用方法提示

油炒

迅速炒一下即可。如果有剩余的胡萝卜、白萝卜，可以将其与切碎的香芹一起做成即食腌菜，从而完整地摄入丰富多样的营养素。

香芹是一种香味蔬菜，除了富含营养素，还因其含有芳香成分，而被人们当作药用植物使用。其特殊香味来自洋芹苷，一种作用于神经系统，缓和焦躁情绪的芳香成分。此外还可以促进胃液分泌，增进食欲。

菜叶绿色越深浓的部分，β-胡萝卜素含量越高。而菜叶中富含的芳香成分吡嗪则具有防止血栓生成，促进血液运行的作用。同时含有少量维生素B1、维生素B2、叶酸及维生素C，以及大量水溶性食物纤维，可以控制血糖升高，预防糖尿病。营养素方面，大量的钾有助于排出多余的钠，从而达到预防和改善高血压的效果。因其可以促进排尿，还能够预防肾脏疾病。

紫萁

所含成分可预防衰老及癌症的野菜

颜色及植物生化素的力量

β-胡萝卜素

- 抗癌
- 预防心脏病
- 防衰老

紫萁是富含β-胡萝卜素的野菜，因其预防衰老、癌症及生活方式病的功效而受到人们的关注。

去除涩味的紫萁
也可以晒干保存

将紫萁去除涩味后，平铺在通风良好的地方，一天左右即可自然晒干

保存方法

风干处理可提高保存质量
用手轻轻将菜叶揉搓下来，彻底自然晒干后常温保存，如此可以提高保存质量。食用时取适量，用水泡发。

烹调及食物搭配手法

去除涩味后烹煮
紫萁是一种涩味很重的野菜，因此必须将其去除。建议与富含蛋白质和油脂的食材油炸豆腐一起烹煮，以充分发挥β-胡萝卜素的功效。

主要营养成分

维生素A……44微克（700微克）
叶酸……210微克（240微克）
钾……340毫克（2000毫克）
铜……0.15毫克（0.8毫克）
食物纤维……3.8克（18克）
糖分……2.8克

食用方法提示

水煮（每100克含量）

维生素A……36微克
叶酸……59微克
钾……38毫克
铜……0.10毫克
食物纤维……3.5克
糖分……0.6克

紫萁是一种蕨类野菜，卷曲呈圆形的嫩芽是可食用部分。紫萁叶分为孢子叶和营养叶，前者为萌出孢子而生，后者则为生成自身的营养素而生，也可食用。紫萁一般不鲜食，而是晒干后用于炖煮菜肴。早春时节，可以在市场上买到鲜紫萁。

紫萁中所含的营养成分包括β-胡萝卜素、食物纤维，前者具有抗氧化作用，调节免疫功能，后者帮助吸附肠内的有害物质并排出体外，二者都可以有效抑制癌症。叶酸、烟酸、钾、铜的含量也很可观，但在去除涩味、煮、冲水的过程中会有流失。虽然所含的淀粉酶会分解维生素B1，但经过加热会失活，因此问题不大。

蚕豆

时令：
夏

连皮带豆一起食用
确保多酚不流失

颜色及植物生化素的力量

多酚

● 防衰老
● 预防糖尿病
● 抗癌

外皮含有大量多酚，具有强效抗氧化作用，对保健、美容都有助益。

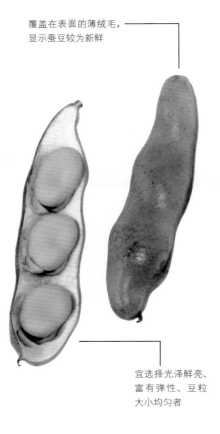

覆盖在表面的薄绒毛，显示蚕豆较为新鲜

宜选择光泽鲜亮、富有弹性、豆粒大小均匀者

保存方法

带豆荚者宜冷藏，豆粒宜冷冻

蚕豆不易保鲜，建议尽早食用。带豆荚者忌吹风，宜装入塑料袋后冷藏保存。如豆粒已取出，宜煮硬之后冷冻保存。

烹调及食物搭配手法

或煮汤或炖煮

B族维生素、维生素C、钾等易溶于水，带着豆荚煮可减少营养素的流失。除了当作下酒菜或拌沙拉，还可以煮汤或炖煮。

主要营养成分

维生素B1……0.3毫克 (1.1毫克)
维生素B6……0.17毫克 (1.2毫克)
维生素C……23毫克 (100毫克)
钾………440毫克 (2000毫克)
磷………220毫克 (900毫克)
糖分…………12.9克

※ 数据取自未成熟的蚕豆

食用方法提示

水煮 (每100克含量)

维生素B1……………0.22毫克
维生素B6……………0.13毫克
维生素C………………18毫克
钾……………………390毫克
磷……………………230毫克
糖分…………………12.9克

蚕豆的日语名为"空豆"，因豆荚朝天直立生长的姿态而得此名。蚕豆是一种食用未成熟豆子的豆类，但随着豆子的成熟，蛋白质、碳水化合物、矿物质等的含量会越来越丰富。

蚕豆中含有多酚，相比之下，多酚在豆荚中的含量甚至高于豆粒。多酚具有抗氧化作用，因此可以防止细胞衰老，务必充分煮熟后食用，油炒时应去皮。

顺便说一下，还未成熟的豆子里含有更多维生素C，也是具有抗氧化作用的成分，如果希望通过防衰老功效来美肤，或期待抗癌功效的话，建议还是食用未成熟的豆子。

塌棵菜

时令:
冬

β-胡萝卜素与维生素C、维生素E的相乘作用

可升级癌症预防效果

β-胡萝卜素

- 抗癌
- 预防心脏病
- 防衰老

富含β-胡萝卜素，具有强力抗氧化作用，可以有效减缓细胞衰老，预防生活方式病。

菜叶卷曲细密者
味道更甜美

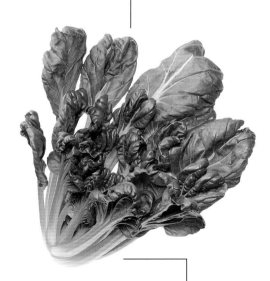

宜选择整体饱满、体积大，
菜叶、菜梗都水嫩、饱满，
颜色鲜艳者

保存方法

不适合冷冻保存

塌棵菜不耐干燥，因此应用稍微浸湿的厨房纸巾包裹，或将其装入塑料袋，放入冰箱蔬菜格。因其属于叶菜，请勿冷冻保存，以免破坏口感。

烹调及食物搭配手法

用芝麻油炒，进一步提高抗氧化力

塌棵菜广泛用于炒菜、煮菜。建议使用植物油炒青菜，以提高β-胡萝卜素的吸收。如果使用富含维生素E的芝麻油，抗氧化力也会进一步提高。

主要营养成分

维生素A	180微克 (700微克)
维生素C	31毫克 (100毫克)
维生素K	220微克 (150微克)
钾	430毫克 (2000毫克)
钙	120毫克 (650毫克)
糖分	0.3克

食用方法提示

水煮 (每100克含量)

维生素A	200微克
维生素C	14毫克
维生素K	230微克
钾	320毫克
钙	110毫克
糖分	0.2克

塌棵菜属于十字花科，原产于中国，贴着地面呈扁平状生长，深绿色菜叶呈汤匙形。菜叶、菜梗柔软，无特殊味道。

塌棵菜含有大量β-胡萝卜素，还有同样具有强效抗氧化力的维生素C、维生素E，在各种营养成分的相乘作用下，进一步提高了预防癌症、减缓衰老的能力。此外，β-胡萝卜素还会在体内转化为必需量的维生素A，从而达到强化皮肤和黏膜，预防感冒的效果。

在矿物质方面，塌棵菜富含钾和钙。前者可以排出多余的钠，预防高血压，还可以有效保持肌肉的功能，以及神经的正常传递。后者则是骨骼、牙齿生长不可或缺的元素，可以预防骨质疏松症，叠加钾的作用，还可以有效稳定血压。

百里香

是著名的止咳神药

具有杀菌作用

时令：
全年

香芹酚

- 抗菌
- 防腐
- 止咳

　　香芹酚是一种精油成分，具有强效杀菌、防腐作用。对支气管炎、百日咳也有疗效。

叶片鲜亮、无发黑者
可作为新鲜香草使用

植株强壮，栽培简单，
盆栽亦可

保存方法

浸泡在橄榄油或醋中保存
鲜百里香可以连枝晒干，浸泡在橄榄油或醋中，将香味转移到其他食材中进行保存，如此可以应用于各种菜肴。如果不做处理，也可以直接放入冰箱蔬菜格保存。

烹调及食物搭配手法

可以覆在食材上进行烤制
适合需要长时间加热的食材。可以放进酱汁、汤或炖煮料理中。也可以连枝覆在食材上进行烤制，如此便可享用到芳香且回味无穷的风味。

主要营养成分

维生素B2……0.69毫克（1.2毫克）
钾…………980毫克（2000毫克）
钙…………1700毫克（650毫克）
铁…………110毫克（11毫克）
镁…………330毫克（290毫克）
糖分……………………69.8克

※数据取自香料粉末

食用方法提示

加工成香草盐
用粗盐和干百里香研磨成的香草盐，最适合为佳肴调味。鲜百里香叶香味浓郁，应避免盖过菜肴本身的味道。

　　百里香是原产于欧洲的唇形科香草，散发植物特殊的清香，味道微苦。可以将鲜百里香叶和梗直接做成香料包※，投入高汤和肉汤中，还可以晒干、碾碎成香料使用。

　　百里香强烈的香味来自香芹酚和百里香酚，具有超群的杀菌力，可以作为消毒剂、防腐剂、漱口水，还有止咳的效果。

　　除用作香草为佳肴调味，百里香还可以用来泡香草茶。用鲜百里香叶泡出的香草茶，可以促发汗，消除精神压力，因此特别适合在感冒康复期间饮用。

※香料包：在法语中意为"香草束"。将香芹、胡萝卜、百里香等香味蔬菜和香草用棉线束起，去除汤和炖菜的中的异味。

高菜

时令: 冬

维生素C、维生素E的相乘作用
提高β-胡萝卜素的抗氧化功效

β-胡萝卜素

● 抗癌

● 预防心脏病

● 防衰老

在β-胡萝卜素与维生素C的共同作用下，抗氧化作用得以进一步提高，既可保健，又可美肤。

菜叶中如带紫色，说明β-胡萝卜含量更高

植株体积大，菜叶、硬水嫩者为佳

保存方法

略加浸湿，竖放冷藏保存

用略加浸湿的厨房纸巾包裹，竖放在冰箱的蔬菜格中保存。未及食用的高菜，应迅速煮硬之后冷冻，以延长保存时间。

烹调及食物搭配手法

使用盐渍高菜时，应控制调味料的用量

盐渍高菜带有发酵食品特有的风味，经常搭配炒饭和意大利面食用。因其中含有大量盐分，烹调时应控制其他调味料的用量。

主要营养成分

维生素A……190微克 (770微克)
维生素C……69毫克 (100毫克)
钾………300毫克 (2000毫克)
钙………87毫克 (650毫克)
铁………1.7毫克 (10.5毫克)
糖分………………………1.7克

食用方法提示

盐渍 (每100克含量)

维生素A………………300微克
维生素C………………30毫克
钾………………………450毫克
钙………………………150毫克
铁………………………2.1毫克
糖分……………………1.8克

高菜是一种十字花科蔬菜，常用于制作盐渍菜。虽然有辣味，却不似芥菜那样强烈。因其本身味美，煮一下或做成凉拌菜食用，都是对味蕾的馈赠。

高菜中含有大量俗称"抗癌维生素"的β-胡萝卜素，以及维生素C、维生素E，在它们的相乘作用下，除了可以抑制生成致癌物质，还可以通过血液净化作用防止血栓生成，并有效预防动脉硬化和心脏病。即使经过盐渍，β-胡萝卜素也鲜有损失，这也是高菜的一大优点。对于食客而言，不受烹调方式的影响，却能摄取营养素将是件多么开心的事情。

楤木芽

时令：**春**

绿色蔬果

红色/紫色蔬果

橙色/黄色蔬果

白色蔬果

棕色/黑色蔬果

号称『野菜之王』，可抑制糖分吸收，有效预防糖尿病

颜色及植物生化素的力量

楤木皂苷

- 抗氧化
- 预防糖尿病
- 控制血糖升高

　　皂苷的一种，味苦，可以抑制糖分的吸收，对预防糖尿病有一定效果，还可以起到抗氧化的作用。

芽尖呈鲜绿色者味美

宜选择体积适中，种植时间适宜者

保存方法

装入开有若干小孔的塑料袋，放入冰箱蔬菜格保存

楤木芽忌湿也忌干，建议用厨房纸巾、纸袋，或开有若干小孔的塑料袋包裹，放入冰箱蔬菜格保存。其风味将随着新鲜度降低而丧失，因此请尽早食用。

烹调及食物搭配手法

用植物油炸以便摄取维生素E

最宜做成天妇罗或凉拌菜。维生素E与油搭配可提高吸收质量，因此炸过食用可以高效吸收营养素。植物油中含有丰富的维生素E。

主要营养成分

维生素A······48微克（770微克）
维生素E······2.4毫克（6.0毫克）
叶酸········160微克（240微克）
钾··········460毫克（2000毫克）
食物纤维········4.2克（18克）
糖分············0.1克

食用方法提示

水煮（每100克含量）

维生素A ············50微克
维生素E ············2.0毫克
叶酸 ············83微克
钾 ············260毫克
食物纤维 ············3.6克
糖分 ············0.5克

　　可食用部分是楤木芽的新芽，具有特殊的风味，且微苦，也被称为"野菜之王"。

　　苦味成分来自植物生化素——楤木皂苷，可以有效抑制糖分和酒精的吸收，从而达到预防糖尿病的效果，也可以控制饭后血糖值的急速升高。楤木皂苷是一种皂苷，具有抗氧化作用，通过防止细胞氧化，实现预防癌症和衰老。

　　楤木芽富含大量钾，与钠在保持平衡的同时，可以调节细胞中的水分和渗透压，并为生理功能提供支持。另外，磷与钙结合后可以产生有助骨骼、牙齿生长的成分。适量摄取，在提高细胞内的能量代谢方面也有助益。

青梗菜

时令: 冬

借维生素群与植物生化素之力
对抗衰老及提高免疫力

β-胡萝卜素

● 抗氧化
● 抗癌
● 防衰老

具有抗癌及预防心脏病、动脉硬化的功效，还可以防止细胞衰老。

保存方法

易发蔫，宜尽早食用

为免水分流失，应用保鲜膜包裹或装入塑料袋，放入冰箱竖放保存。蔬菜水分多，易发蔫，建议尽早食用。

烹调及食物搭配手法

与红肉搭配烹调，升级营养功效

建议用油炒，以提高对蔬菜中富含的β-胡萝卜素的吸收。搭配香菇，以及含优质蛋白质、维生素B1的猪肉或其他红肉，更可升级其营养功效。

主要营养成分

维生素A……170微克（700微克）
维生素C……24毫克（100毫克）
维生素K……84微克（150微克）
钾……260毫克（2000毫克）
钙……100毫克（650毫克）
糖分……………0.8克

食用方法提示

水煮（每100克含量）

维生素A……………220微克
维生素C……………15毫克
维生素K……………120微克
钾……………………250毫克
钙……………………120毫克
糖分……………………0.9克

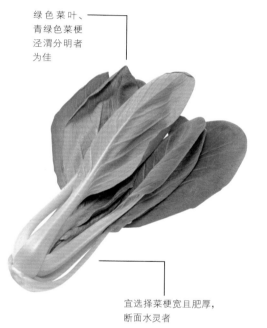

绿色菜叶、青绿色菜梗泾渭分明者为佳

宜选择菜梗宽且肥厚，断面水灵者

青梗菜是营养丰富的十字花科蔬菜，在中国原产蔬菜中很具代表性。菜梗肥厚，呈浅绿色，菜叶呈汤匙形。含有丰富的β-胡萝卜素，以及维生素C、维生素E，三者的共同作用提高了抗氧化作用，除了有效抗衰老之外，还可以抑制黑色素沉淀、提高美白效果，调节皮肤纹理，在预防高血压和动脉硬化方面也很值得期待。

青梗菜中所含的矿物质以钾为主，可以有效预防高血压。钙、钾的含量也很丰富，前者对更年期之后多发的骨质疏松症有很好的预防效果，后者则可以有效稳定血压。青梗菜中还含有芥末的辛辣成分——异硫氰酸烯丙酯，有助于促消化，防止血栓生成，预防癌症。

芽菜

时令:
春

叶尖色深部分
富含 β-胡萝卜素

颜色及植物生化素的力量

β-胡萝卜素

● 抗癌
● 预防生活方式病
● 防衰老

芽菜中颜色越深的部位，β-胡萝卜素的含量越高，有助于预防癌症、衰老、动脉硬化、心脏病等。

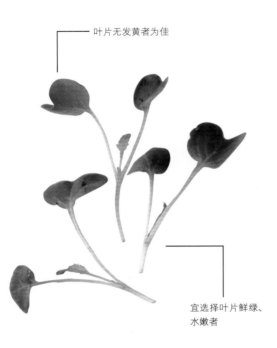

叶片无发黄者为佳

宜选择叶片鲜绿、水嫩者

保存方法

买回后立即放入冰箱冷藏

一般来说，芽菜从蔬菜根部摘下后，便被装在塑料袋中出售，容易发蔫或变色。因此，买回之后请不要在室温下放置，而应立即放入冰箱冷藏，并尽早食用。

烹调及食物搭配手法

直接食用，以利于摄取维生素

为免损失维生素，建议直接生食。如用来拌沙拉，应调入含植物油的沙拉汁，以此加强脂溶性 β-胡萝卜素的吸收。

主要营养成分

维生素A……160微克 (700微克)
维生素C……47毫克 (100毫克)
维生素K……270微克 (150微克)
钾……………450毫克 (2000毫克)
钙……………210毫克 (650毫克)
糖分………………………1.3克

食用方法提示

生食

芽菜是利用种子中的养分直接培育出的柔软芽苗，浇上沙拉汁可以加强 β-胡萝卜素的吸收。芽菜没有特殊味道，因此也适合与肉类料理搭配烹调。

芽菜是利用蔬菜的种子或其他营养储存器官培育出的，可供食用的嫩芽。

叶尖深绿色的部分富含 β-胡萝卜素。胡萝卜素在体内会转化为必需量的维生素A，而且也具有强效抗氧化作用，对于预防癌症有一定效果。芽菜中预防高血压的钾，强壮骨骼的维生素K，抗氧化成分维生素C等含量也相当可观，特别适合追求健康美的女性食用。

芽菜是利用种子中的养分直接培育出的柔软芽苗，既不辛辣，也没有特殊味道。不同于普通新芽的清脆口感，且食用方便，这也是芽菜的魅力所在。

蕃杏

时令: 夏

食用柔软、鲜嫩的菜叶

摄取β－胡萝卜素及多种维生素

β－胡萝卜素

- 抗癌
- 预防痴呆症
- 防衰老

　β－胡萝卜素又被称为"抗癌维生素"，可以有效防止细胞衰老，预防痴呆症。

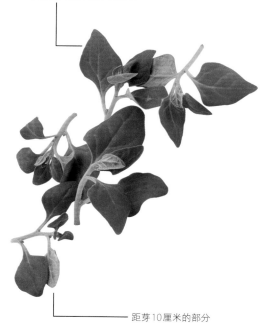

宜选择叶尖水嫩、饱满者

距芽10厘米的部分
柔软者为佳

保存方法

如需长期保存，可煮过之后冷冻

用厨房纸巾包裹或装入塑料袋，放入冰箱的蔬菜格中冷藏。菜叶容易受伤，建议尽早食用。如需长期保存，可煮过之后分成小块，冷冻保存。

烹调及食物搭配手法

凉拌或做成味噌汤料

煮过之后浇上含油分的酱汁，可以加强维生素A的吸收。维生素B2有助于脂肪代谢，可以做成凉拌菜，添加到肉类料理中。

主要营养成分

维生素A……230微克（700微克）
维生素B2……0.30毫克（1.2毫克）
维生素K……310微克（150微克）
钾…………300毫克（2000毫克）
叶酸………90微克（240微克）
糖分……………………0.5克

食用方法提示

供轻度贫血人士充分摄取营养素

每100克蕃杏中含铁3.0毫克，在蔬菜中名列前茅。煮过之后发生萎缩，可以大量食用。

蕃杏是海边野生的蔬菜，茎如藤蔓般攀附生长，因此在日语中称"蔓菜"，别名"滨莴苣"。露天种植，一般每年3月播种，夏季收获。有些地方也在秋季播种。

　　蕃杏中富含被誉为"抗癌维生素"的β-胡萝卜素，它具有抗氧化作用，可以防止细胞衰老。除了预防癌症，还可以预防痴呆症。与同为夏季蔬菜的空心菜一样，蕃杏营养丰富，含有大量维生素和矿物质。

　　蕃杏含有大量钾，作用是排出身体中多余的钠，稳定血压。此外，蕃杏的利尿功效还有助于消除浮肿。

落葵

时令:
夏

绿色蔬果

红色/紫色蔬果

橙色/黄色蔬果

白色蔬果

棕色/黑色蔬果

富含黄绿色蔬菜特有的β-胡萝卜素
预防癌症毫不含糊

颜色及植物生化素的力量

β-胡萝卜素

● 抗氧化
● 抗癌
● 防衰老

β-胡萝卜素会在体内转化成维生素A，起到防止皮肤老化，预防癌症的作用。

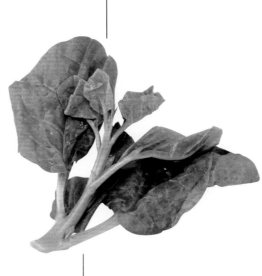

宜选择菜梗、菜叶均厚实，表面有光泽者

菜梗粗，菜叶挺直者为佳

保存方法

竖放以利保鲜

一般可以保存在冰箱的蔬菜格中，尽量竖放以利保鲜。用浸湿的厨房纸巾将根部包起，装入塑料袋中冷藏，可延长保存时间。

烹调及食物搭配手法

凉拌或做成天妇罗

迅速烫熟后凉拌，直接清炒，或者裹上面衣炸，可选择的烹调方式有很多。用橄榄油或芝麻油炒，还可以加强β-胡萝卜素的吸收。

主要营养成分

维生素A——250微克〔700微克〕
维生素C——41毫克〔100毫克〕
维生素K——350微克〔150微克〕
叶酸——78毫克〔240毫克〕
钙——150毫克〔650毫克〕
糖分——0.4克

食用方法提示

水煮〔每100克含量〕

维生素A——280微克
维生素C——18毫克
维生素K——350微克
叶酸——51毫克
钙——180毫克
糖分——0.1克

落葵是种植在中国南部至东南亚的黄绿色蔬菜，菜梗富有光泽，菜叶肥厚，加热之后会产生少许黏液。含有大量β-胡萝卜素，维生素C、维生素E，钾、钙等。

β-胡萝卜素本身具有强效抗氧化作用，除了抗癌、防止细胞老化，还可以在体内转化为维生素A，对皮肤和黏膜起到保健作用。落葵含有维生素A、维生素C、维生素E等具有抗氧化功效的维生素，在美容保健方面也有一定帮助，消除皮肤色斑，使皮肤变得光滑滋润。

落葵所含的叶酸，对正常红细胞的生成起到支持作用。近年来的研究表明，叶酸还可以有效预防痴呆症。

大吴风草

是民间常用药材

具有杀菌、除臭功效

时令:
春

叶绿素

- 除臭、抗菌
- 预防口臭
- 预防痴呆症

　　除抗氧化作用,还具有除臭、杀菌效果,与芳香成分己醛共同作用,还有助于预防口臭。

宜选择叶、梗饱满,
叶片无发黄、黑斑者

超市一般只扎起梗的部分出售

保存方法

保存前先去除涩味

先均匀撒上灰或小苏打,浇上热水静置片刻,去除涩味,然后浸泡在装有适量水的容器中冷藏保存。

烹调及食物搭配手法

适合各种烹调,充分享受香味及口感

适宜对其煮、凉拌、佃煮或做成天妇罗,充分享受其特有的香味和口感。但烹调之前应先去除涩味。

主要营养成分

钾	410毫克 (2000毫克)
纳	100毫克 (600毫克)
锰	0.23毫克 (3.5毫克)
食物纤维	2.5克 (18克)
糖分	3.1克

食用方法提示

水煮 (每100克含量)

钾	160毫克
纳	42毫克
锰	0.23毫克
食物纤维	2.3克
糖分	2.1克

大吴风草是菊科多年生草木,梗细长,圆形的叶片与蜂斗菜叶相似,但二者不同属。与蜂斗菜一样,大吴风草的可食用部分在距叶片50厘米左右的梗部。

　　大吴风草所含的叶绿素具有抗氧化作用,可以预防癌症和痴呆症,还可以除臭、杀菌。除保健之外,建议对口气介意的人士食用。

　　在营养方面,大吴风草富含钾、食物纤维,且叶片中还含有芳香成分己醛,与叶绿素一样具有强力杀菌功效,是自古以来民间医疗中的一味药材。人们将大吴风草榨成汁液,治疗因食用肉、鱼类而引发的食物中毒。

冬瓜

时令：
夏

低卡路里 × 皂苷的功效
成就出色的减肥蔬菜

颜色及植物生化素的力量

皂苷

- 防衰老
- 预防脑卒中
- 预防心肌梗塞

具有抗氧化作用，可以有效预防衰老和生活方式病。此外，对糖分吸收也有一定的抑制作用。

保存方法

未切开的冬瓜保存在避光阴凉处

未切开的冬瓜可以在阴凉、避光处长时间保存。如已切开，应用保鲜膜包裹冷藏。建议尽早食用。

烹调及食物搭配手法

低卡路里蔬菜，适合减肥者食用

冬瓜具有葫芦科蔬菜的特点，本身的味道十分清淡，因此适合搭配美味高汤烹调的料理，做汤、炖煮、勾芡都可以。卡路里低，口感也不错。

主要营养成分

维生素C	39毫克（100毫克）
叶酸	26微克（240微克）
钾	200毫克（2000毫克）
钙	19毫克（650毫克）
食物纤维	1.3克（18克）
糖分	2.5克

食用方法提示

水煮（每100克含量）

维生素C	27毫克
叶酸	25微克
钾	200毫克
钙	22毫克
食物纤维	1.5克
糖分	2.2克

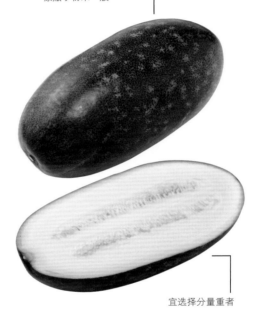

冬瓜成熟的标志是表面微微发白，像撒了粉末一般

宜选择分量重者

冬瓜是夏季的时令蔬菜，但如果放在避光、阴凉处，甚至可以保存至冬天。"冬瓜"的名称据说便是来源于此，但事实上这一命名却来自中国。

冬瓜瓤中所含的皂苷具有抗氧化作用，除了预防癌症和生活方式病，还可以抑制对糖分的吸收。冬瓜是低卡路里蔬菜，口感却丝毫不含糊，非常适合追求口味却想要减肥的人士。

冬瓜也富含钾，有助于排出身体中多余的钠，从而达到预防高血压、利尿、消除浮肿的效果。

豌豆苗

时令:
春

β-胡萝卜素及营养素充盈
是蔬菜中的优等生

β-胡萝卜素

- 抗癌
- 预防心脏病
- 美肤

以抗癌和预防动脉硬化而闻名，在人体内能够转化为维生素A，对头发和皮肤的健康也有效果。

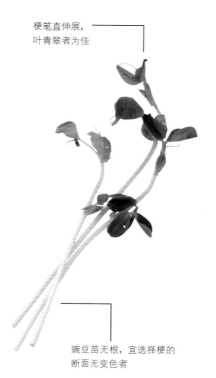

梗笔直伸展，叶青翠者为佳

豌豆苗无根，宜选择梗的断面无变色者

保存方法

促其发芽之后，可二次成苗

水培的豌豆苗带根，从根部以上切掉之后，将剩余的根连同海绵一起移至托盘上，浸泡在水中，促其二次发芽。袋装的豌豆苗如未开封，可在冰箱蔬菜格中竖放保存。

烹调及食物搭配手法

用油炒有助营养吸收

豌豆苗富含脂溶性维生素A，建议用油炒以助有效吸收。其特点是自身无特殊味道，但散发特殊香气，与肉类、鱼贝类合炒味道更佳。

主要营养成分

维生素A……340微克 (700微克)
维生素B1……0.24毫克 (1.1毫克)
维生素B2……0.27毫克 (1.2毫克)
维生素C……79毫克 (100毫克)
维生素K……280微克 (150微克)
糖分………………………0.7克

食用方法提示

油炒

豌豆苗外表柔弱，营养价值却很高，其富含的维生素以β-胡萝卜素为主。炒或煮过之后大幅萎缩，入口很方便。

豌豆苗取自豌豆的嫩芽和嫩梢，是中国人餐桌上常见的蔬菜。其味道类似青豆，口感脆嫩。超市中出售的一般为水培带根品种。

豌豆苗外表柔弱，营养价值却很高。在其所含的各种维生素中，除叶酸，其他的均高于菠菜。尤其是具有强力抗氧化功效的β-胡萝卜素，含量在蔬菜中更是名列前茅。烹调之后会大幅萎缩，大量食用也无妨，人们对其预防癌症的功效怀有很大期待。

对预防高血压不可或缺的钾，容易流失的钙等各种矿物质的含量也不容小觑。因此，豌豆苗在蔬菜界有着"优等生"的美誉。

荠菜

时令：
春

β-胡萝卜素有助修复胃黏膜

『春之七草』之一的美肤蔬菜

颜色及植物生化素的力量

β-胡萝卜素

- 保护胃黏膜
- 抗癌
- 防衰老

通过在体内转化为维生素A，达到保护、修复胃黏膜的功效，还可以抗癌及防衰老。

菜叶颜色深浓，绿色鲜艳者，营养成分相对较丰富

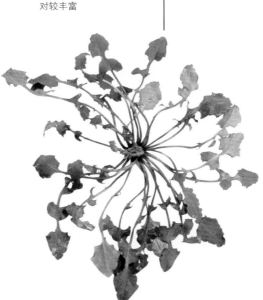

保存方法

在湿润状态下装入塑料袋保存

将根部浸湿，用纸巾包裹，装入塑料袋，保存在冰箱中。如担心有损风味和营养价值，建议煮硬之后切碎，并冷冻保存。

烹调及食物搭配手法

无特殊味道，可多种方式烹调

荠菜无特殊味道，适合做成七草粥，天妇罗，凉拌或拌沙拉。植物油中富含维生素E，在与荠菜中的维生素B2的相乘作用下，可以提高抗氧化功效。

主要营养成分

维生素A……430微克（700微克）
维生素B1……0.15毫克（1.1毫克）
维生素B2……0.27毫克（1.2毫克）
钾……440毫克（2000毫克）
钙……290毫克（650毫克）
糖分……1.6克

食用方法提示

轻松成就一道佳肴

嫩叶与根均可食用，还可以做成粥。为了更好地发挥脂溶性的β-胡萝卜素的作用，建议做成天妇罗，或搭配用油烹调的食物一起食用。

荠菜是"春之七草"之一。因其叶形与日本传统乐器三味线的拨子相似，故有"哞哞草"的别名，以模拟三味线拨弦之声。可食用部分是嫩叶和根，作为一种野菜，荠菜口感清淡，无特殊味道。

古代人早已熟悉荠菜在医疗方面所发挥的作用，认为它可以调节胃黏膜及肝脏的功能，并将其作为民间药物使用。此外，它还可以缓解眼部充血和疼痛，改善腹泻、腹痛、高烧、月经不调、便秘等，几乎是一剂万能药。用药时，将生荠菜叶烤黑或熬成汁服用。

对眼睛和胃黏膜起保健作用的，主要是由β-胡萝卜素在体内转化成的维生素A。荠菜也含有大量维生素B2，人称"美容维生素"，有助于解决皮肤干燥、头发毛糙、痤疮、口角炎等问题。

油菜花

令预防癌症功效升级

复合营养素以β－胡萝卜素为主

时令：
冬

β－胡萝卜素

- 抗氧化
- 抗癌
- 防衰老

通过对活性氧的抑制，防止体内细胞的老化，还可以有效预防癌症及生活方式病。

保存方法

冷藏保存，避免干燥

打开捆扎油菜花的橡皮筋，用浸湿的厨房纸巾将其包裹，放入冰箱蔬菜格中保存。因菜叶脆弱，尽量不要使其失水干燥。也可以包在塑料袋中。

烹调及食物搭配手法

去除涩味时，只需迅速焯水

油菜花涩味强烈，一般需要焯水后烹调。但其中所含的维生素C容易流失在水中，迅速焯水即可。

主要营养成分

维生素A……180微克（700微克）
维生素C……130克（100克）
钾……390毫克（2000毫克）
钙……160毫克（650毫克）
铁……2.9毫克（10.5毫克）
糖分……1.6克

※数据取自产于日本的油菜花

食用方法提示

水煮（每100克含量）

维生素A……200微克
维生素C……44克
钾……170毫克
钙……140毫克
铁……1.7毫克

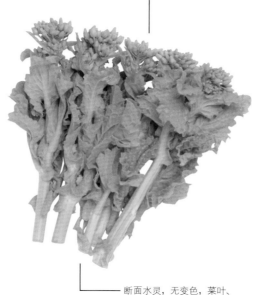

油菜花苞展开之后，其特有的涩味会变得更浓，因此最好选择花苞紧闭者

断面水灵，无变色，菜叶、菜梗柔软者为佳

油菜花是十字花科的代表性蔬菜，别名"芸薹"，是富含维生素、矿物质的黄绿色蔬菜，尤其维生素C的含量更是令人惊叹。

具有抗氧化作用的β-胡萝卜素，在抑制活性氧的作用、预防癌症和细胞老化方面也有一定功效。具有相同作用的维生素B2、维生素E等含量也相当丰富。同时，油菜花还含有辛辣成分异硫氰酸烯丙酯。一系列复合功效进一步提高了预防癌症的效果。多食油菜花还可以提高免疫力，防御病毒侵入，以及防止皮肤干燥。

预防高血压的钾在油菜花中含量也很高。含钙与小松菜等量，可以预防高血压和骨质疏松症。

苦瓜

时令:
夏

特有的苦味可增进食欲
还可有效延缓衰老

颜色及植物生化素的力量

葫芦素 (类黄酮)

● 增进食欲
● 抗氧化
● 防衰老

苦味成分葫芦素是一种类黄酮,可以增进食欲,也具有强效抗氧化作用。与维生素E共同作用,可以预防衰老。

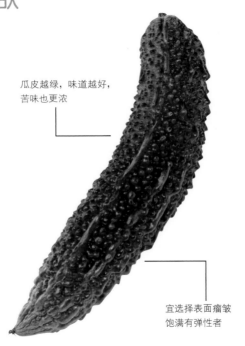

瓜皮越绿,味道越好,
苦味也更浓

宜选择表面瘤皱
饱满有弹性者

保存方法

以切开的状态保存

因变质是从种子和瓜瓤开始的,建议将苦瓜切开,挖去种子和瓜瓤,擦干水分后用厨房纸巾包好放入冰箱保存。

烹调及食物搭配手法

与芝麻一起凉拌食用,提高维生素E减缓衰老的功效

可以用盐揉搓后放入热水,或直接放在火上烤。维生素C易溶解于水,因此请在食用前才进行预处理。与富含维生素E的芝麻混合食用,可以更有效地减缓衰老。

主要营养成分

维生素C……76毫克 (100毫克)
维生素E……0.8毫克 (6.0毫克)
维生素K……41微克 (150微克)
钾……260毫克 (2000毫克)
食物纤维……2.6克 (18克)
糖分……1.3克

食用方法提示

水煮 (每100克含量)

维生素C……75毫克
维生素E……0.9毫克
维生素K……45微克
钾……260毫克
食物纤维……2.8克
糖分……1.8克

苦瓜原产于东南亚,在日本,苦瓜是冲绳人的挚爱。其表面覆盖大量瘤皱,有苦味。

苦味成分葫芦素是一种类黄酮,除了可以增进食欲,还具有强抗氧化性,起到预防癌症、动脉硬化以及防衰老的作用。

苦瓜还含有大量维生素、矿物质,尤以维生素C为最。作为一种具有代表性的抗氧化维生素,维生素C与苦味成分之间发生相乘作用,进一步提高了抗癌和防衰老的功效,还可以有效减压。同时,共存于苦瓜中的维生素E也是一种抗氧化维生素,人称"防衰老维生素"。因此,苦瓜所含的营养素可以全面减缓衰老。

韭菜

时令:
冬

辛辣成分大蒜素

可以有效缓解疲劳，增强体力

大蒜素

● 缓解疲劳
● 预防感冒
● 促消化

大蒜素可以提高维生素B1的吸收。维生素B1有助于糖分释放能量，提高新陈代谢等。

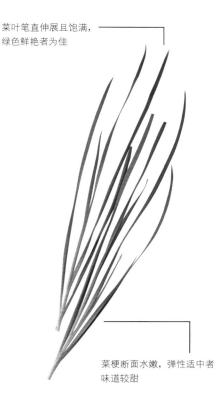

菜叶笔直伸展且饱满，绿色鲜艳者为佳

菜梗断面水嫩，弹性适中者味道较甜

保存方法

用水浸湿后冷藏保存

不易保鲜，因此原则上应尽早食用。也可以用水浸湿后，用厨房纸巾包裹，放在冰箱蔬菜格中保存。

烹调及食物搭配手法

食用韭菜炒牛肝，可加强牛肝的吸收

韭菜炒牛肝是深为日本人所知的一道菜。大蒜素与肉类结合，可以使肉类所含的维生素B1吸收得更好。同时，韭菜中的β-胡萝卜素经油炒之后，吸收率也将提高，因此建议二者结合食用。

主要营养成分

维生素A——290微克 (700微克)
维生素B2——0.13毫克 (1.2毫克)
维生素C——19毫克 (100毫克)
维生素E——2.5毫克 (6.0毫克)
钾————510毫克 (2000毫克)
糖分——————————1.3克

食用方法提示

水煮 (每100克含量)

维生素A——————370微克
维生素B2—————0.12毫克
维生素C——————11毫克
维生素E——————3.1毫克
钾——————————400毫克
糖分——————————1.4克

自古以来，韭菜就是一种具有药用价值的香味蔬菜。韭菜中的大蒜素散发刺鼻气味，有助于吸收维生素B1，使糖分代谢更加顺畅。对缓解疲劳，增强体力也有所贡献。这种刺鼻的气味还可以促进胃酸分泌，帮助消化。同时，在体内转化为维生素A的β-胡萝卜素，以及维生素B2、维生素B6、维生素C、维生素E、维生素K的含量也相当丰富。这些营养素之间发生相乘作用，起到防癌、抗衰老、预防感冒、缓解疲劳等作用，是有益于人体保健的蔬菜。

研究表明，韭菜中还含有抑制衰老、预防动脉硬化的矿物质——硒。而抗氧化维生素与大蒜素共同作用，则可以抑制体内过氧化脂质的产生，达到预防癌症的效果。

葱

时令：冬

借大蒜素缓解疲劳、改善体寒之功效

为人体补充精力

颜色及植物生化素的力量

大蒜素（硫丙烯）

- 缓解疲劳
- 预防感冒
- 促消化

可以提高维生素B1的吸收，还具有预防感冒、缓解疲劳、促进消化等功效。

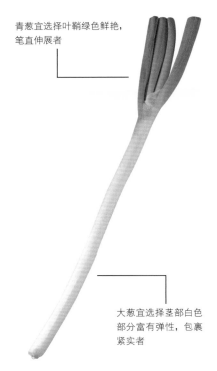

青葱宜选择叶鞘绿色鲜艳，笔直伸展者

大葱宜选择茎部白色部分富有弹性，包裹紧实者

保存方法

用厨房纸巾包裹，保存于避光阴凉处

一般是用厨房纸巾包裹，放在避光阴凉处保存。青葱选择冷藏，大葱则尽量选购根部带土者，埋在土中可延长保存时间。

烹调及食物搭配手法

切忌长时间泡水

大蒜素与B族维生素一样是水溶性元素，不宜长时间浸泡在水中。建议将生葱切碎，在空气中放置片刻，以期发挥更大功效。

主要营养成分

维生素B6——0.12毫克（1.1毫克）
维生素C——14毫克（100毫克）
叶酸————72微克（240微克）
钾—————200毫克（2000毫克）
食物纤维———2.5克（18克）
糖分——————5.8克

食用方法提示

烫火锅或做成汤菜

利用不同的切法，搭配不同的食材，感受不同的口味和口感。当季的葱加热后，还可以从中尝出甘甜。

提 起日本的"葱"，在关东一般指培土软化种植的"大葱"（深栽葱），而在关西以南则一般指"青葱"（叶葱），其中以九条葱最具代表性。葱叶部分含有β-胡萝卜素、维生素C、钾等营养素，葱白部分则富含硫丙烯。

硫丙烯是葱类蔬菜中特有的芳香成分，气味浓烈。其中一种即大蒜素，作用是促进维生素B1的吸收，使糖分代谢更加顺畅。同时也可以持续发挥缓解疲劳、改善体寒等功效，对预防癌症和动脉硬化也起着一定作用。

硫丙烯特有的刺激性气味还可以促进胃酸分泌，从而促进消化。民间因其具有出色的发汗、消炎作用，而将其作为治疗感冒、冻伤的外用药。

野泽菜

时令:
春

具有预防癌症、感冒之功效
多用于腌渍

β-胡萝卜素

- 抗氧化
- 抗癌
- 防衰老

具有抗氧化作用,可以有效预防癌症、感冒,以及防止衰老。

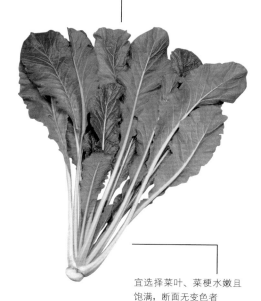

绿色鲜艳,
菜叶肥厚者为佳

宜选择菜叶、菜梗水嫩且
饱满,断面无变色者

保存方法

避免失水,竖放冷藏保存

柔软的菜叶多用于炒菜,或做成汤菜食用。用浸湿的厨房纸巾包裹,或装入塑料袋,放入冰箱,竖放保存。还可以腌渍,或进行各种烹调。

烹调及食物搭配手法

做成茶泡饭食用,升级癌症预防功效

在信州,人们用特产的野泽菜制作茶泡饭。在茶叶中的儿茶素的共同作用下,可有效预防癌症,因此受到人们的欢迎。

主要营养成分

维生素A……100微克(700微克)
维生素C……41毫克(100毫克)
维生素K……100微克(150微克)
钾………390毫克(2000毫克)
钙………130毫克(650毫克)
糖分………1.5克

食用方法提示

盐渍(每100克含量)

维生素A……………130微克
维生素C……………27毫克
维生素K……………110微克
钾………………300毫克
钙………………130毫克
糖分………………1.6克

野泽菜是产于长野县的十字花科蔬菜。江户时代长野县野泽温泉村的住持前往京都游学,后将"天王寺芜菁"的种子带回寺内种植,据说这便是栽培野泽菜的历史渊源。

抗氧化功效卓著的β-胡萝卜素、维生素C都是野泽菜富含的营养素。β-胡萝卜素可以在体内转化为维生素A,对黏膜保健起着重要作用,同时还可以预防癌症。做成茶泡饭后,与具有抗癌功效的儿茶素组合,在双重作用下,可以收获很好的活性氧抑制效果。

维生素C的作用之一,是促进具有抗病毒功效的干扰素的生成,从而达到预防感冒的效果。此外,腌渍野泽菜中所含的酵母、乳酸菌,对预防癌症也有一定作用。

薤白

时令：春

葱类特有的辛辣成分——大蒜素
助力免疫力提高

颜色及植物生化素的力量

大蒜素（硫丙烯）

● 抗氧化
● 抗菌
● 缓解疲劳

抗氧化功效可以预防癌症和生活方式病，同时还具有杀菌及缓解疲劳的功效。

保存方法

保留外皮，辣味尽失之前及早食用

方法与大葱一样，保留外皮，用厨房纸巾包裹，保存于避光阴凉处。也可以在厨房纸巾之外，再套一层塑料袋。保存时间越长，辛辣味越弱，请尽早食用。

烹调及食物搭配手法

切段或切碎，可加强杀菌效果

将薤白切段或切碎，芳香成分与空气接触之后，其杀菌力及抗氧化作用会得到进一步提高。球状根可以直接生食。

主要营养成分

维生素A……67微克（700微克）
维生素C……60毫克（100毫克）
维生素E……1.3毫克（6.0毫克）
钙……………100毫克（650毫克）
食物纤维…………6.9克（18克）
糖分………………8.6克

食用方法提示

生食

薤白的根部含有大蒜素，建议生食。β-胡萝卜素主要含在葱叶中，可以蘸着含油分的调味料生食。

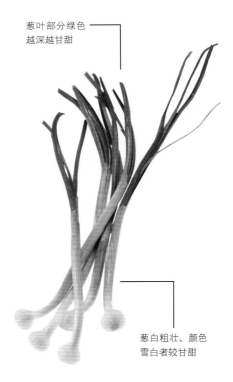

葱叶部分绿色越深越甘甜

葱白粗壮、颜色雪白者较甘甜

在日本，薤白自古以来便被人们用来制作佐料，民间用药中也常见其身影，与葱、蒜、韭、薤合称"五辛"。

白色球状根部分与大蒜、洋葱一样含有大蒜素（硫丙烯），这是一种具有杀菌、抗氧化作用的营养素，可以预防癌症、提高人体免疫力。β-胡萝卜素主要存在于葱叶部分，可以在体内转化为维生素A。

薤白中含有各种维生素，包括与维生素A具有相乘作用的维生素C，可以强化骨骼的维生素K，体内造血不可或缺、有效预防痴呆症的叶酸等。此外，水溶性食物纤维和非水溶性食物纤维也达到了平衡。经常食用，可以对调节血糖值和血压发挥很大功效。

白梗菜

时令:
夏

β-胡萝卜素具有抗氧化作用

对美容、保健均有功效

β-胡萝卜素

● 抗氧化
● 预防生活方式病
● 美肤

　　抗氧化作用可以预防癌症和生活方式病。同时还具有美肤功效，多食可美容。

保存方法

未及食用的白梗菜用保鲜膜包裹冷藏

　　尽量按需购买，当天食用。未及食用的白梗菜应避免失水，用保鲜膜包裹，竖放在冰箱中保存。菜叶含有大量营养素，宜尽早食用。

烹调及食物搭配手法

菜梗肥厚但易熟

　　β-胡萝卜素及其他多种营养素都适合与油分搭配摄入，白梗菜的菜梗肥厚但易熟，因此推荐炒菜食用。炒之前先过油处理※一下。

※过油：将食材在中温的油中进行热处理。

主要营养成分

维生素A……150微克（770微克）
维生素C……45毫克（100毫克）
维生素K……190微克（150微克）
钾…………450毫克（2000毫克）
钙…………100毫克（650毫克）
糖分………………………0.9克

食用方法提示

炒菜或做汤

　　菜叶部分含有大量β-胡萝卜素，适宜用油快炒。为防止水溶性营养素流失，加热烹调时间不应太长。

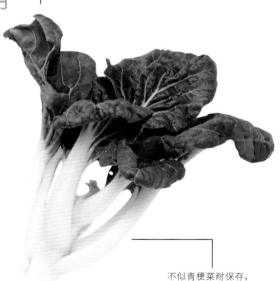

菜叶挺直，有光泽。菜叶与菜梗颜色对比分明者为佳

不似青梗菜耐保存，容易发蔫

　　白梗菜在中国也称"小白菜"，菜梗呈白色，与同种类的秋季蔬菜"青梗菜"的菜梗则为绿色。白梗菜菜梗雪白、菜叶翠绿，无特殊气味和味道，适合做成炒菜或汤菜。

　　深绿色的菜叶含有β-胡萝卜素，维生素C、维生素K，叶酸，钾等营养素也相当丰富。β-胡萝卜素、维生素C都具有抗氧化作用，可以有效抑制活性氧，二者共同作用，既可预防生活方式病，对美容也有一定贡献。

　　作为一种中国蔬菜，白梗菜富含钾、钙等矿物质，可以有效预防骨质疏松症。

九层塔

以β-胡萝卜素预防癌症
以精油成分芳樟醇稳定心神

时令：夏

颜色及植物生化素的力量

β-胡萝卜素

- 抗氧化
- 抗菌
- 控制胆固醇升高

β-胡萝卜素的抗氧化作用可以有效预防癌症和动脉硬化，芳樟醇的香味则可以增进食欲、稳定心神。

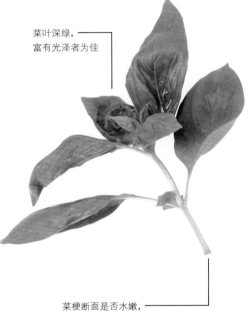

菜叶深绿，
富有光泽者为佳

菜梗断面是否水嫩，
也是检查新鲜度的关键

保存方法

注意避免低温保存造成的黑点

种植期短、体积小、中间隆起的九层塔口感较嫩，适合生食。但容易发蔫，低温保存还容易造成表面黑点，因此建议尽早食用。

烹调及食物搭配手法

做成调味油，搭配各种料理

适合搭配的食材是番茄和大蒜。将大蒜、辣椒、九层塔浸泡在橄榄油中制成调味油，浇在烤鱼上添加风味，也很适合与β-胡萝卜素搭配。

主要营养成分

维生素A……520微克 (700微克)
维生素E……3.5毫克 (6.0毫克)
钾…………420毫克 (2000毫克)
钙…………240毫克 (650毫克)
铁…………1.5毫克 (10.5毫克)
糖分………………0克

食用方法提示

制成青酱汁

将九层塔、大蒜、油、松子、奶酪等混合调制成的青酱汁，维生素E含量丰富，是一种强效抗氧化酱汁。

九层塔是紫苏科香草，原产于亚洲热带区。其香气柔和、甜美，微苦，常用于烹调意大利料理或泰国料理。意大利语中称"basilico"，日本汉字则写作"目箒"。

九层塔富含β-胡萝卜素、钾、钙等，与番茄一起烹调，也可提高番茄红素的抗氧化功效，达到预防癌症、动脉硬化，以及抑制胆固醇升高、改善血压等效果。

给人以清凉之感的香味，来自芳樟醇、丁子香酚等多种精油成分。柔和的香味有助于增进食欲，具有抗菌剂促消化等作用。此外，还可以镇定心神，因此常用于制造镇静剂。

欧芹

时令：全年

叶绿素使抗氧化功效升级
也是除臭、除口臭的良药

叶绿素

- 抗氧化
- 预防口臭
- 除臭

抗氧化作用所带来的抗癌效果值得期待，同时还具有除臭功效，可以预防口臭。

菜叶深绿，细密卷曲者为佳

宜选择菜梗水嫩、饱满，断面无黑点者

保存方法

冷冻保存，使用方便

插在装满水的杯子中保存即可。如果将其切碎后冷冻保存，则可便于随时取用。如在不切碎状态下冷冻，使用时也可以隔着塑料袋捣碎。

烹调及食物搭配手法

切碎后放入汤菜或炖煮料理

切碎后放入汤菜、炖煮料理中，或者与面包粉混合成面衣，裹在食材表面油炸。与富含维生素C、维生素E的食材搭配，可以进一步提高抗氧化功效。

主要营养成分

维生素A·····620微克（700微克）
维生素C·····120毫克（100毫克）
维生素E·····3.3毫克（6.0毫克）
钾·············1000毫克（2000毫克）
钙·············290毫克（650毫克）
糖分·····································1.0克

食用方法提示

撒在汤菜或肉类料理中

切碎后放入料理，即可轻松升级食材的营养价值。做成油炸料理，还可以大大增进食欲。

欧芹是一种芹菜科蔬菜，西方人从公元前就开始食用。在人们的印象里，欧芹一般出现在西餐中，其营养成分和功能性成分非常丰富。深绿色的菜叶中含有叶绿素，具有抑制胆固醇升高，预防贫血的效果。因其抗氧化作用可以有效预防癌症和衰老，建议多加食用。

欧芹中的香味成分芹菜脑具有促进胃液分泌、促进消化、增进食欲的功效，除了点缀料理，还可以充分切碎，与其他食材一起烹调。

欧芹中β-胡萝卜素、B族维生素等主要维生素，以及钾、钙、铁、锌、矿物质类、食物纤维等的含量也相当可观。适合多种烹调，多加食用。

叶玉葱

时令：
春

葱叶、葱白清脆鲜美 安抚焦躁情绪、提振低迷食欲

绿色蔬果

红色／紫色蔬果

橙色／黄色蔬果

白色蔬果

棕色／黑色蔬果

颜色及植物生化素的力量

大蒜素

- 缓解疲劳
- 预防感冒
- 抗菌

可以提高维生素B1的吸收，提振低迷的食欲，稳定焦躁的情绪。在缓解疲劳，预防食物中毒之外，还可以预防感冒。

葱叶水嫩，
呈鲜绿色者为佳

宜选择葱白大小适中者

保存方法

在葱白上方将葱叶切离，冷藏保存

未及食用的叶玉葱，可以在葱白稍上方用刀将葱叶切离，装入塑料袋，放入冰箱冷藏。与其他蔬菜一样，葱叶也务请尽早食用。建议用保鲜膜包裹保存，以免失水。

烹调及食物搭配手法

葱白可切成薄片生食

葱白部分辣味较浅，可以切成薄片后生食，也可以对半切开烤着吃。与维生素B1丰富的猪肉同炒，可以加强大蒜素的吸收，有助于缓解疲劳。

主要营养成分

维生素A……120微克（700微克）
维生素C……32毫克（100毫克）
维生素B6……0.16毫克（1.2毫克）
钾………290毫克（2000毫克）
叶酸………120微克（240微克）
糖分………………4.6克

食用方法提示

葱叶可凉拌

迅速焯水之后，调入醋、芝麻，做成凉拌菜。将葱白切成薄片，撒上富含维生素B1的芝麻，即可轻松成就一道美食。

叶玉葱是在洋葱的鳞茎开始膨大时，连带葱叶一起采摘下来的。葱白与小鳞茎一样辣味浅、口感好，葱叶部分与青葱一样用来制作佐料。

香味成分大蒜素的作用之一，是提高猪肉等肉类中富含的维生素B1的吸收。维生素B1摄入不足，容易造成食欲不振、情绪焦虑，大蒜素的补充或可改善以上症状。

葱叶中含有大量β-胡萝卜素，对防止衰老有一定作用。此外，具有预防痴呆症功效的叶酸含量也很大。这些对延长健康寿命不可或缺的营养成分在叶玉葱中的含量，被越来越多的人关注。

对葱叶与葱白平等视之，不偏不倚、全面摄取丰富的维生素C。

日野菜

营养丰富的菜叶
不容错过的美食

时令:
冬

β-胡萝卜素

● 抗癌
● 美肤
● 预防生活方式病

具有抗癌功效的β-胡萝卜素，还可以作用于皮肤、头发的保健。靠近菜叶的紫红色部分含有花青素。

保存方法

腌渍可延长保存时间

如果直接保存，可以将菜叶、根切开，用厨房纸巾包裹，轻轻擦净表面的雾气，放入冰箱的蔬菜格保存。如需长期保存，建议用盐或其他调料腌渍。

烹调及食物搭配手法

醋的使用，使紫色更加鲜艳

一般做成腌菜或切片食用，也可以切碎后用来炒饭，或加在意大利面中食用。用醋汁做成南蛮渍※，或用甜醋勾芡，花青素的紫色便被凸显出来。

※ 将食材油炸之后，与葱、辣椒一起用醋腌制而成的料理。

主要营养成分

维生素A……98微克 (700微克)
维生素B6……0.14毫克 (1.2毫克)
维生素C……52毫克 (100毫克)
维生素K……93微克 (150微克)
钾……480毫克 (2000毫克)
糖分……1.7克

食用方法提示

甜醋腌制 (每100克含量)

维生素A……170微克
维生素B6……0.12毫克
维生素C……39毫克
维生素K……120微克
钾……550毫克
糖分……12.6克

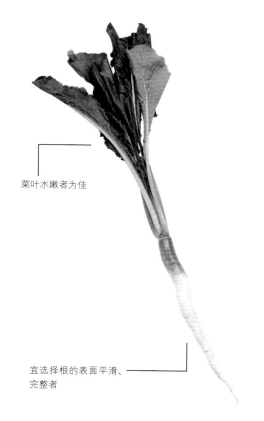

菜叶水嫩者为佳

宜选择根的表面平滑、完整者

日野菜的种植开始于滋贺县的日野町，一般将整棵菜用来腌制食用。

菜叶中含有大量β-胡萝卜素，在黄绿色蔬菜中，维生素C的含量相对丰富。β-胡萝卜素具有抗癌作用，在体内可以转化成维生素A，作用于皮肤和头发的保健。在与对胶原蛋白生成有一定相关性的维生素C互相作用，还可以有效美肤。日野菜的根部与萝卜相似，外形细长，上部可见花青素特有的紫红色。

日野菜中的维生素K、维生素B2、维生素B6含量丰富，根部所含的淀粉酶可以消除胃胀，维生素B2有助于代谢糖分，维生素B6有助于代谢蛋白质，维生素K则是骨骼强健不可或缺的营养素。

灯笼椒

时令：夏

结合植物生化素与维生素的力量

共同消除疲劳

绿色蔬果

红色／紫色蔬果

橙色／黄色蔬果

白色蔬果

棕色／黑色蔬果

颜色及植物生化素的力量

β-胡萝卜素

- 抗氧化
- 美肤
- 防衰老

具有强效抗氧化作用，可以防止细胞老化。同时还含有臭味成分吡嗪、辣椒素，对燃烧脂肪有一定作用。

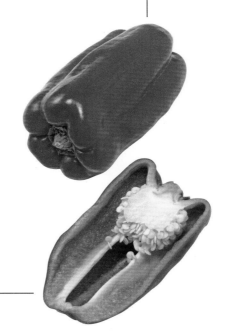

表皮饱满、有光泽，质地肥厚者为佳

变质从椒柄开始，因此购买时应确认椒柄呈鲜绿色

保存方法

除夏天，其他季节可常温保存

一般是冷藏保存，但灯笼椒不耐湿，应擦干水分，装入塑料袋，松松包裹，放入冰箱蔬菜格。除了夏天，也可以常温保存。

烹调及食物搭配手法

最适合用油炒过食用

因富含维生素A、维生素E等脂溶性维生素，适合用油烹调。除了中国料理中常见的炒菜，还可以挖空青椒籽，填入肉类后烤制食用。口感微苦，但不影响其美味。

主要营养成分

维生素A……青33／红88微克
（700微克）
维生素C……青76／红170毫克
（100毫克）
维生素E……青0.8／红4.3毫克
（6.0毫克）
钾………青190／红210毫克
（2000毫克）
食物纤维……青2.3／红1.6毫克
（18克）
糖分………青2.8／红5.6克

食用方法提示

油炒（每100克含量）

维生素A……青35／红92微克
维生素C……青79／红180毫克
维生素E……青0.9／红4.4毫克
钾………青200／红220毫克
食物纤维……青2.4／红1.6毫克
糖分………青3／红6克

灯笼椒是一种辣味较淡的辣椒，变种很多，我们所熟知的青椒，属于尚未完全成熟，呈绿色的灯笼椒。完全成熟的灯笼椒呈红色。

维生素中抗氧化功效卓著的β-胡萝卜素，以及维生素C、维生素E在灯笼椒中含量可观，是消除疲劳，恢复体力不可或缺的蔬菜。灯笼椒中的植物生化素包括散发生青草味的吡嗪，以及辣味成分辣椒素。含量虽小，却起着加强新陈代谢，预防血栓等效果。

维生素C具有促进胶原蛋白合成的作用，与维生素E共同为毛细血管的保健出力，改善皮肤问题。多食用灯笼椒，对人体保健和美容都具有重要意义。

蜂斗菜

时令:
春

天然苦涩味来自绿原酸
可以抑制体内脂质的过氧化

绿原酸（多酚）

- 抗氧化
- 预防生活方式病
- 防衰老

　　具有抗氧化作用，可以有效预防生活方式病，还可以抑制脂质过氧化，对防衰老也有一定效果。

绿色深浓，
无黑点者为佳

菜梗过粗者口感较老，
建议选择粗细适宜，
红色较深者

保存方法

焯水后冷藏保存

蜂斗菜变色很快，如未及食用，只需焯一下水，装入保鲜盒，冷藏保存。鲜蜂斗菜可将梗和叶分别用保鲜膜包裹，放入冰箱蔬菜格保存。如担心有损风味，还可以冷冻保存。

烹调及食物搭配手法

烹调时应尽量控制盐分

通过保持钾和钠的平衡，可以维持细胞的功能，因此应尽量控制盐分的摄入。此外，去除苦涩味时，钾会溶解在煮汁中，建议连同煮汁一起摄入。

主要营养成分

钾·······330毫克 (2000毫克)
钙·······40毫克 (650毫克)
锰·······0.36毫克 (3.5毫克)
食物纤维·······1.3克 (18克)
糖分·······1.7克

食用方法提示

水煮 (每100克含量)

钾·······230毫克
钙·······34毫克
锰·······0.37毫克
食物纤维·······1.1克
糖分·······0.8克

蜂斗菜原产于日本，野生在日本全国的山野之中，产量很小。现在人们主要食用的，是爱知县种植的早熟蜂斗菜。菜叶直径1厘米，菜梗高达2米，菜叶和菜梗一般用于炖煮，幼嫩的花茎也可以食用。

　　蜂斗菜强烈的苦涩味来自绿原酸，这是多酚的一种，具有抗氧化作用，可以防止脂质过氧化，对预防生活方式病也有一定效果。蜂斗菜的抗氧化功效，还有助于预防癌症和衰老。

　　蜂斗菜中的营养素不多，但钾、锰、食物纤维则相对较多，钾有助于排出多余的钠，是预防高血压不可或缺的营养素之一。

蜂斗菜花茎

时令：冬

独特的微苦味道来自莰非醇

具有提高免疫力，预防心脏病的功效

颜色及植物生化素的力量

莰非醇（类黄酮）

- 预防心脏病
- 提高免疫力
- 预防感冒

苦味成分来自一种类黄酮，除了提高免疫力，还可以预防感冒及心脏病。

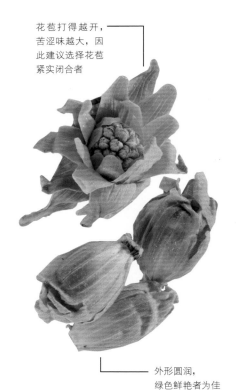

花苞打得越开，苦涩味越大，因此建议选择花苞紧实闭合者

外形圆润，绿色鲜艳者为佳

保存方法

注意避免失水

花茎不耐干，用浸湿的厨房纸巾包裹，或装入塑料袋，放入冰箱蔬菜格中可保存 1～2 天，应尽早食用。如需长期保存，可焯水去除苦涩味后冷冻保存。

烹调及食物搭配手法

做成天妇罗，可掩盖苦涩味

用油炒或炸，既可掩盖苦涩味，又可提高营养的吸收。在低油温下炸成天妇罗，让花苞逐渐打开，苦涩味渐渐消除。

主要营养成分

维生素B1	0.1毫克 (1.1毫克)
维生素B2	0.17毫克 (1.2毫克)
维生素E	3.2毫克 (6.0毫克)
钙	740毫克 (2000毫克)
钾	6.4克 (18克)
糖分	3.6克

食用方法提示

水煮（每100克含量）

维生素B1	0.06毫克
维生素B2	0.08毫克
维生素E	2.4毫克
钾	440克
食物纤维	4.2克
糖分	2.8克

蜂斗菜的花茎是早春时节长出的花苞，比蜂斗菜本身富有更多营养素。蜂斗菜本身仅含微量 β-胡萝卜素，但花茎的含量却是其8倍，钾的含量是其2倍。

花茎独特的苦味来自一种类黄酮——莰非醇，可以有效提高免疫力，也可以预防感冒、心脏病。通过对心脏病低发病率的人群进行调查得知，他们摄入量最大的是槲皮素，其次便是莰非醇。可以说，蜂斗菜花茎在人体保健方面是有一定贡献的。

此外，苦味成分中还含有生物碱，人们认为其具有促进新陈代谢，增进食欲，促进消化的作用。在民间医疗中，还将其作为"苦味健胃药"，用于治疗胃胀。

红苋菜

时令:
夏

营养价值超乎想象的黄绿色蔬菜

β-胡萝卜素

- 抗癌
- 预防心脏病
- 防衰老

具有抗氧化作用,可以有效预防癌症、心脏病,还可以预防衰老。

菜叶富有弹性,菜梗笔直者为佳

宜选择体积略小,菜叶尚嫩者

保存方法

不易保鲜

可以装入塑料袋,放在冰箱蔬菜格中保存,但容易发蔫,建议尽早食用。

烹调及食物搭配手法

与蛋白质丰富的大豆制品同食

迅速焯水,以去除肾结石的罪魁祸首——草酸(涩味成分)。因其富含的维生素B1、维生素B2、维生素B6可以调节三大营养素的代谢,建议与蛋白质丰富的食品同食。

主要营养成分

维生素A	310微克 (700毫克)
维生素B6	0.25毫克 (1.2毫克)
维生素E	1.7毫克 (6.0毫克)
钾	1200毫克 (2000毫克)
铁	3.6毫克 (10.5毫克)
糖分	0.4克

食用方法提示

水煮 (每100克含量)

维生素A	320微克
维生素B6	0.14毫克
维生素E	1.7毫克
钾	760毫克
铁	2.1毫克
糖分	1.6克

红苋菜是与菠菜同属藜科的绿叶菜,日语名为"普段草"或"不断草",意为生命力旺盛,可以不断长出新叶以供终年采摘。植株强壮,菜叶繁茂,营养丰富是其最大特点。

肥厚而柔软的菜叶与菜梗中富含β-胡萝卜素,以及维生素B1、维生素B2、维生素E、维生素K等。在这些营养素的作用下,可以有效预防癌症和衰老,还可以清除体内造成疲劳的物质,从而达到恢复体力、缓解压力的保健效果。除钾、钙、锰等矿物质,还含有预防贫血必需的铁,有效缓解便秘的食物纤维等。在身体机能容易失衡的夏天,最适合多食红苋菜,为身体补充营养。

西蓝花

时令：冬

多种营养成分共同作用，预防癌症

是黄绿色蔬菜中的佼佼者

颜色及植物生化素的力量

叶绿素

- 抗癌
- 预防口臭
- 抗菌

表面的深绿色来自具有除臭功效的叶绿素，与抗癌物质萝卜硫素的相乘作用还可以有效预防癌症。

保存方法

如需长期保存，建议煮过之后冷冻

西蓝花的花蕾随着时间的推移而展开，营养素也会随之减少，因此建议尽早食用。装入塑料袋，放入冰箱可以保存 2～3 天，如需长期保存，应煮过之后再冷冻。

烹调及食物搭配手法

用油烹调

为了激发出多种维生素的功效，建议用油烹调西蓝花。如浇上调味汁或醋，应马上食用，以免西蓝花在酸的作用下变色。

主要营养成分

维生素B1·····0.14毫克 (1.1克)
维生素B2·····0.2毫克 (1.2克)
维生素C·····120毫克 (100克)
维生素E·····2.4毫克 (6.0克)
食物纤维·····4.4克 (18克)
糖分·····0.8克

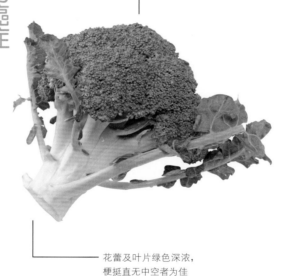

表面花蕾的颗粒越细，品质越高

花蕾及叶片绿色深浓，梗挺直无中空者为佳

食用方法提示

水煮 (每100克含量)

维生素B1·····0.06毫克
维生素B2·····0.09毫克
维生素C·····54毫克
维生素E·····1.7毫克
食物纤维·····3.7克
糖分·····0.6克

西蓝花与油菜花同为十字花科的黄绿色蔬菜，含有大量可以转化为维生素A的β-胡萝卜素，B族维生素，以及维生素C、维生素E等。

西蓝花的深绿色来自叶绿素，具有除臭、杀菌功效，可以预防口臭。还可以调节胆固醇，是人体保健的好帮手。

此外，西蓝花的发芽部分含有抗癌物质萝卜硫素，具有抗氧化作用的辛辣成分异硫氰酸烯丙酯，二者都可以有效预防癌症，其中后者还可以预防血栓及抗菌。

每100克西蓝花中含有120毫克维生素C，含量之高令人惊叹，可以预防感冒，达到美肤效果。

丝瓜

皂苷有助于美容及减肥

时令:
夏

丝瓜皂苷

● 预防肥胖
● 美肤
● 促进血液运行

可以有效促进细胞的新陈代谢,达到美肤效果。丝瓜中水分占比达到95%,是最适合减肥人士食用的低热量食物。

保存方法

一般是装入塑料袋冷藏保存

用厨房纸巾包裹或装入塑料袋,在冰箱中可以保存1周左右,但建议尽早食用。强力抓握或撞击会使表皮受伤发黑。

烹调及食物搭配手法

食用味噌煮丝瓜,可消除疲劳

"醋味噌拌丝瓜"是冲绳人的家常菜。味噌中的B族维生素可以促进碳水化合物代谢,在与丝瓜中的矿物质的共同作用下,可以有效消除疲劳。

主要营养成分

叶酸…………92微克(240微克)
钾…………150毫克(2000毫克)
食物纤维…………1克(18克)
糖分…………2.8克

食用方法提示

水煮(每100克含量)

叶酸…………91微克
钾…………140毫克
食物纤维…………1.5克
糖分…………2.2克

宜选择外皮呈鲜艳绿色者

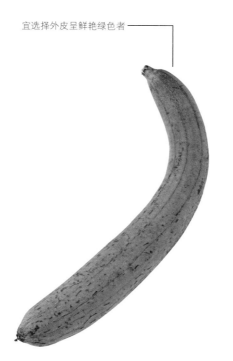

在人们的印象中,丝瓜一般用来制作锅刷,也是化妆水的原料。在鹿儿岛称"系瓜",自古以来便是人们在暑天食用的蔬菜。

丝瓜属于葫芦科蔬菜,内含丝瓜皂苷,可以促进细胞的新陈代谢,达到美肤的效果,是有助于减肥的低热量食物。

丝瓜的另一个特点是富含叶酸,这是一种可以预防痴呆症的营养素。同时还含有钾,对利尿也很有助益。

而供人们食用的丝瓜,则是纤维较少的品种。丝瓜特有绵柔的口感和清甜的味道,在炎热的季节中可以挽救低迷的食欲。

菠菜

时令：冬

绿色蔬果 ｜ 红色／紫色蔬果 ｜ 橙色／黄色蔬果 ｜ 白色蔬果 ｜ 棕色／黑色蔬果

叶绿素还可以控制胆固醇升高

除防止贫血

颜色及植物生化素的力量

叶绿素

- 控制胆固醇升高
- 预防口臭
- 预防痴呆症

可以减少有害胆固醇，同时增加有益胆固醇。与叶酸共同作用，还可以预防痴呆症。

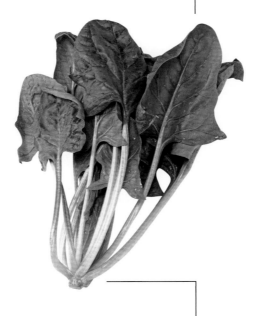

叶尖挺直，绿色鲜艳，根部水灵。略带鲜艳红色者为佳

根部红色部分含锰，不可丢弃

保存方法

煮过之后冷冻，可延长保存时间

用浸湿的厨房纸巾包裹，或装入塑料袋，放入冰箱蔬菜格可以保鲜2～3天。稍煮之后冷冻保存，可适当延长保存时间。

烹调及食物搭配手法

维生素E的加入，可提高抗癌功效

鳗鱼、咸鳕鱼子、鸡蛋、南瓜、牛油果等食物含有维生素E，与丝瓜同食，有助于提高抗癌功效。

主要营养成分

维生素A	350微克 (700微克)
维生素C	60毫克 (100毫克)
维生素E	2.1毫克 (6.0毫克)
钾	690毫克 (2000毫克)
铁	2毫克 (10.5毫克)
糖分	0.3克

※ 数据取自冬季采摘的菠菜

食用方法提示

水煮（每100克含量）

维生素A	450微克
维生素C	30毫克
维生素E	2.6毫克
钾	490毫克
铁	0.9毫克
糖分	0.4克

因 菠菜中富含各种维生素和矿物质，也有人将其誉为"黄绿色蔬菜之王"。在蔬菜中，菠菜的铁含量也是顶级水平。

菠菜的绿色，是胡萝卜素的黄色与叶绿素的蓝色叠加所呈现出来的。叶绿素与维生素C的抗氧化作用合并，可以防止胆固醇过氧化，以及预防口臭和痴呆症。此外还具有中和胆固醇的作用，对减轻宿醉症状有一定效果。

菠菜中所含的铁是血红蛋白成分，作用是将血液中的氧运送到全身。铁不足会导致贫血、肌肉疲劳、头疼、气喘等，铁还是形成红细胞不可或缺的元素。菠菜中富含的叶酸具有预防痴呆症的功效，对改善贫血有极大的效果。

水菜

时令:
冬

β-胡萝卜素及多酚 可以有效抗衰老

β-胡萝卜素

- 抗癌
- 预防心脏病
- 防衰老

在β-胡萝卜素、多酚类的作用下，可以预防生活方式病及防止衰老。

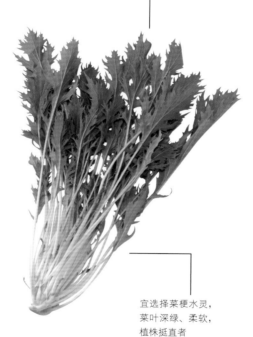

水菜分营养液栽培与露天栽培，后者风味更浓，营养成分更高

宜选择菜梗水灵，菜叶深绿、柔软，植株挺直者

保存方法

用厨房纸巾包裹，装入塑料袋冷藏

将整棵菜用厨房纸巾包裹，装入塑料袋，放入冰箱蔬菜格保存。装在购回时的包装袋中容易发蔫，务请取出处理后再保存。

烹调及食物搭配手法

生食可提高维生素C的功效

富含水溶性的维生素C及B族维生素，可拌沙拉生食。芝麻油或核桃油中含有大量维生素E，浇在水菜沙拉上食用，可以加强β-胡萝卜素的吸收。

主要营养成分

维生素A——110微克 (700微克)
维生素B2——0.15毫克 (1.2毫克)
维生素C——55毫克 (100毫克)
钾————480毫克 (2000毫克)
钙————210毫克 (650毫克)
糖分————————1.8克

食用方法提示

水煮 (每100克含量)

维生素A ……………140微克
维生素B2 …………0.08毫克
维生素C …………19毫克
钾 …………………370毫克
钙 …………………200毫克
糖分 ………………1.1克

水菜原产于京都，因此也称"京菜"，以前仅在关西一带才买得到，近年来已发展成为受日本全国人民欢迎的蔬菜，在关东也多有种植和销售。

水菜乍看之下颜色浅淡，却富含β-胡萝卜素，以及维生素B2、维生素B6、维生素C、维生素E等，对人体保健作用非凡的营养素，同时还含有多酚类物质。除了抑制生活习惯病、防止衰老，还能有效消除皮肤色斑、减少暗沉等。

水菜中的矿物质含量极高，预防高血压的钾，骨骼生长所需的钙，预防贫血的铁，以及磷和镁也含量可观，是更年期人士预防骨质疏松的强大助力。

鸭儿芹

时令：**夏**

除β-胡萝卜素，精油成分还可有效缓解压力

颜色及植物生化素的力量

β-胡萝卜素

- 抗氧化
- 美肤
- 缓解眼部疲劳

内含β-胡萝卜素，具有抗氧化作用；鸭芹烯有助于镇定神经；鸭儿芹倍半萜烯可以促进消化。

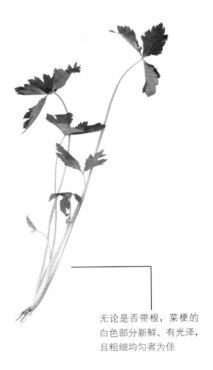

无论是否带根，菜梗的白色部分新鲜、有光泽，且粗细均匀者为佳

保存方法

保存过程注意避免失水

青鸭儿芹或去根鸭儿芹用保鲜膜包裹，或装入塑料袋冷藏。带根鸭儿芹可将根部用浸湿的厨房纸巾包裹，装入塑料袋，放入冰箱蔬菜格冷藏保存。

烹调及食物搭配手法

加热时间过长，会使香味受损

适合放入汤菜或拌入沙拉生食，还可以凉拌或煎鸡蛋。为了保持良好的口感和香味，加热时间不宜太长。

主要营养成分

维生素A	140微克 (700微克)
维生素C	22毫克 (100毫克)
维生素E	1.1毫克 (6.0毫克)
维生素K	120微克 (150微克)
钾	500毫克 (2000毫克)
糖分	1.2克

※ 数据取自带根鸭儿芹

食用方法提示

水煮带根鸭儿芹 (每100克含量)

维生素A	170微克
维生素C	12毫克
维生素E	1.4毫克
维生素K	150微克
钾	270毫克
糖分	0.6克

鸭儿芹是原产于日本的香味蔬菜，别名"三叶芹"。每一株鸭儿芹都长有三片叶子，香味独特，口感脆爽。大致分三类：带根鸭儿芹茎白，叶簇生；去根鸭儿芹，茎白且细长；以及养液栽培的青鸭儿芹。

鸭儿芹与胡萝卜同属伞形科，所含营养素以β-胡萝卜素为主，还有维生素E、维生素K等多种维生素。与鱼类、大豆制品等优质蛋白质搭配，β-胡萝卜素会迅速转化成维生素A，对皮肤、黏膜保健、缓解眼部疲劳都有一定作用。带根鸭儿芹香味强烈，且含有鸭芹烯、鸭儿芹倍半萜烯等精油成分，能够有效增进食欲，镇定神经，以及缓解胃胀及压力。

壬生菜

时令：冬

β-胡萝卜素可以预防癌症、心脏病，为头发、皮肤保健

颜色及植物生化素的力量

β-胡萝卜素

● 抗癌
● 预防心脏病
● 美肤

含有β-胡萝卜素，具有抗氧化作用，可以预防癌症、心脏病，还有助于皮肤、头发保健。

保存方法

装入塑料袋冷藏，注意保水

用厨房纸巾包裹，并擦干雾气，装入塑料袋，放入冰箱蔬菜格中保存。注意密封，避免接触客气。尽量竖放保存，以延长保存时间。

烹调及食物搭配手法

使用植物油炒或拌沙拉

略有涩味，但菜叶柔软，因此生食也无妨。如需高效摄取β-胡萝卜素，可在沙拉汁中调入植物油，或者与培根搭配食用。

主要营养成分

维生素A——150微克 (700微克)
维生素C——38毫克 (100毫克)
叶酸——110微克 (240微克)
维生素K——160微克 (150微克)
钙——110毫克 (650毫克)
糖分——1.1克

食用方法提示

受热快，注意控制加热时间

与油豆腐一起炖煮，可以成就一道既简单又家常的美味。迅速焯水后凉拌，炒菜，或作为火锅料使用。

菜叶未发蔫者为佳

宜选择菜叶深绿、水嫩，无伤痕者

壬生菜与水菜（京菜）都是京都的传统蔬菜，因此也被称为京蔬菜。水菜叶边缘呈锯齿状，而壬生菜叶则边缘圆润，或可认为是水菜的变种。

与水菜一样，壬生菜也含有β-胡萝卜素、维生素B2、维生素B6、维生素C及叶酸。β-胡萝卜素具有抗氧化性，可以起到预防癌症、心脏病等作用，还可以在体内转化为维生素A，维持皮肤、头发的健康，并消除疲劳等。

壬生菜中的钙含量也很丰富，维生素K、铁、磷、镁等营养素还可使骨骼强壮，建议发育期的儿童，以及更年期骨密度降低的女性多食。

抱子甘蓝

营养价值超越甘蓝菜

时令：冬

颜色及植物生化素的力量

β-胡萝卜素

- 抗癌
- 预防心脏病
- 防衰老

可以有效抗癌。此外，与大量维生素C的抗氧化性所产生的相乘效果，还可以防止老化。

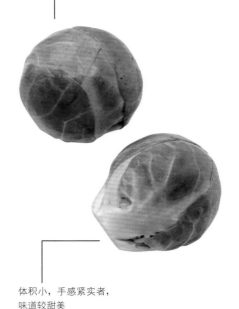

宜选择菜叶呈鲜绿色，叶片包裹紧实者

体积小，手感紧实者，味道较甜美

保存方法

保存在冰箱蔬菜格中，注意保水

抱子甘蓝不耐干燥，用浸湿的厨房纸巾将其包裹，装入塑料袋，放入冰箱的蔬菜格保存。如需冷冻保存，应事先煮硬。食用时先取出自然解冻。

烹调及食物搭配手法

去除涩味后，在热水中加盐水煮

事先一定要去除涩味。将外侧的叶子剥开，在中轴上切出十字，然后放入加盐的热水中煮。可以与香菇等富含维生素E的菌菇类搭配食用。

主要营养成分

维生素B1——0.19毫克 (1.1毫克)
维生素B2——0.23毫克 (1.2毫克)
维生素B6——0.27毫克 (1.2毫克)
维生素C——160毫克 (100毫克)
钙————610毫克 (2000毫克)
糖分————4.4克

食用方法提示

水煮（每100克含量）

维生素B1————0.13毫克
维生素B2————0.16毫克
维生素B6————0.22毫克
维生素C————110毫克
钾—————480毫克
糖分————4.6克

从秋天至次年春天，都有抱子甘蓝上市，其营养素含量高于甘蓝菜，维生素C更是含量超群。此外还含有维生素B1、维生素B2、维生素B6、维生素K及叶酸，是营养素很全面的蔬菜。

β-胡萝卜素在体内会转化为必需量的维生素A，对保护皮肤、黏膜可起到一定作用，其抗氧化功效还可以抗癌、抑制老化。维生素B1、B2是碳水化合物和脂质代谢不可或缺的营养素，如果摄入不足，可能会造成疲劳，或产生神经障碍。抱子甘蓝富含的维生素B1可以促进肌肉中的乳酸分解，以达到缓解疲劳的效果。

抱子甘蓝中的食物纤维大约是甘蓝菜的3倍，可以有效预防便秘。同时也含有抑制胆固醇的水溶性食物纤维。

蜜瓜

时令:
夏

果肉的橙色越深，β-胡萝卜素含量越高

β-胡萝卜素

● 抗氧化
● 抗癌
● 防衰老

在体内转化为维生素A，可以防止细胞衰老。其中的柠檬酸还具有消除疲劳的效果。

保存方法

尚未熟透的蜜瓜可在常温下追熟

尚未熟透的蜜瓜不可冷藏，而应在常温下追熟，直至散发出强烈香味。如直接放入冰箱，追熟即告终止。切开之后，应去除瓜子，用保鲜膜覆盖冷藏。

烹调及食物搭配手法

搭配酸奶或生火腿食用

蜜瓜中的维生素C及蛋白酶与酸奶是绝配。与生火腿搭配食用，还可以提高钾助力排出体内多余钠的功效。

主要营养成分

维生素B6····0.11毫克 (1.2毫克)
维生素C·····25毫克 (100毫克)
叶酸·········240微克 (240微克)
钾···········350毫克 (2000毫克)
糖分·················9.9克

※数据取自露地栽培的蜜瓜

食用方法提示

直接做成甜品食用

食用前数小时，将蜜瓜放入冰箱，冰镇之后口感更佳。还可在腌渍菜中添加未熟透的蜜瓜，享受其别样的风味。

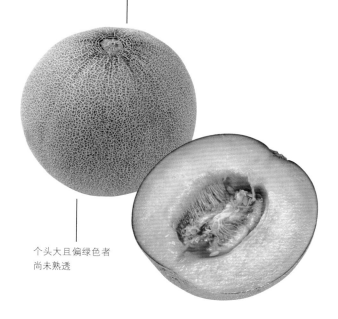

麝香瓜及其他表面有网纹的蜜瓜，宜选择瓜蒂细且新鲜者

个头大且偏绿色者尚未熟透

蜜瓜的甜味来自由果糖、蔗糖、葡萄糖等共同构成的糖分，容易被人体吸收，从而迅速转化为能量，因此对缓解疲劳十分有效。此外，蜜瓜中所含的柠檬酸还可以消除疲劳。

蜜瓜中的钾和维生素C含量丰富，瓜瓤部分也含有β-胡萝卜素和食物纤维。果肉的橙色越深，所含的β-胡萝卜素越多，可以在体内转化为维生素A，其抗氧化作用对预防癌症和衰老都很有效。在瓜瓤周围还含有腺苷，这是一种促进血液循环功能性成分，有助于预防脑卒中和心脏病。

此外，钾还可以排出体内多余的钠，调节身体水分平衡，有效消除浮肿，预防高血压。

莫洛海芽

时令：**夏**

绿色蔬果

红色/紫色蔬果

橙色/黄色蔬果

白色蔬果

棕色/黑色蔬果

β-胡萝卜素含量具有压倒性优势

在美容及疾病预防方面值得期待

颜色及植物生化素的力量

β-胡萝卜素

- 抗癌
- 美肤
- 防衰老

β-胡萝卜素含量已超越胡萝卜，在预防癌症等疾病，以及抑制衰老及美肤方面非常值得期待。

保存方法

菜叶发硬之前尽早食用

鲜度降低会使菜叶发硬，务请尽早食用。将菜梗轻轻浸湿，用厨房纸巾包裹，装入塑料袋，放入冰箱冷藏保存。也可以迅速煮过之后，擦干水分，用保鲜膜包裹冷冻保存。

烹调及食物搭配手法

与含有维生素D的食材同食，以强健骨骼

适合凉拌、炖煮或做成天妇罗。与富含维生素D的玉蕈同食，有助于吸收莫洛海芽中的钙，以达到预防骨质疏松的效果。

主要营养成分

维生素A——840微克（700微克）
维生素C——65毫克（100毫克）
维生素E——6.5毫克（6.0毫克）
钾——530毫克（2000毫克）
钾——260毫克（650毫克）
糖分——0.4克

食用方法提示

水煮（每100克含量）

维生素A——550微克
维生素C——11毫克
维生素E——3.4毫克
钾——160毫克
钙——170毫克
糖分——0.5克

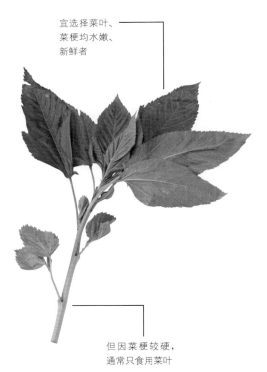

宜选择菜叶、菜梗均水嫩、新鲜者

但因菜梗绞硬，通常只食用菜叶

莫洛海芽原产于埃及，在阿拉伯语中意为"国王专属品"。事实也正如其名，莫洛海芽地位尊贵，是专为国王治疗疾病的特效药。据说还因其卓越的美容效果，得到过埃及艳后克里奥佩特拉的青睐。

莫洛海芽的营养素，以β-胡萝卜素、B族维生素、维生素C、维生素E等具有抗氧化作用的维生素为主，还含有钾、钙、铁、食物纤维等。营养素的含量虽然各不相同，但抑制活性氧、预防细胞老化的β-胡萝卜素，可以预防骨质粗糙和减轻压力的钙含量，在黄绿色蔬菜中名列前茅。

切碎后流出的黏液，实际上是黏蛋白和甘露聚糖等多糖成分，其作用是抑制血糖值、胆固醇升高，从而有效控制糖尿病和动脉硬化。

蓬蒿

时令:春

独特的苦味具有消炎、抗菌、除臭等功效

保存方法

捣成泥后冷冻保存

装入塑料袋，放入冰箱蔬菜格中冷藏保存，以免其失水，如此可以保存1～2天。如需长期保存，可以煮过之后捣成泥冷冻保存。

烹调及食物搭配手法

新芽苦涩味少，可以直接食用

一般用来制作草饼。早春采摘的新芽苦涩味少，可以直接食用。如果苦涩味太大，在焯水时建议加一小撮小苏打。

主要营养成分

维生素A⸺440微克（700微克）
维生素E⸺3.2毫克（6.0毫克）
钾⸺⸺890毫克（2000毫克）
钙⸺⸺180毫克（650毫克）
铁⸺⸺4.3毫克（10.5毫克）
糖分⸺⸺⸺⸺0.9克

食用方法提示

水煮（每100克含量）

维生素A⸺⸺500微克
维生素E⸺⸺3.4毫克
钾⸺⸺⸺250毫克
钙⸺⸺⸺140毫克
铁⸺⸺⸺3毫克
糖分⸺⸺⸺0.4克

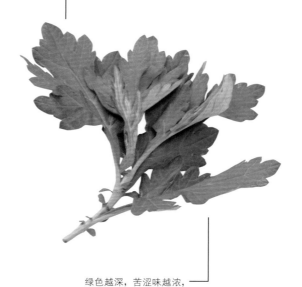

早春上市的蓬蒿，菜叶柔软、翠绿，适合食用

绿色越深，苦涩味越浓，口感不佳

蓬蒿常用来制作草饼，因此也称"饼草"。蓬蒿的苦涩味，主要来自多酚类物质鞣酸。它具有抗氧化作用，可以预防癌症和衰老，还具有抗菌、除臭、消炎的功效，可以预防龋齿、口臭，对花粉症也有一定疗效。此外，芳香成分桉叶素具有抗菌效果，对过敏症效果明显。

蓬蒿含有大量维生素类、钾、钙等营养成分，自古以来就被人们作为药材使用。对血行不畅、痛经、月经不调、寒症等妇科病均有药效。蓬蒿中的维生素A含量可观，因其与皮肤和黏膜功能息息相关，人们还将蓬蒿用来制作治疗皮肤干燥和湿疹的外用药。

酸橙

时令:
秋

色素成分柠檬黄
可以预防糖尿病并发症

绿色蔬果 ｜ 红色/紫色蔬果 ｜ 橙色/黄色蔬果 ｜ 白色蔬果 ｜ 棕色/黑色蔬果

颜色及植物生化素的力量

柠檬黄（类黄酮）

- 抗氧化
- 预防生活方式病
- 预防糖尿病并发症

　　一种黄色色素，具有抗氧化作用，除了预防生活方式病，还可以抑制糖尿病并发症。

保存方法

装入密封袋，放入冰箱冷藏

因酸性较强，即使在常温下也能保存较长时间。但如需长时间保存，则建议装入密封袋，在冰箱中冷藏。另一种方法是榨出果汁，冷冻保存。

烹调及食物搭配手法

酸味爽利，可令凉菜活色生香

酸橙酸味爽利，香味清新，可以用来点缀鸡尾酒，也可以搭配生鱼片、生贝类，比如用来制作香渍沙丁鱼、金枪鱼生鱼片等。

主要营养成分

维生素C	33毫克（100毫克）
泛酸	0.16毫克（5毫克）
叶酸	17毫克（240微克）
钾	160毫克（2000毫克）
钙	16毫克（650毫克）
糖分	9.1克

食用方法提示

一招致鲜

特有的香味、酸味有助于提振食欲。将酸橙汁滴在含铁量丰富的青鱼或贝类上，即可借着维生素C的力量，提高铁的吸收。

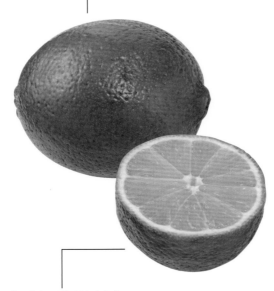

宜选择饱满、有光泽，分量重者

果皮无色斑，呈深绿色者为佳

　　酸橙外形圆润，果皮翠绿，香味和酸味都很强烈，是鸡尾酒配料的不二之选。日本大量进口的"墨西哥酸橙"个头比柠檬小一圈，另有个头比酸橙大两倍以上的"大溪地酸橙"以及"甜橙"等。

　　柠檬、酸橙表皮中富含的色素成分是柠檬黄，这是一种具有强效抗氧化性的类黄酮，可以预防癌症及衰老，有效防止糖尿病的并发症，还可以抑制血压升高。

　　酸味的主要成分来自柠檬酸，其作用除了促进新陈代谢，还与柠檬黄一样，具有抗氧化功效。

韭葱

时令：
秋

大蒜素有助于提高免疫力
还可以缓解疲劳，预防感冒

颜色及植物生化素的力量

大蒜素（硫丙烯）

● 抗氧化

● 预防感冒

● 缓解疲劳

抗氧化作用可以预防癌症，杀菌、抗菌作用则可以预防感冒。

保存方法

冷藏保存，避免失水

用保鲜膜包裹，或装入塑料袋，放入冰箱，或放在避光阴凉处保存。如未伤及表面，可以保存1周左右。宜尽早食用。

烹调及食物搭配手法

拌沙拉或做成腌泡汁

主要食用白色的茎部。经过加热会产生韭葱特有的甜味，且不易煮烂。可以水煮之后拌沙拉，也可以焯水后浸泡在橄榄油中做成腌泡汁。

主要营养成分

维生素B6——0.24毫克（1.1毫克）
维生素C——11毫克（100毫克）
维生素K——9微克（150微克）
钾————230毫克（2000毫克）
食物纤维————2.5克（18克）
糖分————————4.4克

食用方法提示

水煮（每100克含量）

维生素B6————————0.2毫克
维生素C—————————9毫克
维生素K—————————8微克
钾—————————————180毫克
食物纤维————————2.6克
糖分——————————4.2克

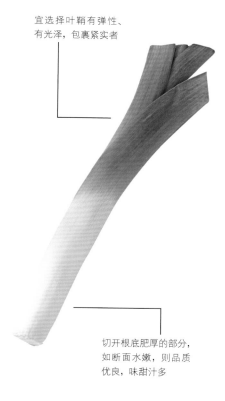

宜选择叶鞘有弹性、有光泽，包裹紧实者

切开根底肥厚的部分，如断面水嫩，则品质优良，味甜汁多

韭葱原产自欧洲，从外形看，如同将大葱裁短之后所得。韭葱别名"扁葱""洋蒜苗"，是人们餐桌上的常客。培土软化种植的韭葱，茎部用来做汤或烤菜。煮软之后浇上油醋汁做成热沙拉，也可享用其独特的香甜。

韭葱中的臭味成分硫丙烯具有抗氧化作用，可以有效预防癌症，降低胆固醇。此外，硫丙烯之一的大蒜素还可以加强维生素B1的吸收，从而提供免疫力，消除疲劳。

韭葱特有的香味可以促进胃液分泌，提高消化、吸收。食物纤维还可以刺激肠道活动，建议容易便秘的人士多加食用。

散叶生菜

富含抗氧化维生素
尤以β-胡萝卜素为最

时令：夏

颜色及植物生化素的力量

柠檬黄

● 抗氧化
● 预防动脉硬化
● 防衰老

β-胡萝卜素、维生素C、维生素E三者结合，抗氧化作用连升三级，有助于预防动脉硬化等疾病。

保存方法

撕碎的菜叶装入密封袋中保存

用浸湿的厨房纸巾包裹，竖放在冰箱蔬菜格中保存。也可以将菜叶撕碎装入密封袋，保存1天左右。

烹调及食物搭配手法

使用芝麻油炒，以摄取维生素E

菜叶柔软，适合与其他食材一起做成生菜卷食用。每100克散叶生菜热量仅16卡路里，适合减肥人士食用。用富含维生素E的芝麻油炒，再调入少许蚝油，即可成为一道富有中国特色的家常菜。

宜选择菜叶呈鲜艳的绿色，柔软、蓬松者

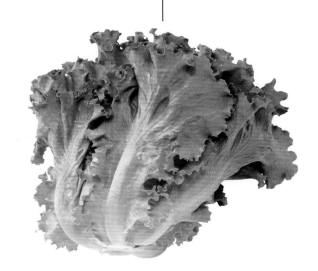

主要营养成分

维生素A·····200微克（700微克）
维生素E·····1.3毫克（6.0毫克）
维生素K·····160微克（150微克）
钾··········490毫克（2000毫克）
钙···········58毫克（650毫克）
糖分··················1.4克

食用方法提示

生食或加热食用

可以生食，也可以加热食用。生食时为免摄入过量，可以撕下菜叶，将菜梗部分与肉类一起迅速炒过再食用。

散叶生菜叶面褶皱，叶缘呈波状，不结球，呈鲜绿色。在其所属的生菜家族中，还有红叶生菜、紫叶生菜等。

散叶生菜中富含的维生素E，本身具有强效抗氧化性，与其他营养成分的结合，能够进一步发挥其效用。此外，防衰老及预防动脉硬化的功效也很令人振奋。

散叶生菜中所含的维生素C可以提高美肤功效，维生素A可以保护黏膜，预防流感病毒等。可以强健骨骼的维生素K在散叶生菜中也大量存在。

芝麻菜

时令:
春

可有效抗癌

带来强烈刺激感的辛辣成分

异硫氰酸烯丙酯

- 抗菌
- 抗癌
- 预防血栓

作为一种辛辣成分,可以促进唾液分泌,促进消化,有效增进食欲。还可以预防血栓,从而达到预防脑梗死的效果。

保存方法

装入塑料袋,冷藏保存

越新鲜的芝麻菜,香味越强烈,建议装入塑料袋,在冰箱中冷藏,以2天内食用为宜。单次用量较小,建议分装成小份以便按量摄取。

烹调及食物搭配手法

用油烹调可强化吸收

具有美肤效果的β-胡萝卜素是一种脂溶性维生素,用油烹调可以强化吸收。作为沙朗牛排或炭烤料理的配菜食用,可使营养升级。

主要营养成分

维生素A——300微克（700微克）
维生素C——66毫克（100毫克）
维生素K——210微克（150微克）
钾————480毫克（2000毫克）
钙————170毫克（650毫克）
糖分——————0.5克

食用方法提示

生食

芝麻菜辣味爽利,拌沙拉或做成配菜,都可大量摄入维生素C,与烤培根或烤鸡肝等料理是绝好的搭档。

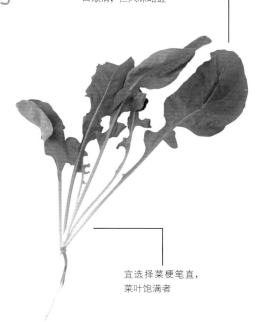

最近市面上营养液栽培的芝麻菜叶片柔软,入口顺滑,但风味略逊

宜选择菜梗笔直,菜叶饱满者

芝麻菜是十字花科的香料植物,以"火箭生菜"的别名为人所知。舌尖微辣的味道与芝麻的香味赋予口腔愉悦之感,因此经常被用来拌沙拉或用作配菜。

那令口腔愉悦的辣味,其实来自刺激成分异硫氰酸烯丙酯,具有抗菌、抗癌的作用。柔和的香气和辣味还可为菜肴增香,有助于缓解食欲不振、胃胀等症状。此外,其中所含的芥子油苷还具有解毒的功效。

芝麻菜富含的维生素A、维生素C、维生素E具有卓越的抗氧化功效,含钙量也不甘示弱,甚至可与以高含钙量著称的小松菜比肩。因单次用量较少,务请注意足量摄取。

生菜

时令：夏

β-胡萝卜素与维生素C、维生素E的相乘效果

令抗氧化作用跃升至新高度

绿色蔬果 | 红色／紫色蔬果 | 橙色／黄色蔬果 | 白色蔬果 | 棕色／黑色蔬果

颜色及植物生化素的力量

β-胡萝卜素

- 抗癌
- 预防心脏病
- 防衰老

预防癌症、心脏病、衰老——β-胡萝卜素在保健、美容方面都堪称一把好手。

宜选择外侧菜叶蓬松、柔软，重量适宜者

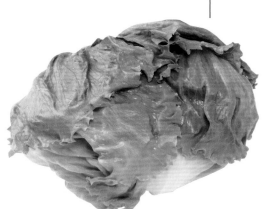

保存方法

保持湿润状态，冷藏保存

生菜不耐干燥，请用浸湿的厨房纸巾覆住芯部，装入塑料袋，放入冰箱冷藏。用外侧的菜叶盖在未及食用的生菜上保存，可以延长保鲜时间。

烹调及食物搭配手法

与猪肉搭配烹调，提高营养价值

一般与黄绿色蔬菜，或含蛋白质的食材一起拌沙拉食用。搭配富含维生素E的豆类，富含维生素B1的猪肉，可以提高营养价值。

主要营养成分

维生素A……20微克（700微克）
维生素E……0.3毫克（6.0毫克）
维生素K……29微克（150微克）
叶酸………73微克（240微克）
钾…………200毫克（2000毫克）
糖分……………………1.7克

※ 数据取自营养液栽培

食用方法提示

炒菜、做汤均可

炒菜或做汤，凡是加热烹调都可激发出甜味。菜叶受热萎缩，加热后的摄入量比生食大，但不可过度加热，以免破坏口感。

说起"生菜"，一般指结球的球生菜。也称"圆生菜""西洋生菜"等，是沙拉中常见的食材。

生菜中含有适量的植物生化素——β-胡萝卜素，而含量较大的维生素E与β-胡萝卜素、维生素C携手，将抗氧化功效提升至新的高度。

除了防止细胞老化，为黏膜和头发保健，还可有效预防癌症和心脏病。

维生素E对美肤和缓解压力也很有效，这是从对白鼠不孕不育症起效的未知物质X中发现的。在控制胆固醇升高、调节血压的同时，还可以调节荷尔蒙分泌，为生殖功能健康保驾护航。

分葱

**时令:
冬**

含β-胡萝卜素等多种维生素的黄绿色蔬菜

β-胡萝卜素

- 抗癌
- 预防心脏病
- 美肤

　　β-胡萝卜素具有强力抗氧化作用，是癌症和衰老的最强克星，除了保护皮肤、头发的健康，还可以强化黏膜。

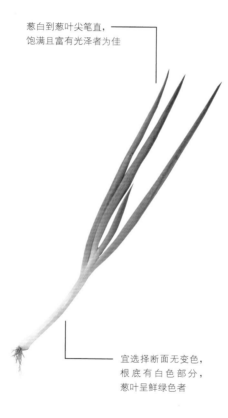

葱白到葱叶尖笔直，饱满且富有光泽者为佳

宜选择断面无变色，根底有白色部分，葱叶呈鲜绿色者

保存方法

切碎后可冷冻保存

分葱不耐干燥，可以用浸湿的厨房纸巾包裹，放入冰箱保存，还请尽早食用。如切碎之后冷冻保存，使用时可直接入锅解冻。

烹调及食物搭配手法

可烹调，也可作为调味菜生食

气味、辣味都较柔和，根、叶也各带甘甜，除了用作调味菜生食，还可以用于各种料理。因其味道爽口，迅速焯水之后还可以凉拌食用。

主要营养成分

维生素A·····220微克（700微克）
维生素B6·····0.18毫克（1.1毫克）
维生素C·····37毫克（100毫克）
维生素E·····1.4毫克（6.0毫克）
食物纤维·····2.8克（18克）
糖分·····4.6克

食用方法提示

水煮（每100克含量）

维生素A·····150微克
维生素B6·····0.13毫克
维生素C·····21毫克
维生素E·····1.5毫克
食物纤维·····3.1克
糖分·····3.8克

　　分葱是大葱与洋葱的杂交品种，葱叶细长、柔软，无明显刺激性气味和辣味，是富含β-胡萝卜素、维生素C、维生素E的黄绿色蔬菜，维生素B6含量也较多。

　　β-胡萝卜素具有强抗氧化作用，除了抗癌和抑制衰老，还能在体内转化为维生素A，达到强化皮肤和黏膜的效果。维生素C、维生素E也具有抗氧化性，三者叠加的效果可以抑制血液中过氧化脂质的生成，使血栓难以生成，对缓解压力和美肤也有效果。

　　分葱中含有较多钾、钙，在预防和改善高血压，以及预防骨质疏松方面可以发挥一定功效。食物纤维则可以促进肠蠕动，消除便秘，起到可喜的保健作用。

103

山葵

时令：
全年

可以促进消化

直达鼻腔的芳香成分

绿色蔬果

红色/紫色蔬果

橙色/黄色蔬果

白色蔬果

棕色/黑色蔬果

颜色及植物生化素的力量

异硫氰酸烯丙酯

- 抗菌
- 促消化
- 预防血栓

可以增进食欲、促进消化，其超群的抗菌、杀菌功效还可有效预防食物中毒。

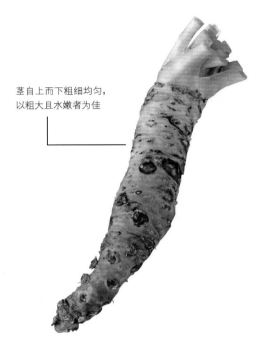

茎自上而下粗细均匀，
以粗大且水嫩者为佳

保存方法

如出现黑斑，可将表皮厚削

山葵不耐干燥，宜用浸湿的厨房纸巾包裹，或装入塑料袋，放入冰箱冷藏。如表皮出现黑斑，只需将该处表皮厚削，仍然可以完整享用其风味。

烹调及食物搭配手法

磨得越细，杀菌效果越好

异硫氰酸烯丙酯是由一种名为芥子苷的配糖体通过分解并接触空气所生成的，磨得越细，接触到空气的细胞越多，杀菌效果也更好。

主要营养成分

维生素B2	0.15毫克 (1.2克)
维生素C	75毫克 (100毫克)
钾	500毫克 (2000毫克)
钙	100毫克 (650毫克)
食物纤维	4.4克 (18克)
糖分	14.0克

食用方法提示

渍山葵 (每100克含量)

维生素B2	0.17毫克
维生素C	1毫克
钾	140毫克
钙	40毫克
食物纤维	2.7克
糖分	25.3克

山葵是日本原产的香辛蔬菜，将其根茎部分磨碎之后，可作为调味料使用。同时，山葵叶、茎也可做成盐渍小菜食用。虽然其中含有维生素C及钙等营养素，但因单次食用量很小，摄入的营养成分也很有限。

山葵的有效作用来源于异硫氰酸烯丙酯，这是一种香辛成分，有直达鼻腔的特殊辣味，并因其卓越的抗菌功效而闻名。它强有力的杀菌作用可以预防食物中毒，防止食物发霉，还可以去除生鱼的腥味。刺激性的香味可以促进唾液的分泌，加强食物的消化吸收。近年来的研究表明，作为十字花科植物，山葵具有防止血栓生成，以及预防和抑制癌症的作用。因此而备受关注的山葵也扬名世界，在健康食材排行榜中拥有一席之地。

蕨

时令：
春

野菜特有的多酚
对保健、美容都有功效

多酚

● 防衰老
● 预防糖尿病
● 抗癌

一种涩味成分，具有抗氧化性，可以预防癌症和防衰老。晒干后，食物纤维变得异常丰富。

保存方法

去除涩味之后冷藏保存

将去除涩味之后的蕨插入装满水的容器，放入冰箱冷藏，夏天可以保存4～5天。将水滤干，切成适合烹调的大小，即可直接冷冻保存。

烹调及食物搭配手法

撒上灰或小苏打，彻底去除涩味

鲜蕨应仔细去除涩味。将灰或小苏打撒在整棵蕨上，同时将尖部的绒毛刮除。

主要营养成分

维生素B2……1.09毫克 (1.2毫克)
维生素E……1.6毫克 (6.0毫克)
叶酸………130微克 (240微克)
钾…………370毫克 (2000毫克)
食物纤维………3.6克 (18克)
糖分………………0.4克

食用方法提示

水煮 (每100克含量)

维生素B2………0.05毫克
维生素E…………1.3毫克
叶酸……………33微克
钾………………10毫克
食物纤维…………3克
糖分………………0克

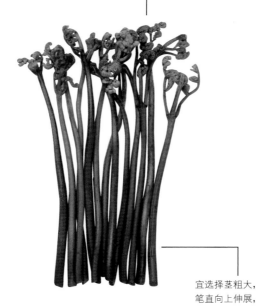

芽充分展开呈叶状者
纤维较粗，涩味也不
易去除

宜选择茎粗大，
笔直向上伸展，
芽卷曲者

蕨是在日本分布很广的野菜，每年4—5月采摘的嫩芽可供食用，某些品种也可晒干储存。

涩味来自多酚，具有抗氧化作用，可以预防癌症和细胞老化，还可以解决色斑、皱纹、松弛等皮肤问题，因此在美容、保健方面得到了广泛的关注。

蕨还含有大量维生素B2，有助于能量代谢、保护皮肤及黏膜。但在去除涩味时，维生素B2会因小苏打和灰的使用而损失大半，因此，事实上其功效也几乎可以忽略。

将蕨制作成蕨菜干时，钾、镁、铁等矿物质的精华被急速凝缩在蕨菜干中，因此食物纤维特别丰富。

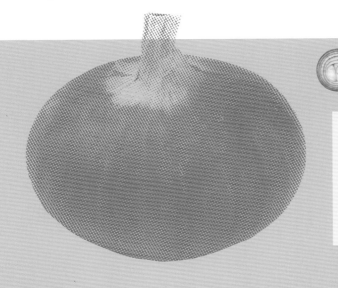

花青素

花青素除了抗氧化，还可以消除眼部疲劳，稳定血压，改善肝功能，是紫洋葱、蓝莓、茄子、葡萄中所含的紫色的色素成分。它也是1000多种天然酚类物质中的一种，其成分大多存在于蔬菜颜色较深的叶子、茎，以及水果的果肉、果皮、种子中。

番茄红素

这是一种大量存在于番茄、西瓜中的红色色素。与β-胡萝卜素不同，番茄红素不会在人体内转化成维生素A，但它的抗氧化性更优于β-胡萝卜素，近年来被应用于预防大肠癌、胃癌等消化器官癌症。此外，它在防止动脉硬化方面的作用也备受瞩目。除了很强的抗氧化性，人们对其抗衰老作用也寄予厚望。

抗衰老的功效

在红色蔬菜中，有很多具有强抗氧化作用和杀菌作用。

其中，以具有消除眼部疲劳功效而知名的花青素，可有效预防癌症的番茄红素、胡萝卜素等知名，人们对于通过其保持中、长期健康寄予很大的期望。这些不是在感觉『有点累』的时候才吃，而是每天都要吃的蔬菜。

红

色 / 紫

色蔬果

具有消除疲劳及

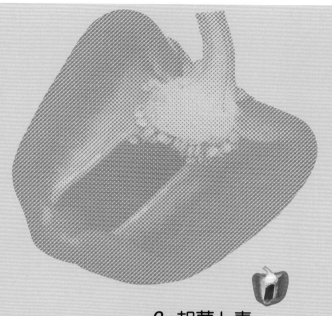

β-胡萝卜素

红辣椒粉和胡萝卜中富含的β-胡萝卜素，是植物性胡萝卜素的代表。除番茄红素之外的胡萝卜素类一旦被人体吸收，就会转化成所需量的维生素A，从而发挥其功效。其作用在于保护呼吸器官和鼻黏膜，抑制活性氧的作用，以及预防生活方式病和癌症。

类胡萝卜素

类胡萝卜素是大量含在黄绿色蔬菜中的红色、黄色、橙色成分。它具有很强的抗氧化性，对预防癌症很有效果。红辣椒或红辣椒粉的辣味成分来自辣椒素，也是类胡萝卜素的一种。辣椒素具有强力杀菌的功效，可以预防感冒。此外，辣椒素刺激的气味可以促进新陈代谢，因此据说还能有效预防肥胖。

红洋葱

带来抗衰老效果
抗氧化作用

时令:
春

绿色蔬果

红色/紫色蔬果

橙色/黄色蔬果

白色蔬果

棕色/黑色蔬果

颜色及植物生化素的力量

花青素

● 抗氧化

● 防衰老

● 强化肝脏功能

花青素是多酚的一种,可以防止细胞老化,达到抗衰老的效果。

保存方法

保存在通风、避光处

洋葱不耐潮湿、闷热,建议将其吊起,保存在通风良好且避光的场所。如果冷藏保存,应趁新鲜尽早食用。

烹调及食物搭配手法

浇上柠檬汁,搭配出鲜艳的颜色

与酸的结合,可使颜色更加鲜艳,因此可以用调味汁或柠檬汁拌沙拉。此外,与富含维生素B1的猪肉搭配,或撒上芝麻食用都是不错的选择。

主要营养成分

维生素B6——0.13毫克 (1.2毫克)

叶酸……23微克 (240微克)

钾…………150毫克 (2000毫克)

钙…………19毫克 (650毫克)

糖分………………7.3克

食用方法提示

生食

与普通洋葱相比,红洋葱的甜度更高,水分更多,外观也更鲜艳,很适合用来拌沙拉生食。

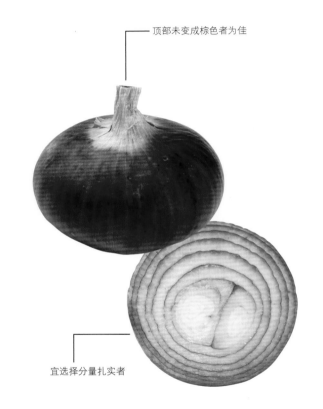

顶部未变成棕色者为佳

宜选择分量扎实者

洋葱分为辣味和甜味两个品种,红洋葱属于后者,表皮的红色来自花青素系色素,其抗氧化性可以起到抗衰老的作用。红洋葱水分充盈,辣味及刺激性气味不明显,适合生食,"湘南赤玉洋葱""早红"等便是此类洋葱的代表性品种。人们乐于将其拌入沙拉,在饱口福的同时,享受鲜艳的颜色所带来的眼福。

红洋葱中的香味成分硫丙烯可以提高免疫力,加强维生素B1的吸收,改善因维生素B1缺乏导致的食欲不振、情绪焦躁及失眠。另外,还可以使血液畅行,防止血栓的生成,控制胆固醇的升高。

木通

时令：秋

鲜艳的紫色表皮 具有防衰老功效

保存方法

如表皮有裂纹，应立即食用
表皮出现裂纹，说明果实已熟透，不宜存放，建议尽早食用。未熟透的果实可以用保鲜膜包裹，或装入塑料袋，放入冰箱蔬果格冷藏。

烹调及食物搭配手法

果肉直接食用，果皮烹调食用
果肉可以直接食用，果皮或炸或炒，并蘸取少许味噌以掩盖微苦的味道。

主要营养成分

叶酸…………30微克（240微克）
维生素C……65毫克（100毫克）
钾…………95毫克（2000毫克）
糖分…………………20.9克

食用方法提示

果皮（取自每100克中占比70%的果皮）

叶酸………………………160微克
维生素C……………………9毫克
钾…………………………240毫克
糖分…………………………5.5克

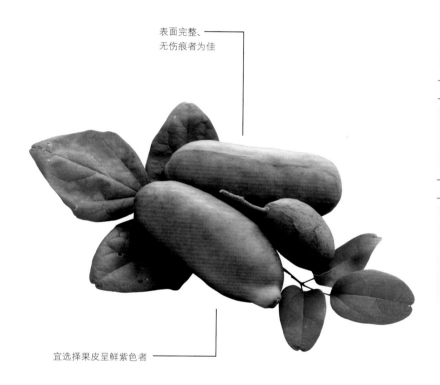

表面完整、
无伤痕者为佳

宜选择果皮呈鲜紫色者

除了日本，中国和朝鲜半岛都有种植木通。主要食用其果实和果皮，茎可入中药。果皮的鲜紫色来自花青素，具有抗氧化作用，可以防衰老。

　　木通果实呈5～8厘米的圆形，厚果皮，啫喱状果肉。熟透的果实呈紫色，果皮纵向裂开，露出半透明果肉，甜味怡人。果肉中富含维生素C，在每100克果肉中的含量堪与草莓媲美。同时摄取具有抗氧化作用的花青素，以及助力美肤的维生素C，可以提高抗衰老的功效。果肉中有大量B族维生素叶酸，果皮还含有丰富的钾，二者都是不容错过的美食。

红小豆

时令：
全年

可以抑制胆固醇的升高

花青素的抗氧化功效

绿色蔬果 ｜ 红色/紫色蔬果 ｜ 橙色/黄色蔬果 ｜ 白色蔬果 ｜ 棕色/黑色蔬果

颜色及植物生化素的力量

花青素

- 抑制胆固醇升高
- 强化肝脏功能
- 抗氧化

花青素可以去除活性氧，达到抑制胆固醇升高，预防癌症的效果。红色的表皮中富含花青素。

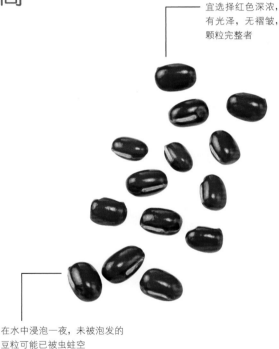

宜选择红色深浓，有光泽，无褶皱，颗粒完整者

在水中浸泡一夜，未被泡发的豆粒可能已被虫蛀空

保存方法

如未及食用，可制成红豆馅
红小豆不耐潮湿，可以将其装入纸袋，存放在通风良好的场所。如需长期存放，建议冷藏以免生虫。煮制成红豆馅后冷冻，可便于随用随取。

烹调及食物搭配手法

与蔬菜搭配，摄取多种营养
可以用作红豆饭、和果子的食材，也可以和蔬菜一起做成"堂哥煮"※，富含β-胡萝卜素的南瓜，食物纤维丰富的莲藕都是红小豆的好搭档。

※堂哥煮：将红小豆、南瓜、牛蒡、芋头、萝卜、豆腐等按不易煮到易煮的顺序依次加入，再加上味噌或酱油等调味的菜。

主要营养成分

蛋白质	20.3克（50克）
维生素B1	0.45毫克（1.1毫克）
维生素B2	0.16毫克（1.2毫克）
钾	1500毫克（2000毫克）
铁	5.4毫克（10.5毫克）
糖分	40.9克

食用方法提示

水煮（每100克含量）

蛋白质	8.9克
维生素B1	0.15毫克
维生素B2	0.06毫克
钾	460毫克
铁	1.7毫克
糖分	12.4克

日本人食用红小豆的历史可谓久远，记载在《古事记》中的五谷之一便是红小豆。如此受青睐，大概是古人认为红色具有驱魔力量的缘故吧。

红色色素来自花青素，具有抗氧化作用，可以预防生活方式病，抑制胆固醇升高，以及强化肝功能。

红小豆表皮中所含的苦味成分是皂苷，作用是利尿，抑制血液中胆固醇的升高，以及净化血液。皂苷与钾的双重功效，可以有效预防高血压。钾还可以排出体内多余的钠，使水分的代谢更加顺畅。除碳水化合物及蛋白质，红小豆的主要成分还包括维生素B1、铁等。

西印度樱桃

充盈的花青素和维生素C
都是美容利器

时令:
夏

颜色及植物生化素的力量

花青素

● 抗氧化
● 美肤
● 强化肝脏功能

维生素C的含量惊人,在与花青素的相乘作用下,美肤效果更臻完美。

保存方法

鲜果易变质,应尽早食用樱桃汁等加工品可以保存,但务请确认保质期。鲜樱桃不耐保存,应尽早食用。未及食用的樱桃建议用水洗净,冷冻保存。

烹调及食物搭配手法

用樱桃汁调配一杯水果宾治

一般将樱桃榨汁饮用,也可以做成花式饮品。将各种水果切成丁,放入樱桃汁,调成一杯水果宾治,以此摄取多种水果中的营养素。

主要营养成分

维生素A·········甜/酸31微克
(700微克)
维生素C·········甜800毫克/
酸1700毫克(100毫克)
叶酸·······甜/酸45微克(240微克)
钾·······甜/酸130毫克(2000毫克)
铜·······甜/酸0.31毫克(0.8毫克)
糖分·······甜/酸7.1克

食用方法提示

榨汁(每100克果汁含量占10%的饮料)

维生素A·······················3微克
维生素C···················120毫克
叶酸·······························5微克
钾·································13毫克
铜·······························0.04毫克
糖分···························10.3克

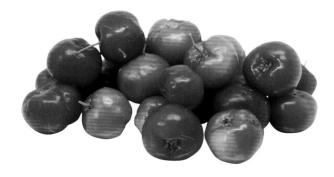

西印度樱桃直径2～3厘米,熟果的果皮呈红色,分甜味与酸味两种,主要作为加工食品的食材。

西印度樱桃果皮的红色来自花青素,具有抗氧化性,可以有效防止衰老,预防动脉硬化。果实中的维生素C也具有相同功效,二者的相乘作用对美肤产生的效果令人兴奋,对提高免疫力也有一定作用。

维生素C在西印度樱桃中的含量相当可观,以每100克果实为例,在甜味品种的含量达到800毫克,在酸味品种的含量则达到1700毫克,比等量柠檬中50毫克的维生素C含量高出数十倍。西印度樱桃一般用作加工食品的食材,即便在果汁占比10%的饮料中,维生素C的含量也达到120毫克,将其誉为美容利器也不为过。

草莓

时令：
春

花青素的抗氧化功效
美肤作用立竿见影

绿色蔬果
红色/紫色蔬果
橙色/黄色蔬果
白色蔬果
棕色/黑色蔬果

颜色及植物生化素的力量

花青素

- 抗氧化
- 预防生活方式病
- 强化肝脏功能

通过抗氧化作用清除活性氧，起到预防各种慢性病及美肤的效果。

保存方法

直接用保鲜膜包覆，放入冰箱蔬菜格保存

沾水易变质，也容易流失维生素，因此应直接用保鲜膜或塑料袋包覆原有包装，放入冰箱蔬菜格中冷藏保存。清洗之后沥干水分，撒上砂糖冷冻保存亦可。

烹调及食物搭配手法

生食以摄取维生素C

用水迅速清洗之后马上食用，可避免维生素C的流失。与同样富含维生素C的猕猴桃同食，可以进一步提高美肤效果。

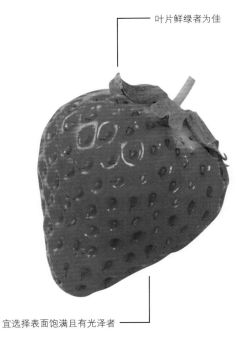

叶片鲜绿者为佳

宜选择表面饱满且有光泽者

主要营养成分

维生素C	62毫克 (100毫克)
泛酸	0.33毫克 (5毫克)
叶酸	90微克 (240微克)
钾	170毫克 (2000毫克)
食物纤维	1.4克 (18克)
糖分	7.1克

食用方法提示

制成草莓酱 (每100克含量)

维生素C	10毫克
泛酸	0.06毫克
叶酸	27微克
钾	79毫克
食物纤维	1.1克
糖分	47.3克

※ 数据取自低糖度草莓酱

草莓是一种报春的水果，深受人们喜爱。草莓的颜色所具有的功效也是人们瞩目的焦点。花青素是一种类黄酮化合物，也是天然的红色色素，它所具有的抗氧化作用，可以有效预防各种慢性病。

草莓含有可观的维生素C，以及丰富的食物纤维。熟透的草莓呈鲜红色，充盈的维生素C对美肤效果显著。同时，草莓中B族维生素之一的叶酸含量也很大，有助于降低血液循环系统的风险。近年来的研究也表明，叶酸对于预防痴呆症有一定效果。1天之内摄入10个中等大小的草莓，即可达到推荐量标准。

无花果

时令:秋

从凭借抗氧化作用达到美肤效果到预防癌症,保健功效有目共睹

颜色及植物生化素的力量

花青素

- 抗氧化
- 美肤
- 强化肝脏功能

作为一种红色色素成分,具有抗氧化作用,在预防癌症、强化肝脏功能以及美肤方面的效果显著。

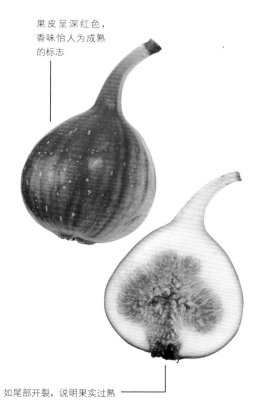

果皮呈深红色,香味怡人为成熟的标志

如尾部开裂,说明果实过熟

保存方法

未及食用,可做成果酱保存

熟透的果实无法长时间保存,可以装入塑料袋,放入冰箱蔬菜格冷藏。请尽早食用,或做成果酱、糖浆以便长期保存。

烹调及食物搭配手法

不加热,拌沙拉

除了生食,还可利用其甜度制作料理。加热会使果实中的酶丧失功能,因此建议作为烤牛肉的配菜食用。

主要营养成分

维生素E	0.4毫克	(6.0毫克)
钾	170毫克	(2000毫克)
钙	26毫克	(650毫克)
食物纤维	1.9克	(18克)
糖分	12.4克	

食用方法提示

制成无花果干(每100克含量)

维生素E	0.6毫克
钾	840毫克
钙	190毫克
食物纤维	10.7克
糖分	64.6克

无花果是夏末至初秋上市的时令水果,但在欧美多使用无花果干。

无花果的色素成分花青素具有抗氧化作用,可以预防癌症。而且,无花果的白色乳液中含有蛋白质分解酶,将其与火腿搭配食用可说是明智之举。

成熟的无花果中含有维生素E、钾、钙,以及大量的一种食物纤维,即水溶性果胶。它可以促进肠蠕动,预防便秘,还可以抑制胆固醇和血糖值的上升,对糖尿病和动脉硬化的预防也很有效。果汁中含有柠檬酸,可以防止乳酸在体内堆积,从而达到消除疲劳、解决皮肤问题的效果。

擘蓝

时令：冬

表皮同样含有花青素
务请一并食用

颜色及植物生化素的力量

花青素

- 抗氧化
- 防衰老
- 强化肝脏功能

含量同样丰富的花青素和维生素C具有抗氧化作用，可以防止衰老。

绿色蔬果　红色/紫色蔬果　橙色/黄色蔬果　白色蔬果　棕色/黑色蔬果

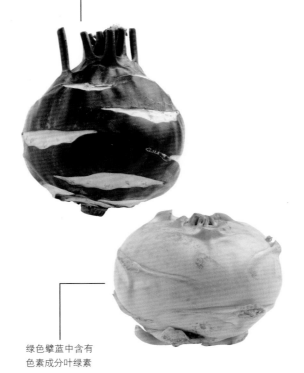

有一定分量，表面完整无裂缝者为佳

绿色擘蓝中含有色素成分叶绿素

保存方法

摘除菜叶后，用厨房纸巾包裹

菜叶中含有营养，为了延长保存时间，可以将菜叶摘除。为免干燥，可以用厨房纸巾包裹，放入冰箱蔬菜格冷藏。如遇冬天，则可以不冷藏，直接放在不开暖气的地方保存。

烹调及食物搭配手法

加热烹调产生的汤汁也一并食用

擘蓝无涩味，可以生食。紫红色擘蓝可以提供花青素，表皮变软后即可直接食用。如果加热烹调，可以连同汤汁一起食用。

主要营养成分

维生素C……45毫克 (100毫克)
维生素K……7毫克 (150毫克)
叶酸……73微克 (240微克)
食物纤维……1.9克 (18微克)
糖分……3.2克

食用方法提示

水煮 (每100克含量)
维生素C……37毫克
维生素K……8毫克
叶酸……71微克
食物纤维……2.3克
糖分……2.9克

擘蓝也称"球茎甘蓝"或"芜菁甘蓝"，是甘蓝菜的一个变种。供食用的是状如芜菁般肥大的茎部，味略甜，风味与口感接近西蓝花茎。

擘蓝的营养成分与甘蓝菜接近。其中，强力抗氧化作用可以抑制活性氧的活动，大量的维生素C还可以防止衰老及动脉硬化。紫红色的表皮中含有花青素，用醋凉拌可使颜色更加鲜艳，建议一并食用。花青素与维生素C都含有抑制活性氧产生的成分，二者合作，可以提高抗衰老效果。

此外，擘蓝还含有维生素U，一种可以预防胃溃疡，恢复肝脏功能的营养素。

甘薯

时令: 秋

植物生化素宝库

美容、保健两不误

花青素

- 抗氧化
- 防衰老
- 强化肝脏功能

　除花青素，还富含预防生活方式病的β-胡萝卜素、维生素C等营养及功能性成分。

保存方法

常温保存

量大可装入纸箱，量小则用厨房纸巾包裹，保存在避光阴凉处。因低温会冻伤甘薯，请勿将其冷藏。保存时请注意保持适宜的水分和干燥度。

烹调及食物搭配手法

烹调不易造成营养流失

维生素C和钾，一般在烹调时容易流失，但烹调甘薯时却无须为此担忧。薯类作物的特点，便是不易流失营养。建议直接生食，或烤、蒸食用。

主要营养成分

维生素B1——0.11毫克（1.1毫克）
维生素C——29毫克（100毫克）
维生素E——1.5毫克（6.0毫克）
钾——480毫克（2000毫克）
食物纤维——2.2克（18克）
糖分——————————29.7克

※ 数据取自去皮红薯

食用方法提示

蒸（每100克含量）

维生素B1——————0.11毫克
维生素C——————29毫克
维生素E——————1.5毫克
钾——————————480毫克
食物纤维——————2.3克
糖分——————————29.6克

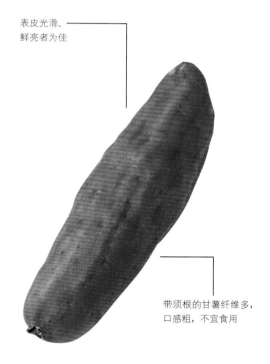

表皮光滑、鲜亮者为佳

带须根的甘薯纤维多，口感粗，不宜食用

江户时代，日本萨摩国开始种植和推广甘薯，因其具有软糯、甘甜的口感而深受欢迎。说起日本的明星甘薯，紫红色表皮、黄色肉的品种中有"红东"及"鸣门金时"，白肉的品种则有"黄金千贯"。

　紫色品种甘薯的颜色来自花青素，是多酚的一种，具有抗氧化作用，可以有效防止衰老，以及预防生活方式病。表皮深黄色的甘薯中所含的β-胡萝卜素，对预防生活方式病也有很大作用。

　多食甘薯，可使皮肤富有弹性和光泽。因防止黑色素沉淀的维生素C，防止细胞老化的维生素E含量可观，对美容也有一定效果。此外，甘薯的食物纤维中有一种水溶性食物纤维，在肠道中吸收水分后发生膨胀，从而促进排便，减肥人士不妨将甘薯作为日常的零食。

西瓜

时令:
夏

绿色蔬果

红色/紫色蔬果

橙色/黄色蔬果

白色蔬果

棕色/黑色蔬果

丰富的番茄红素 可有效防止动脉硬化及衰老

颜色及植物生化素的力量

番茄红素

（类胡萝卜素）

● 抗氧化

● 防衰老

● 预防生活方式病

红心西瓜除含有番茄红素，还富含β-胡萝卜素。对预防癌症、动脉硬化等生活方式病都很有效。

西瓜切开后，断面平滑者为佳

西瓜子分散排列，条纹样的分界线清晰者甜度更高

保存方法

食用之前较长时间冷藏，可提高甜度

一般是放入冰箱冷藏，西瓜中的果糖会随着冷藏时间加长而提高甜度。但冷冻会破坏口感和味道，请尽量避免。

烹调及食物搭配手法

与其他水果调和成鸡尾酒

一般可直接食用。也可以与利尿作用显著的葡萄等水果一起，调和成果味鸡尾酒。西瓜皮可以用米糠腌渍食用。

主要营养成分

维生素A……69微克（700微克）
维生素C……10毫克（100毫克）
泛酸………0.22毫克（5毫克）
钾…………120毫克（2000毫克）
镁…………11毫克（290毫克）
糖分………………9.2克

食用方法提示

瓜皮也可享用

果肉中90%左右是水分，氨基酸之一的瓜氨酸，在瓜皮中的含量高于果肉，可以考虑用米糠等腌渍瓜皮食用。

西瓜的果肉中90%左右是水分，其余10%中含有胡萝卜素、维生素C和钾。红心西瓜中富含类胡萝卜素之一的番茄红素，黄心西瓜则含有大量β-胡萝卜素。这些营养素都具有抗氧化作用，可以预防动脉硬化，以及防止衰老。

钾的作用在于排出多余的钠，促进排尿，以此有效消除浮肿。瓜皮和果肉中所含的瓜氨酸有让血管"返老还童"的作用，从而达到消除疲劳，促进新陈代谢的效果。

此外，西瓜子中还含有维生素E、亚油酸等抗氧化物质。自古以来，中国人就有将西瓜子晒干食用的传统。

李子

时令: 夏

抗氧化作用 可有效预防生活方式病

花青素

● 抗氧化
● 预防生活方式病
● 防衰老

花青素和β-胡萝卜素都是抗氧化成分，可有效预防癌症、衰老及生活方式病。

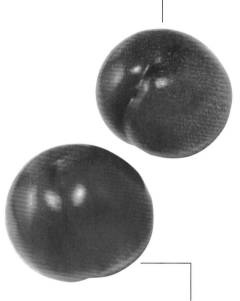

无过熟，有适度弹性者为佳

表皮局部带有红色，
覆上白霜，是可以
食用的标志

保存方法

常温保存至果肉成熟

将熟果装入塑料袋，放入冰箱蔬菜格中保存。果皮尚青，果肉未熟的李子则放在常温中追熟。待果皮渐渐变红，并散发出香气时即可食用。

烹调及食物搭配手法

果皮一并食用，以充分发挥抗氧化作用

李子的果肉中含有柠檬酸、苹果酸等有机酸，果皮中则含有花青素。果肉、果皮一并食用，方可全面摄入营养素。

主要营养成分

维生素E······0.6毫克 (6.0毫克)
叶酸········37微克 (240微克)
钾·········150毫克 (2000毫克)
食物纤维·········1.6克 (18克)
糖分···············7.8克

※ 数据取自日本李子

食用方法提示

西梅 (每100克含量)

维生素E···············1.3毫克
叶酸·················35微克
钾··················220毫克
食物纤维···············1.9克
糖分················10.7克

名为"醋桃"的日本李，是原产于中国的品种，别名"布林"。而以"西梅"之名广为人知的，则是原产于欧洲的"西洋李"，因其果皮薄，果肉紧致，一般被制作成果脯或罐头。

李子的红色来自色素成分花青素，具有抗氧化性功效，能够预防生活方式病。李子也含有β-胡萝卜素、维生素E，三者的相乘效果使预防疾病的效果更上层楼。

水溶性食物纤维果胶可以抑制胆固醇的升高，也可以预防生活方式病、糖尿病。可以说，李子是老幼保健皆宜的水果。

117

红芽芋

时令: 冬

绿色蔬果

红色/紫色蔬果

橙色/黄色蔬果

白色蔬果

棕色/黑色蔬果

芋类品种之一，黏液成分可保护胃黏膜，缓解疲劳

颜色及植物生化素的力量

黏蛋白

● 保护胃黏膜

● 缓解疲劳

● 提高免疫力

特有的黏液来自黏蛋白，既可保护胃黏膜，又可促进消化。同时对提高免疫力、缓解疲劳也有一定效果。

保存方法

用报纸包裹，保存于避光阴凉处

红芽芋不耐低温和干燥，请勿冷藏保存。带土用报纸包裹，避光保存在通风良好且阴凉的场所即可。保存1周左右，尽早食用为宜。

烹调及食物搭配手法

不同的烹调方法带来不同的口感

如要享用绵糯的口感，可做成煮菜。搭配食物纤维丰富的食材，还可以预防便秘。切成薄片烤或炸，可获得脆嫩口感。

外形饱满、圆润，表面无伤痕者为佳

宜选择有一定分量者

主要营养成分

维生素B2	0.03毫克 (1.2毫克)
维生素B6	0.21毫克 (1.2毫克)
叶酸	28微克 (240微克)
钾	660毫克 (2000毫克)
食物纤维	2.3克 (18克)
糖分	17.5克

食用方法提示

水煮 (每100克含量)

维生素B2	0.02毫克
维生素B6	0.16毫克
叶酸	22微克
钾	510毫克
食物纤维	2.2克
糖分	16.9克

红芽芋来自印度尼西亚的西里伯斯岛，是芋类作物的品种之一，因芽的部分略带红色而得名"红芽芋"。子芋、母芋均可食用，但子芋黏性更高。

黏性成分黏蛋白可以保护胃黏膜，提高胃肠功能，抑制血液中胆固醇的升高。此外，还担负着提高免疫力、缓解疲劳的任务。

红芽芋中还含有维生素B2、维生素B6及叶酸等。维生素B2有助于糖分代谢，维生素B6则有助于蛋白质的能量代谢。

与芋头相比，红芽芋水分略较，碳水化合物较多，因此口感较甜，而热量则低于萨摩芋。

辣椒

时令：
夏

辣椒素的辣味

有预防感冒和预防肥胖的功效

保存方法

彻底干制后可长期保存

水分充盈的生辣椒难以长期保存。如有需要，可以将其彻底晒干，密封保存。如需保存生辣椒，可以装入塑料袋，放入冰箱蔬菜格中保存。

烹调及食物搭配手法

小火炒制后盛出备用

辣椒颗粒越细，辣椒素的辣味越强烈。为免炒焦，建议用小火将辛香味调出后盛出。

主要营养成分

维生素A……430微克（700微克）
维生素C……92毫克（100毫克）
维生素E……7.7毫克（6.0毫克）
钾………650毫克（2000毫克）
钙………490毫克（650毫克）
糖分………1.5克

食用方法提示

油炒（每100克含量）

维生素A……………480微克
维生素C……………56毫克
维生素E……………8.5毫克
钾……………………690毫克
钙……………………550毫克
糖分…………………2.2克

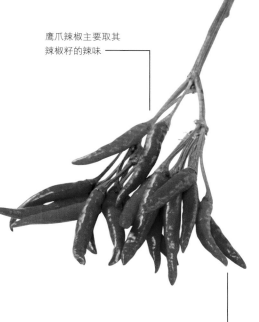

鹰爪辣椒主要取其辣椒籽的辣味

近年来，纤细、少籽，辣味刺激的青辣椒也很受欢迎

鹰爪辣椒、伏见红辣椒都是常见的辣椒品种，一般用作香辛料。辣椒中的 β -胡萝卜素、矿物质、食物纤维都很丰富。强烈的辣味成分来自辣椒素，具有很强的杀菌、抗菌作用，刺激性的香味可以促进胃液分泌，从而达到促进消化、增进食欲的效果。近年来，人们还因其促进新陈代谢的作用，而将其用作减肥食材。

辣椒素的辣味能促进荷尔蒙分泌，促进能量代谢。如此可提高体温，分解体脂，发汗作用还可以清洁皮肤。辣味的刺激可以降低盐分，对预防高血压也很有效。

番茄

时令：
夏

绿色蔬果 ｜ 红色/紫色蔬果 ｜ 橙色/黄色蔬果 ｜ 白色蔬果 ｜ 棕色/黑色蔬果

可有效预防癌症及动脉硬化

「让医生靠边站」的健康蔬菜

颜色及植物生化素的力量

番茄红素（类胡萝卜素）

● 抗氧化
● 抗癌
● 美肤

红色色素来自番茄红素，具有预防癌症及动脉硬化的作用。丰富的维生素还有利于美容及保健。

保存方法

如保存量大，可煮过之后冷冻保存

可以装入塑料袋，放入冰箱冷藏保存。如保存量大，可以水煮或制成番茄酱后冷冻保存，以便随时取用。如果尚未完全变红，请置于常温中追熟。

烹调及食物搭配手法

与肉、鱼搭配食用，效果更佳

如需摄入非水溶性食物纤维，可以连同外皮一并食用。与含有维生素E的芝麻、花生、杏仁一同食用，可以提高番茄红素的抗氧化功效。

主要营养成分

维生素A……45微克 (700微克)
维生素C……15毫克 (100毫克)
维生素E……0.9毫克 (6.0毫克)
叶酸………22微克 (240微克)
钾…………210毫克 (2000毫克)
糖分……………3.7克

食用方法提示

罐装（整个番茄）（每100克含量）

维生素A……………47微克
维生素C……………10毫克
维生素E……………1.2毫克
叶酸…………………21微克
钾……………………240毫克
糖分…………………3.1克

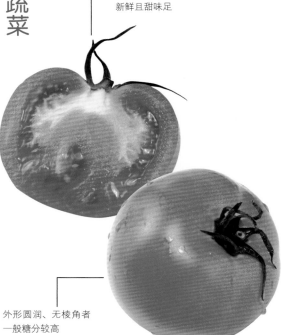

蒂水嫩、呈绿色，分量大者
新鲜且甜味足

外形圆润、无棱角者
一般糖分较高

流传在西方的谚语"番茄的脸红了，医生的脸绿了"，印证着番茄是一种具有多重保健功效的黄绿色蔬菜。露地栽培，在日照下成熟的番茄富含维生素C、β-胡萝卜素、B族维生素、维生素E等多种抗氧化维生素。

红色色素成分番茄红素是一种类胡萝卜素，它不具有维生素A的功效，但有数据表明，其抗氧化能力却在β-胡萝卜素之上，可以有效预防癌症和动脉硬化。

番茄中含有多种具备保健效果的营养素，包括抑制血糖升高的柠檬酸，激活大脑的谷氨酸，令血行通畅的香味成分吡嗪等。可以说，番茄是在预防医学和美容健康两方面都备受关注的健康蔬菜。

红菊苣

时令：
冬

紫红色色素花青素具有预防动脉硬化与血栓的功效

花青素

- 抗氧化
- 强化肝脏功能
- 预防生活方式病

可以抑制造成各种生活方式病的活性氧，对预防癌症及动脉硬化有一定作用。

菜叶颜色清晰，整体形状圆润，包裹紧实者为佳

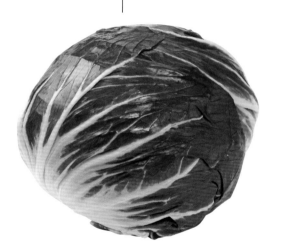

保存方法

注意加热时间不可过长

因常温下不易保鲜，请用保鲜膜包裹，放入冰箱蔬菜格中冷藏保存。尽早食用是关键。如需水煮后冷冻，请注意加热时间不可太长，否则会产生更多涩味。

烹调及食物搭配手法

拌沙拉可防止花青素因溶于水而流失

花青素在水煮时会因溶于汤汁而流失，因此建议拌沙拉生食。在凉拌时滴几滴醋，会使颜色更加鲜艳。

主要营养成分

维生素E……0.1毫克 (0.6毫克)
维生素K……13微克 (150微克)
叶酸………41微克 (240微克)
钾…………290毫克 (2000毫克)
食物纤维……2克 (18微克)
糖分……………1.9克

食用方法提示

拌沙拉以获得脆嫩口感

建议拌沙拉，以获得脆嫩口感，以及对花青素更好地吸收。也可以作为煎鱼、烤肉之类的配菜。

虽然外形与紫甘蓝相似，但红菊苣其实是菊科蔬菜，口感脆且带涩味。

鲜艳的紫红色叶子中所含的色素成分是花青素，它是一种多酚类物质，也是蓝莓中所含的青紫色系色素的同类。除了抑制活性氧，达到防止动脉硬化和血栓的效果，还能改善脑血管障碍和肝功能障碍，具有预防癌症的效果。虽然红菊苣所含的营养素并不多，但紫红色色素花青素所具有的生理作用值得被关注。

红菊苣富含钾，有助于将多余的钠排出体外、促进利尿，预防高血压。此外，调节肠道功能的食物纤维含量也很丰富。

茄子

时令：夏

可以预防生活方式病

色素成分的强效抗氧化性

颜色及植物生化素的力量

花翠苷（花青素）

- 抗氧化
- 预防生活方式病
- 防衰老

花翠苷是一种花青素系的色素，其抗氧化性有助于预防生活方式病。

保存方法

避免接触冷空气

茄子的保存时间相对较长，但遇到冷空气会发生收缩，籽的周围随之变成褐色。为免水分流失，可逐个用保鲜膜包裹，放入冰箱蔬菜格冷藏。

烹调及食物搭配手法

外皮一并食用，以摄取花翠苷

含有花翠苷的茄子皮可以一并食用，用油炒可以提高甜度。茄子容易吸油，可以过一下热水，去掉多余油脂。

主要营养成分

维生素K	10微克 (150微克)
叶酸	32微克 (240微克)
钾	220毫克 (2000毫克)
食物纤维	2.2克 (18克)
糖分	2.9克

食用方法提示

水煮（每100克含量）

维生素K	10微克
叶酸	32微克
钾	180毫克
食物纤维	2.1克
糖分	2.4克

蒂尖，手指触碰有痛感者较新鲜

宜选择表皮紫色中无色斑，饱满、有光泽者

茄子是从中国传入日本的蔬菜，中医认为其味甘性寒，具有镇痛、消炎的药效。

茄子皮所含的功能性成分花翠苷也是一种色素成分，这是具有强效抗氧化作用的花青素系色素，可以防止胆固醇氧化，抑制老化及癌变。

担心罹患糖尿病、高血压的人士不妨多食，以有效预防各种生活方式病。

涩味成分绿原酸属于多酚类，也是一种抗氧化成分，可以抑制由活性氧所产生的过氧脂质，全面预防及改善生活方式病。

二十日大根

时令：夏

红色根部所含的辣味成分 具有预防癌症及血栓生成的功效

保存方法

茎、叶分离，分别保存

用干的厨房纸巾包裹，装入塑料袋，放入冰箱蔬菜格保存。尽量根、叶分离，分别保存。萝卜芯会随着时间而失水，甚至出现海绵状，因此请尽早食用。

烹调及食物搭配手法

拌沙拉食用，避免加热以及混合酸性

淀粉酶不耐高温及酸性，通常可以将根切成薄片拌沙拉食用。据说在法国，人们喜欢蘸着鲜黄油，将其当作前菜享用。

主要营养成分

维生素C……19毫克（100毫克）
叶酸…………53微克（240微克）
钾……………220毫克（2000毫克）
钙……………21毫克（650毫克）
磷……………46毫克（800毫克）
糖分……………………1.9克

食用方法提示

油炒
萝卜叶中富含 β -胡萝卜素，这是一种油溶性营养素，建议用油炒过食用。

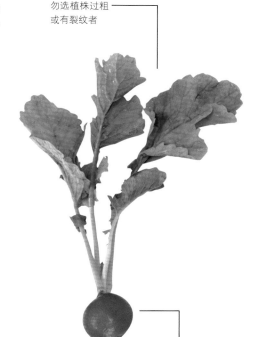

勿选植株过粗或有裂纹者

宜选择根部体积小，叶片鲜绿且饱满者

这是一种适合生食的迷你萝卜，之所以取名"二十日大根"，是因为从播种到收获大约要经过二十天的缘故。在可食用的根部，含有维生素C、钾等营养素，还含有一种因十字花科蔬菜组织损伤而生成的辣味成分——异硫氰酸酯。它对预防癌症及血栓生成有一定效果，是保健利器。萝卜所含的芥子油苷和食物纤维在抗癌方面也堪当重任。

与普通萝卜一样，二十日大根中含有具备消化酶作用的淀粉酶，可以消除胃胀及提振食欲。萝卜叶中富含的 β -胡萝卜素及B族维生素、钙、铁等，弥补了根部营养素的缺失。叶子也适合烹调食用的品种越来越多。

百香果

时令：
夏

预防癌症及美肤功效
使之足以成为女性的『闺蜜』

颜色及植物生化素的力量

β-胡萝卜素

- 抗癌
- 美肤
- 防衰老

可以抑制活性氧的β-胡萝卜素，对预防癌症及衰老有一定效果，B族维生素还有助于美肤，所含色素来自花青素。

保存方法

熟果可放冰箱冷藏
装入塑料袋，放入冰箱蔬菜格中保存。如未熟可在常温下追熟，如此还可增加甜味。切成圆片，冻成果汁冰糕，还可享受别样的风味。

烹调及食物搭配手法

可以做成果汁冰糕或果冻用汤匙舀着吃，可以直接品尝到热带水果特有的酸甜口味。做成果汁，享用其特殊香味，或用吉利丁做成果冻都不错。

主要营养成分

维生素A	89微克 (700微克)
维生素C	16毫克 (100毫克)
烟酸	1.9毫克 (12毫克)
叶酸	86微克 (240微克)
钾	280毫克 (2000毫克)
糖分	16.2克

食用方法提示

直接做成甜品
对半切开，用汤匙舀出果肉直接食用。如需取其独特香气，可将果肉过滤后调成果汁或做成果冻。

表皮出现皱纹，可闻见甜香味者适合食用

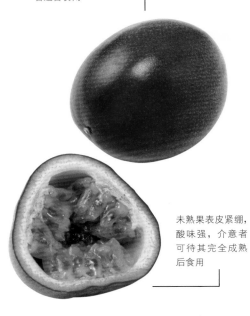

未熟果表皮紧绷，酸味强，介意者可待其完全成熟后食用

百香果原产于巴西，果皮呈黄色或紫色，果肉呈果冻状，多籽。近年来，日本也多在大棚中种植百香果。果皮的色素来自花青素。

β-胡萝卜素在体内转化为维生素A，对皮肤、鼻腔、消化道黏膜保健都有一定作用，还可达到美肤的效果。未转化为维生素A的β-胡萝卜素，也可凭借其抗氧化作用，保护身体免受有害活性氧的侵害。

热带水果中富含维生素B6、烟酸，以及预防痴呆症的叶酸等B族维生素。无论哪一种都与三大营养素的能量代谢息息相关，一旦缺乏，就会导致皮肤炎等皮肤问题，引发贫血、神经障碍等。建议多食百香果以利身体保健。

彩椒

时令：夏

富含具有抗氧化作用的成分
可有效预防癌症及动脉硬化

颜色及植物生化素的力量

辣椒红（类胡萝卜素）

- 抗氧化
- 抗癌
- 预防动脉硬化

　　β-胡萝卜素及维生素C含量高于灯笼椒。红椒还因具有辣椒红的功效，而在抗氧化方面大有作为。

保存方法

保存前擦净表面水分

彩椒不耐湿，务请擦干表面水分，装入密封袋，放入冰箱蔬菜格中保存。也可切块后冷冻保存，以备随时取用。

烹调及食物搭配手法

蒸、烤、炒、拌沙拉皆宜

适宜蒸、油炒、拌沙拉。为加强β-胡萝卜素的吸收，建议用橄榄油煎，或做成腌泡汁。

主要营养成分

维生素A（β-胡萝卜素）
维生素C
钾

食用方法提示

搭配橄榄油，加强维生素C的功效

与富含维生素E的橄榄油一并摄入，可以提高维生素C的抗氧化作用。

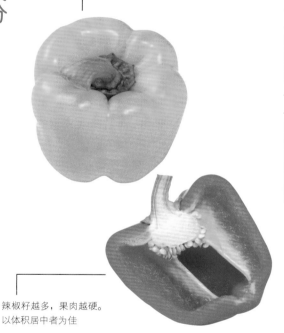

宜选择整体颜色均匀，表面无褶皱，辣椒蒂断面呈鲜绿色者

辣椒籽越多，果肉越硬。以体积居中者为佳

　　彩椒与灯笼椒同属辣椒类，但彩椒更加肥厚，不带生草味，且黄、橙、红色十分养眼。

　　彩椒所含的维生素种类与灯笼椒无异，是富含β-胡萝卜素，以及维生素C、维生素E，具有强效抗氧化功效的蔬菜。

　　尤其是红椒含有大量辣椒红，这是一种类胡萝卜素系色素，具有预防癌症、动脉硬化的作用。抗氧化维生素——维生素C、维生素E在美肤以及保护眼睛黏膜方面，也具有喜人的功效。

　　一般而言，维生素C遇热容易被破坏，但彩椒果肉组织坚固，即使加热也不易流失。

甜菜

时令:
秋

以花青素系的色素——
甜菜红素预防癌症

绿色蔬果 红色/紫色蔬果 橙色/黄色蔬果 白色蔬果 棕色/黑色蔬果

颜色及植物生化素的力量

甜菜红素

- 抗氧化
- 抗癌
- 预防生活方式病

具有强效抗氧化作用,可以抑制癌症等疾病的致病活性氧。癌症预防效果值得关注。

保存方法

用厨房纸巾包裹以防失水

甜菜不耐干燥,建议用厨房纸巾包裹,保存在通风良好的场所,或放入冰箱蔬菜格冷藏。保存时间以4～5天为宜。

烹调及食物搭配手法

避免切开烹调

切开烹调,会使美丽的红色流失,因此建议带着少量茎,整个甜菜下锅烹煮。市售的甜菜罐头可以直接煮熟,或拌土豆沙拉食用。

主要营养成分

维生素C┈┈5毫克(100毫克)
泛酸┈┈0.31毫克(5毫克)
叶酸┈┈11微克(240微克)
钾┈┈460毫克(2000毫克)
食物纤维┈┈2.7克(18克)
糖分┈┈6.6克

食用方法提示

水煮(每100克含量)
维生素C┈┈┈┈┈3毫克
泛酸┈┈┈┈┈0.31毫克
叶酸┈┈┈┈┈110微克
钾┈┈┈┈┈420毫克
食物纤维┈┈┈┈┈2.9克
糖分┈┈┈┈┈7.3克

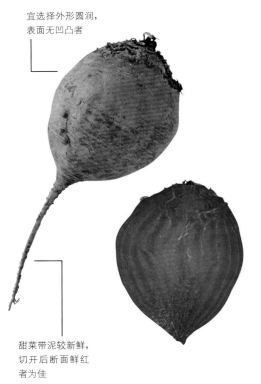

宜选择外形圆润,表面无凹凸者

甜菜带泥较新鲜,切开后断面鲜红者为佳

在日本,人们对甜菜并不熟悉,然而它却是美国和欧洲人的家常食材,更是俄罗斯料理甜菜汤的主角。其最大特点是鲜艳的红色,以及略带土腥气的甜味。这种甜味主要来自蔗糖,蔗糖在体内分解、转化为葡萄糖,经吸收之后,成为大脑的能量源。

红色是一种花青素系色素,名为甜菜红素的成分。它具有强抗氧化性,对于预防癌症等疾病有一定效果。此外,甜菜中还含有大量叶酸,它有助红细胞形成,也是造血以及新生细胞必需的维生素,能够有效预防痴呆症。而大量的钾则有助排出体内多余的钠,达到预防高血压的效果。

葡萄

即时缓解疲劳

有效预防动脉硬化

时令：
秋

颜色及植物生化素的力量

白藜芦醇（花青素）

- 抗氧化
- 预防动脉硬化
- 强化肝脏功能

紫色的葡萄皮中所含的营养素以花青素为主，与类黄酮等多酚的相乘效果，使抗氧化作用得到全面发挥。

保存方法

尽早食用，以免甜味流失装入塑料袋，放入冰箱蔬菜格中可保存 2～3 天。如长时间冷藏，甜味会逐渐流失。因沾水容易变质，务请食用之前再清洗。

烹调及食物搭配手法

大颗粒葡萄榨汁饮用
花青素主要存在于葡萄皮和葡萄籽中，但大颗粒葡萄如果连同皮、籽生食容易造成消化不良，因此建议用料理机榨成果汁饮用。

主要营养成分

维生素B1······0.04毫克 (1.1毫克)
维生素E······0.1毫克 (6.0毫克)
泛酸·········0.1毫克 (5毫克)
钾·········130毫克 (2000毫克)
糖分·············15.2克

食用方法提示

制成葡萄干
（每100克含量）

维生素B1·············0.12毫克
维生素E···············0.5毫克
泛酸················0.17毫克
钾················740毫克
糖分················76.6克

宜选择葡萄枝强壮、有弹性，果实表面覆白霜者

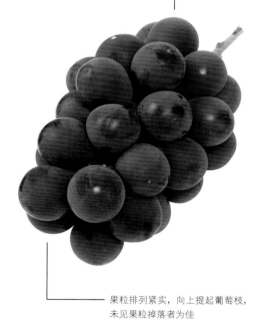

果粒排列紧实，向上提起葡萄枝，未见果粒掉落者为佳

葡萄榨汁后散发出的馥郁香气，来自葡萄的主要成分——葡萄糖、果糖等。葡萄糖在体内会转化为大脑的能量，这些糖分易于吸收，具有即时缓解疲劳的功效。

以日本常见的玫瑰露葡萄※为例，存在于皮和籽中的多酚，其抗氧化性有抑制活性氧造成的氧化作用，能够有效预防生活方式病。红色色素来自花青素系的白藜芦醇，对预防动脉硬化功效卓著。这也正是葡萄皮和籽中所含的多酚本尊。

常用于制作面包的葡萄干，浓缩了鲜葡萄中的成分，具有钾、钙、铁等矿物质的功效，能有效预防贫血及骨质疏松症。

※ 玫瑰露葡萄：欧美杂交种葡萄，原产美国。

127

蓝莓

以花青素系的功效
为双眼保健

时令:
夏

颜色及植物生化素的力量

花青素

● 抗氧化
● 消除眼部疲劳
● 强化肝脏功能

消除眼部疲劳、提高视觉功能,
是花青素助攻眼睛保健的实证。

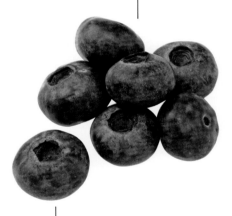

表皮接近黑色表明
果实已熟透。果粒大
且扁平者,甜酸味比
例较佳

表皮覆白霜者较新鲜

保存方法

常温保存,注意保持水分
建议装入密封容器或自
封袋,放入冰箱蔬菜格冷
藏。如保存时间超过3天,
建议冷冻保鲜。制成果酱
后冷藏亦可。

烹调及食物搭配手法

与维生素A、维生素C是
绝配
蓝莓富含维生素E,搭配
维生素A、维生素C丰富
的水果,可以进一步提
高抗氧化性。与树莓、草
莓、猕猴桃等堪称绝配。

主要营养成分

维生素E……1.7毫克 (6.5毫克)
钾………70毫克 (2000毫克)
食物纤维………3.3克 (18克)
糖分………9.6克

食用方法提示

制成果酱 (每100克含量)
维生素E………1.9毫克
钾………75毫克
食物纤维………4.3克
糖分………39.5克

将鲜蓝莓推上人气宝座的,是紫色的色素成分——花青素,一种具有卓越抗氧化性的多酚类物质。它具有增强眼部血液循环的作用,可以预防眼部疲劳及视力低下。现代人终日面对电脑或手机屏幕,对具有如此功效的水果自然需求日隆。

蓝莓中富含维生素E,可以有效抑制衰老,预防动脉硬化。

此外,蓝莓与脂质搭配食用,可以提高维生素E的吸收。而与酸奶一同食用,蓝莓的美味还会因乳脂肪而叠加。

米茄

时令: 夏

茄皮含有紫色色素成分

建议一并食用

保存方法

清洗易变质，应直接用保鲜膜包裹

清洗易使米茄变质，从而造成维生素流失。应在未清洗状态下，用保鲜膜或塑料袋覆住原包装，放入冰箱蔬菜格冷藏。清洗后擦干水分冷冻亦可。

烹调及食物搭配手法

田乐味噌茄子的主角，华丽现身西式料理

著名的田乐味噌茄子使用了白芝麻和味噌等食材。意大利腌茄子中则加入了番茄和橄榄油，其中所含的维生素C、维生素E有助提高花翠苷的抗氧化性。

主要营养成分

维生素K⋯⋯⋯9微克（150微克）
叶酸⋯⋯⋯⋯19微克（240微克）
钾⋯⋯⋯⋯⋯220毫克（2000毫克）
食物纤维⋯⋯⋯2.4克（18克）
糖分⋯⋯⋯⋯⋯⋯2.9克

食用方法提示

油炸（每100克含量）

维生素K⋯⋯⋯⋯⋯31微克
叶酸⋯⋯⋯⋯⋯⋯12微克
钾⋯⋯⋯⋯⋯⋯220毫克
食物纤维⋯⋯⋯⋯1.8克
糖分⋯⋯⋯⋯⋯⋯4.9克

宜选择叶片鲜绿者

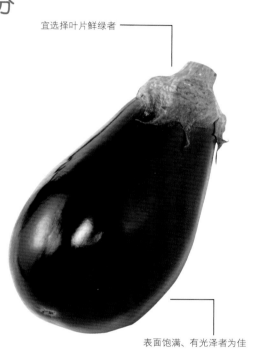

表面饱满、有光泽者为佳

自江户时代起，日本就开始种植品质多样的茄子。球形的圆茄子，细长的长茄子，还有卵形、粗长形等。"米茄"体型较大，外形圆润，属于洋茄品种。

茄皮含有花青素系的色素花翠苷，其抑制活性氧作用的功效可以控制胆固醇的升高。因此，花翠苷在预防动脉硬化、高血压及癌症方面的作用得到了广泛的关注。中医认为茄子性味寒凉，常将其用于镇痛、消炎。

之所以得名"米茄"，与其原产地——美国※直接相关。这种从美国引进的大型圆茄，在日本被改良为新品种，籽少且肉质紧实，茄茎及蒂的部分呈绿色。

※日本称美国为"米国"。

迷你番茄

堪称美肤圣品

番茄红素、维生素含量是普通番茄的2倍

时令：夏

颜色及植物生化素的力量

番茄红素（类胡萝卜素）

● 抗氧化
● 美肤
● 预防生活方式病

番茄红素是普通番茄的2.5倍左右，β-胡萝卜素、维生素C的含量则是后者的2倍，美肤功效有目共睹。

保存方法

连同外包装冷藏保存

建议连同外包装一起保存。如无外包装，可放入塑料袋，并扎若干小孔，放入冰箱蔬菜格冷藏。如室温较低，也可常温保存，但应避免阳光直射。

烹调及食物搭配手法

可生食，也可烤制

可以拌沙拉生食，也可以烤制食用。搭配含有大蒜素的大蒜或洋葱，既可摄入维生素，又有助提高抗氧化功效。

主要营养成分

维生素A……80微克（700微克）
维生素C……32毫克（100毫克）
维生素E……0.9毫克（6.0毫克）
叶酸……35微克（240微克）
钾……290毫克（2000毫克）
糖分……5.8克

食用方法提示

生食、加热均可

生食口感清爽，加热食用则可享受别样的甜美。还可以将大量迷你番茄用料理机加工成果酱，作为炖牛肉的配菜。

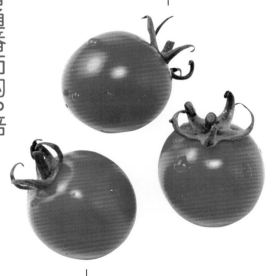

番茄蒂挺立，有弹性，呈鲜绿色。外皮鲜红、有光泽、有弹性者为佳

表皮开裂易变质，购买时应重点检查表皮是否完整

迷你番茄直径2～3厘米，浓缩了番茄的甘甜，所含的钾、β-胡萝卜素、维生素C、维生素E等营养素都比普通番茄更丰富。

近年来，市面上还出现了橙色、黄色的高糖度迷你番茄。但含有大量色素成分番茄红素的，仍然是红色的品种。番茄红素所具有的抗氧化性，可以防止体内的老化，从而有效美肤，预防癌症，防止动脉硬化。其抗氧化功效甚至高于β-胡萝卜素、维生素E。在三者的相乘作用之下，预防癌症、动脉硬化的效果更上层楼。葡萄糖、果糖具有消除疲劳的功效，对缓解夏季疲乏、食欲不振等症状都有一定作用。

茗荷

时令: 夏

色素成分与芳香成分均为助力保健的植物生化素

保存方法

浸湿后冷藏，可保持水润状态

装入密封容器，放入冰箱蔬菜格中冷藏保存。用浸湿的厨房纸巾卷起，以保持水润，延长保鲜期。也可切碎后冷冻保存，以备随时取用。

烹调及食物搭配手法

芳香成分可提振食欲

α-蒎烯是一种可以温暖身体的芳香成分，利用其芳香还可以提振食欲，适合将其与茄子、黄瓜一起用盐腌渍。而用米糠腌渍，还可使维生素B1渗入食材。

主要营养成分

维生素E……0.1毫克 (6.0毫克)
维生素K……20微克 (150微克)
钾…………210毫克 (2000毫克)
锰…………1.17毫克 (3.5毫克)
食物纤维……2.1克 (18克)
糖分……………………0.5克

食用方法提示

生食

务请切开之后焯水，以去除涩味。芳香成分α-蒎烯易挥发，建议在焯水前切开或切碎。

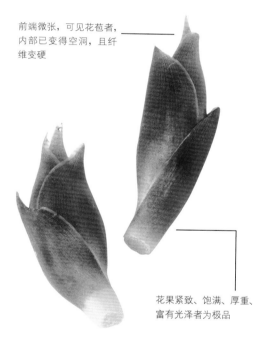

前端微张，可见花苞者，内部已变得空洞，且纤维变硬

花果紧致、饱满、厚重、富有光泽者为极品

茗荷是一种历史悠久的蔬菜，曾现身于《魏志倭人传》※中，据说全世界只有在日本可以食用。花蕾状的称"花茗荷"，培土软化种植的白色幼茎称"茗荷竹"。中医将其作为具有消炎和解毒作用的生药，主要用于煎服和外用。其独特香味与日本料理十分契合，赋予食客清爽的口感。

　　茗荷的色素成分花青素具有抗氧化作用，是著名的保健食品。它可以保护身体免受活性氧的侵害，除具有抗癌、防衰老、美肤作用，还可以有效抗炎。清爽的芳香来自精油成分α-蒎烯，它有助于胃消化，还可以放松身心，提振食欲。

※魏志倭人传: 3世纪前后日本历史的唯一文献资料。

紫薯

时令：秋

蕴藏在紫薯肉中的紫色成分 可强化肝脏的功能

颜色及植物生化素的力量

花青素

- 抗氧化
- 强化肝脏功能
- 控制胆固醇升高

直透薯芯的紫色，是富含花青素的明证。对抑制胆固醇升高，强化肝功能都有一定效果。

保存方法

避光处常温保存，避免干燥及低温

紫薯不耐干燥与低温，可以用报纸包裹，保存于避光阴凉处。已切开的紫薯，可用保鲜膜覆住断面，放入冰箱蔬菜格中冷藏。但断面易变质，务请尽早食用。

烹调及食物搭配手法

煮透可增加甜度

放在烤箱中充分烤制，在淀粉酶的作用下会生成甜味成分，使紫薯更加美味。还可以将紫薯皮切成细丝，直接炒或做成拔丝小菜享用。

主要营养成分

维生素B1——0.12毫克 (1.1毫克)
维生素C——29毫克 (100毫克)
维生素E——1.3毫克 (60毫克)
钾——370毫克 (2000毫克)
食物纤维——2.5克 (18克)
糖分——29.2克

食用方法提示

蒸（每100克含量）
维生素B1——0.13毫克
维生素C——24毫克
维生素E——1.9毫克
钾——420毫克
食物纤维——3.0克
糖分——28.4克

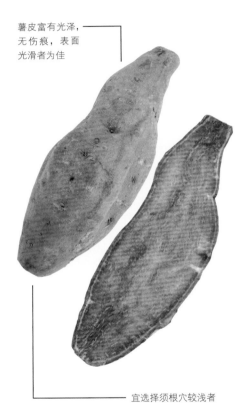

薯皮富有光泽，无伤痕，表面光滑者为佳

宜选择须根穴较浅者

紫薯的薯肉呈紫色，与种植在冲绳地区的紫色薯类"大薯""红薯"分属不同品种。

这独特的紫色色素中所含的花青素属于多酚类，具有卓越的抗氧化性，它可以抑制活性氧的作用，以及胆固醇的氧化，从而有效预防生活方式病，而且对于肝功能的改善也有一定效果。

紫薯还含有大量的维生素B1和钾，前者可以促进代谢，防止乳酸在体内堆积，后者则可以预防高血压。维生素C具有很强的抗氧化作用，可以防止黑色素沉淀。而维生素E则可以保持细胞的年轻态。这些营养素对美容都起着不小的作用。

桃子

时令:
夏

果胶可助美肤，调节肠内环境
是女性不可错过的营养素

果胶 (水溶性食物纤维)

- 调节肠内环境
- 预防大肠癌
- 美肤

富含有效调节肠内环境、改善便秘的果胶。同时含有苦味成分儿茶素，具有抗氧化作用。

保存方法

一般常温保存，一旦成熟应立即食用

未熟果遇冷即停止生成甜味，熟果如冷藏多日也会流失甜味，因此建议食用前2～3小时再放入冰箱。不可长时间存放，一旦成熟应及早食用。

烹调及食物搭配手法

与含维生素C、维生素E的水果搭配食用

儿茶素的抗氧化力在维生素C、维生素E的共同作用下会得到提升，因此推荐与猕猴桃、柠檬、草莓等搭配食用。

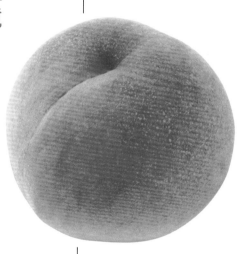

宜选择外形丰满、线条圆润，整体呈现深粉色者

果皮粉色部分出现白色斑点，是完美成熟的标志

主要营养成分

维生素E·············0.7毫克 (6.0毫克)
烟酸·················0.6毫克 (12毫克)
钾···················180毫克 (2000毫克)
食物纤维············1.3克 (18克)
糖分·················8.9克

※ 数据取自白桃

食用方法提示

桃罐头 (每100克含量)

维生素E·············1.2毫克
烟酸·················0.3毫克
钾···················80毫克
食物纤维············1.4克
糖分·················19.2克

桃子是含水量很大的水果，甜味成分主要来自果糖，会被身体迅速吸收，并高效转化为能量源，对于缓解疲劳非常有效。钾的含量在水果中也属前列，有助于稳定血压。同时，桃子还含有烟酸，B族维生素之一。

含有果胶的水溶性食物纤维，在桃子中的含量也不可小觑。果胶的作用是调节肠内环境，改善便秘，以及改善皮肤状态。靠近果皮的部分含有儿茶素，这也是绿茶中的可可多酚成分。儿茶素具有强抗氧化性，可以抑制活性氧，修复细胞，预防癌症，以及抑制衰老。

剥去果皮之后，在氧化酶的作用下，多酚会被氧化，果肉变为棕色，同时失去抗氧化作用。为免于此，请剥皮后尽快食用。

树莓

人称『水果公主』

美白、减肥、防衰老效果卓著

时令：夏

绿色蔬果

红色/紫色蔬果

橙色/黄色蔬果

白色蔬果

棕色/黑色蔬果

颜色及植物生化素的力量

花青素

● 抗氧化
● 预防生活方式病
● 预防肥胖

树莓中的维生素E，与花青素一样具有抗氧化作用。芳香成分树莓酮因具有减肥效果而备受瞩目。

宜选择果皮表面饱满、无褶皱、颜色鲜红、无黑斑者

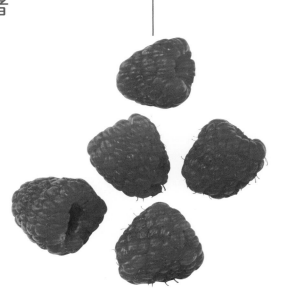

保存方法

冷冻可长期保存

树莓不耐干燥，应装入密封罐或自封袋，放入冰箱蔬菜格冷藏。如未能马上食用，应保持原状冷冻保存，食用前取出自然解冻。

烹调及食物搭配手法

以特有的酸味赋予味蕾清爽之感

树莓有着特殊的酸味，最适合做成果酱或酱汁。注意加热时间不可太长，以免营养流失。树莓油醋酱的酸味，可为猪肉料理锦上添花。

主要营养成分

维生素C……22毫克 (100毫克)
维生素E……0.8毫克 (6.0毫克)
叶酸…………38微克 (240微克)
钾……………150毫克 (2000毫克)
食物纤维………4.7克 (18克)
糖分……………5.5克

食用方法提示

鲜食或制成果酱

维生素E为脂溶性维生素，非常适合搭配乳制品，将鲜树莓或果酱放入酸奶、冰激凌中享用，又轻松又美味。制成果酱可长期保存。

树莓是一种复合果，在欧洲久经栽培，其法国名"Framboise"（覆盆子）广为人知。树莓虽然外表柔弱，却富含维生素C、维生素E、钾、铁、钙，以及具有抗氧化作用的多酚类，因此被冠以"水果公主"之称。

鲜艳的红色来自花青素，是一种色素成分，它具有强抗氧化性，可以预防糖尿病、癌症、高血压及生活方式病。维生素E与花青素都有抑制老化的功效，在抗衰老方面的收效令人期待。芳香成分树莓酮据说有很强的脂肪分解作用，因此树莓还被认为是一种有助减肥的水果，近年来身价看涨。果实中的食物纤维还可以预防便秘和高血压。

苹果

时令：
秋

种类丰富的植物生化素
是美容、保健的后援队

花青素

● 抗氧化

● 抗癌

● 预防生活方式病

苹果含有花青素，青苹果含有叶绿素，果肉含有类黄酮。苹果的营养成分因部位及种类而异。

保存方法

不耐温差，以装入密封袋保存为宜

苹果不耐温差，冬天可放在室外保存，其他季节可装入密封袋，放入冰箱保存。因苹果会产生乙烯，其他水果与其装入同一袋中可被催熟。

烹调及食物搭配手法

连皮食用，完整摄取营养素

果皮的红色色素来自花青素，具有很强的抗氧化作用。挖去芯，放入烤箱烤制或制成果酱等，都是连同果皮一并食用的好方法。

主要营养成分

维生素C……6毫克 (100毫克)
维生素E……0.4毫克 (6.0毫克)
烟酸……0.1毫克 (12毫克)
钾……120毫克 (2000毫克)
食物纤维……1.9克 (18克)
糖分……14.3克

食用方法提示

榨汁 (纯果汁)(每100克含量)

维生素C……3毫克
维生素E……0.1毫克
烟酸……0.1毫克
钾……77毫克
食物纤维……Tr (微量)
糖分……11.8克

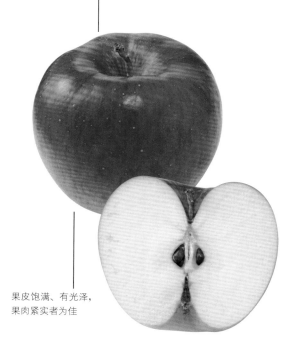

红色覆盖至苹果蒂底部，是熟透的标志

果皮饱满、有光泽，果肉紧实者为佳

苹果的甜味来自果糖和葡萄糖，二者都可被迅速代谢为能量。苹果富含钾，有助排出体内多余的钠。成熟果皮的红色来自色素成分花青素，具有抑制活性氧的作用，可以有效防止老化，预防癌症和高血压。

构成酸味的柠檬酸、苹果酸、酒石酸等有机酸，可以防止疲劳物质在体内堆积，提高缓解疲劳的效果。

苹果中还含有大量水溶性食物纤维果胶，既可以控制血糖值和血液中胆固醇的升高，预防糖尿病，也可以改善便秘，有助排出宿便。

食用大黄

连皮制成果酱食用

充分发挥色素成分的抗癌功效

时令:**夏**

绿色蔬果

红色/紫色蔬果

橙色/黄色蔬果

白色蔬果

棕色/黑色蔬果

颜色及植物生化素的力量

花青素

● 抗氧化

● 抗癌

● 防衰老

花青素的抗氧化性可以抑制活性氧的作用,以此达到防止老化、癌变的效果,同时还具有预防生活方式病的功效。

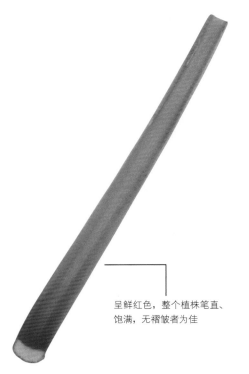

呈鲜红色,整个植株笔直、饱满,无褶皱者为佳

保存方法

去除涩味后切片冷冻,可长期保存

可以保存在冰箱蔬菜格中,但不易保持鲜度,因此务请尽早食用。在水中浸泡以去除涩味,取出切片,密封在保鲜袋中,可以冷冻保存半年左右。

烹调及食物搭配手法

连皮制成果酱,用于制作糕点

花青素系的色素成分,存在于靠近表皮的部分,因此连皮制成果酱是最佳方法。切成丁,撒上白糖熬煮即可。

主要营养成分

泛酸	0.1毫克 (5毫克)
叶酸	31微克 (240微克)
钾	400毫克 (2000毫克)
钙	74毫克 (650毫克)
食物纤维	2.5克 (18克)
糖分	3.5克

食用方法提示

水煮 (每100克含量)

泛酸	0.1毫克
叶酸	22微克
钾	200毫克
钙	64毫克
食物纤维	2.9克
糖分	1.7克

食用大黄的外形与蜂斗菜相似,但可食用部分仅限茎部,有着强烈的酸味和独特的香味。其广为人知的是被吸收进中医队伍,作为一味助消化的药材使用。

食用大黄所含的红色色素来自花青素系,在人体保健方面发挥着各种作用。其抗氧化性可以抑制活性氧的作用,以此防止细胞老化和癌变,预防血栓生成,防止动脉硬化等。

此外,食用大黄中还含有钾、钙,可以预防及改善高血压,预防骨质疏松症。

水溶性食物纤维果胶的存在,还可以抑制胆固醇升高,改善糖尿病。

红球甘蓝

时令：
春

紫色系菜叶是
花青素卓越抗氧化性的来源

保存方法

冬季可置于常温下，挖去芯后保存

适宜保存在0～5摄氏度的环境中，因此冬天可以置于室外保存。夏天可以挖去芯，用浸湿的厨房纸巾或报纸填入，装入塑料袋，放入冰箱蔬菜格中保存。

烹调及食物搭配手法

做成口味清爽、颜色鲜艳的西式泡菜

不建议加热，一般生食。调入醋做成泡菜，既可使紫色菜叶更加鲜亮，又可为料理增色。

主要营养成分

维生素B6——0.19毫克 (1.2毫克)
维生素C——68毫克 (100毫克)
维生素K——29微克 (150微克)
钾——————310毫克 (2000毫克)
食物纤维————2.8克 (18克)
糖分————————3.9克

食用方法提示

生食
切丝后拌沙拉的方法，能够最大限度利用鲜艳的颜色勾起食欲。含醋的调味汁是最佳搭档，既可增色，又可增香。

菜叶呈深紫色，表面有光泽且饱满者较为新鲜

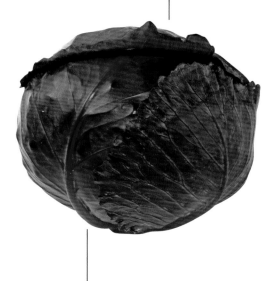

如已切开，须用保鲜膜包裹紧实并冷藏保存，尽早食用

　　这是一种菜叶呈鲜艳紫色的甘蓝，名为"红球甘蓝"或"紫甘蓝"。其体积略小于普通的甘蓝菜，菜叶包裹紧实。与深紫色菜叶形成鲜明对比的，是雪白的叶肉。断面白、紫相间颜值高，很能勾起食欲。

　　叶表的颜色来自花青素系色素，是具有抗氧化作用的多酚类物质，可以预防癌症、心脏病和生活方式病，以及抑制老化。与醋等酸性食材搭配，还可使菜叶更加鲜亮。

　　红球甘蓝的维生素C含量在浅色甘蓝之上，在与甘蓝菜特有的营养素维生素U的功效共同作用下，还可以提高免疫力，修复胃溃疡，改善肝脏功能等。

137

为眼睛、皮肤健康保驾护航

橙色、黄色的蔬果中，含有大量抗衰老及美颜护肤的成分。而且还有大量维持眼睛、皮肤等黏膜健康的成分。

具有这类功效的蔬菜包括胡萝卜、南瓜等，富含β－胡萝卜素的黄绿色蔬菜。一般来说，颜色越深，β－胡萝卜素的含量越高。因此，建议选择外表鲜艳的蔬果购买。

β-胡萝卜素

β-胡萝卜素强效的抗氧化作用，能够阻止癌细胞的发展。胡萝卜虽然是黄绿色蔬菜，却也是富含β-胡萝卜素的代表性蔬菜。1根小胡萝卜中所含的β-胡萝卜素，足以满足人体1天的摄取量，这在蔬菜中是很少见的。一般来说，橙色越深的蔬菜，其中β-胡萝卜素的含量越高。

橙色／黄色蔬果

美容功效强大！

β-隐黄质

　　这是柑橘中所含的黄色色素。其中，温州蜜柑以β-隐黄质含量之高而著称。因其强抗氧化性而具有预防疾病的功效，对于抑制大肠癌、皮肤癌，以及强化黏膜都有作用。因在体内可以转化成维生素A，有观点认为它还具有美肤的功效。

玉米黄质

　　玉米黄质是玉米等植物中所含的橙色色素，可以保护我们的眼睛，还可以预防和改善视力低下、白内障、青光眼等疾病，是不折不扣的眼睛保护神。因其具有保护视网膜的功效，还可以防止我们因衰老而罹患眼病。

柿子

涩味成分鞣酸
可以防宿醉

时令：**秋**

绿色蔬果 | 红色/紫色蔬果 | 橙色/黄色蔬果 | 白色蔬果 | 棕色/黑色蔬果

颜色及植物生化素的力量

鞣酸

- 抗氧化
- 抗菌
- 防宿醉

鞣酸是涩味的来源，它的功效标签是抗菌、抗氧化。鞣酸还可以分解酒精，对防宿醉有一定的效果。

蒂有弹性，贴近果皮者较新鲜

宜选择果皮颜色均匀延伸至蒂下方，且色泽鲜艳者

保存方法

易成熟的柿子可装入塑料袋冷藏

柿子比其他水果更易熟，常温下2天左右就会变软。如果可能的话，请装入塑料袋，放入冰箱冷藏。如果已变软，可冷冻做成果子露。

烹调及食物搭配手法

联合维生素C与维生素E的功效

维生素E是维生素C抗氧化作用的有力后援，建议将柿子搭配含维生素E的食材食用。豆腐压成糜，与白芝麻、柿子做成凉拌菜食用，还可以防宿醉。

主要营养成分

维生素A	35微克 (700微克)
维生素C	70毫克 (100毫克)
泛酸	0.28毫克 (5毫克)
叶酸	18微克 (240微克)
钾	170毫克 (2000毫克)
糖分	14.3克

※数据取自甜柿子

食用方法提示

制成柿饼（每100克含量）

维生素A	120微克
维生素C	2毫克
泛酸	0.85毫克
叶酸	35微克
钾	670毫克
糖分	57.3克

柿子之所以成为防宿醉的明星水果，原因是含有涩味之源——鞣酸。它具有分解酒精的作用，配合钾的利尿功效，可以将造成宿醉的成分排出体外。柿子的嫩叶中含有一种抗过敏的多酚成分，在每年花粉开始飞散之前煎煮、饮用柿子叶，对预防花粉症也很有效。

此外，柿子所含的营养成分之丰富，足以担负日常保健的责任，以至于有"柿子熟了，医生黄了"的说法。丰富的维生素C可以抑制感冒病毒，类胡萝卜素类的β-隐黄质还具有强效抗癌作用，在与维生素C的相乘作用之下，柿子在预防癌症方面的作为正在引起人们的关注。

南瓜

时令：夏

来自『抗氧化三剑客』的维生素之力
可防止身体生锈

颜色及植物生化素的力量

β-胡萝卜素

- 抗癌
- 预防生活方式病
- 防衰老

β-胡萝卜素与维生素C、维生素E合称"抗氧化三剑客"，三者抗氧化性的相乘作用值得期待。

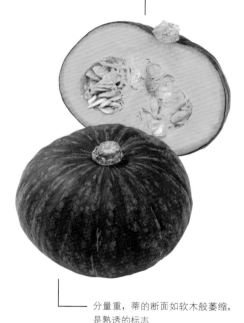

如购买切开的南瓜，宜选择果肉橙色浓郁，瓜皮未变干者

分量重，蒂的断面如软木般萎缩，是熟透的标志

保存方法

未切开状态下，可常温长期保存

在未切开的状态下，可在常温环境中长期保存。如已切开，可去皮、去籽后用保鲜膜包裹，放入冰箱保存。水煮过的南瓜，可装入便当盒冷冻保存。

烹调及食物搭配手法

用油烹调，可加强β-胡萝卜素的吸收

南瓜富含脂溶性的β-胡萝卜素，用油烹调可强化其吸收。与用油烹调过的料理搭配食用，也可达到同样效果。

主要营养成分

维生素A——洋330/日60微克
（700微克）

维生素C——洋43/日16毫克
（100毫克）

维生素E——洋4.9/日1.8毫克
（6.0毫克）

钾————洋450/日400毫克
（2000毫克）

食物纤维——洋3.5/日2.8克
（18克）

糖分———洋17.1/日/8.1克

※ 洋：西洋南瓜；日：日本南瓜

食用方法提示

水煮（西洋南瓜/每100克含量）

维生素A	330微克
维生素C	32毫克
维生素E	4.7毫克
钾	430毫克
食物纤维	4.1克
糖分	17.2克

南瓜是黄绿色蔬菜的代表，人们之所以会说"冬至吃南瓜，感冒靠边站"，也正是因为南瓜富含β-胡萝卜素和维生素C。

在日本，南瓜大致分为西洋南瓜、日本南瓜、观赏南瓜三类，其中以西洋南瓜为主流。瓜肉鲜艳的橘色主要来自β-胡萝卜素，具有抗氧化作用。维生素A也有预防感冒等传染病，以及抑制癌症的作用。食物中的β-胡萝卜素被吸收后会转化为维生素A。南瓜中还含有维生素C、维生素E，与β-胡萝卜素并称为"抗氧化三剑客"，三者的相乘作用可以促进血液循环，防止皮肤粗糙。

菊花

时令：秋

绿色蔬果 | 红色/紫色蔬果 | 橙色/黄色蔬果 | 白色蔬果 | 棕色/黑色蔬果

绿原酸可以有效燃烧脂肪
丰富的维生素可预防衰老

颜色及植物生化素的力量

绿原酸（多酚）

● 抗氧化
● 燃烧脂肪
● 防衰老

多酚物质绿原酸可助力燃烧脂肪，在维生素E、维生素K的共同作用下，还可以预防衰老。

保存方法

水煮之后可冷藏保存

为免失水，可装入密封容器，放入冰箱冷藏，建议尽早食用。也可水煮之后分装冷冻，便于随时取用。

烹调及食物搭配手法

迅速焯水后过冷水

从花萼中取下花瓣，迅速焯水，将变软的花瓣过一下冷水。关键在于焯水时间不可太长，以保持脆脆的口感。做成天妇罗也不错。

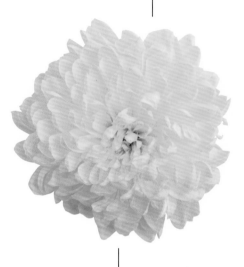

花瓣饱满、无变色者为佳

宜选择花瓣有力、无凋零者

主要营养成分

成分	含量	
维生素K	11微克	(150微克)
维生素E	4.6毫克	(6.0毫克)
叶酸	73微克	(240微克)
钾	280毫克	(2000毫克)
锰	0.36毫克	(3.5毫克)
糖分	3.1克	

食用方法提示

水煮（每100克含量）

成分	含量
维生素K	10微克
维生素E	4.1毫克
叶酸	40微克
钾	140毫克
锰	0.24毫克
糖分	2.8克

食用菊花种类多样，但特点都是口感清爽，香味独特。其中含有维生素A、维生素K、维生素C、维生素B族、叶酸，堪称维生素宝库。

菊花中的绿原酸是多酚物质，除了具有燃烧脂肪的作用，还可以抑制血糖值升高。而具有抗氧化作用的绿原酸，对防衰老和预防癌症也很有效。此外，用于制作腌渍料理的紫色菊花中还含有花青素。

除维生素A，骨骼保健不可或缺的维生素K，抗氧化的维生素E等也存在于菊花中，这真是一种保持身体年轻态的宝藏蔬菜。

金橘

时令: 冬

金橘皮内、外侧所含的橙皮苷
可预防动脉硬化

橙皮苷

● 控制胆固醇升高
● 抗癌
● 预防动脉硬化

苦味成分橙皮苷是类黄酮物质，存在于橘皮内、外侧，具有控制胆固醇及抗癌的作用。

宜选择表面饱满、有光泽者

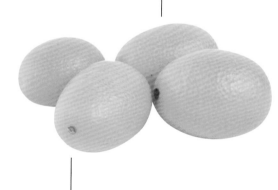

蒂新鲜，果实紧实，分量足者为佳

保存方法

注意避免低温伤害

常温环境中，可在避光阴凉处保存1周左右。装入塑料袋，可以长时间保存在冰箱的蔬菜格中。务请避免过度低温，以防低温伤害。

烹调及食物搭配手法

连皮制成果酱，是肉类料理的绝佳搭档

将营养丰富的果皮和果肉一起食用，是摄取营养的上上之选。可以用砂糖或蜂蜜腌制糖浆，做成果酱等，也可以添加到肉类料理中。

主要营养成分

维生素C……49毫克 (100毫克)
维生素E……2.6毫克 (6.0毫克)
钾…………180毫克 (2000毫克)
钙…………80毫克 (650毫克)
食物纤维………… 4.6毫克 (18克)
糖分……………………12.9克

食用方法提示

带皮食用

橘络和橘皮内侧含有橙皮苷，属于多酚类营养素，且橘皮口味甘甜，建议一并食用。

金橘原产于中国，果皮味甘，薄且柔软，可以连皮食用，摄取全面营养。

橘络及橘皮中含有橙皮苷，别名维生素P，是多酚类物质，可以预防动脉硬化、心肌梗塞。维生素C则可以防止黑色素沉淀，有助于美肤。黄色的类胡萝卜素系色素成分——β-隐黄质，可以消灭活性氧，预防衰老带来的视力低下及癌症。

橘皮中浓缩了丰富的营养素，包括含量可与柠檬媲美的维生素C，以及维生素B1、维生素E、β-胡萝卜素等维生素。

银杏

时令：
秋

可以提高免疫力

苦味成分生物碱

颜色及植物生化素的力量

生物碱

- 提高免疫力
- 抗癌
- 镇痛

　　独特的涩味、苦味来自生物碱，具有提高免疫力，抑制癌细胞繁殖及镇痛作用。

保存方法

果仁会逐渐萎缩，应尽早剥皮保存

可在通风良好处常温保存。带壳状态下可冷藏，但果仁会逐渐萎缩。建议趁新鲜时水煮、剥皮后冷冻保存。

烹调及食物搭配手法

每年10—11月份上市的翡翠色银杏最美味，而且当季的银杏中所含的维生素C、维生素E抗氧化性更强。

主要营养成分

维生素B1——0.28毫克 (1.1毫克)
维生素C——23毫克 (100毫克)
维生素E——2.5毫克 (6.0毫克)
泛酸——1.27毫克 (5毫克)
钾——710毫克 (2000毫克)
糖分——33.2克

食用方法提示

水煮 (每100克含量)

维生素B1——0.26毫克
维生素C——23毫克
维生素E——1.6毫克
泛酸——1.02毫克
钾——580毫克
糖分——33.4克

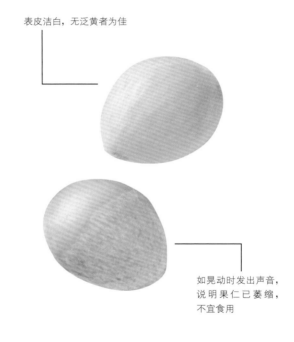

表皮洁白，无泛黄者为佳

如晃动时发出声音，说明果仁已萎缩，不宜食用

　　银杏中含有优质蛋白质和脂质。在钾的作用下，多余的钠被排出体外，从而达到预防高血压和动脉硬化的效果。

　　植物生化素生物碱也是一种苦味成分，可以提高免疫力，预防癌症、镇痛、止咳等效果也很明显。可缓解疲劳、减轻压力的维生素B1，具有抗氧化性、有效预防衰老和癌症的维生素E，也都是银杏所含的营养素。中医将银杏用于止咳，还用于加强膀胱的括约肌，改善夜尿症。

　　但银杏中也含有银杏毒素，过量食用会引起腹泻。

五谷

各种谷类营养一网打尽！

时令：
冬

多酚

- 防衰老
- 预防糖尿病
- 抗癌

从五谷的黍中可以摄取多酚，它具有抗氧化作用，可以有效美肤，以及预防生活方式病。

保存方法

与白米一样保存于避光阴凉处或冷藏

基本上与白米相同。可以装入密封容器，存放在避光阴凉处，或在冰箱中冷藏。尤其在虫蝇肆虐的夏天，以冷藏为宜。与白米相比，五谷更容易保持原有风味。

烹调及食物搭配手法

可纯五谷，也可掺入料理中烹调食用

一般将适量五谷掺入精白米中蒸煮。纯五谷在煮熟后，还可以夹进汉堡，或掺入肉丸子中食用。

主要营养成分

食物纤维·············5.1克（18克）
蛋白质·············12.6克（50克）
维生素B1···0.34毫克（1.1毫克）
维生素E···0.6毫克（6.0毫克）
钾·············430毫克（2000毫克）
糖分·············65.1克

食用方法提示

苋谷（每100克含量）

食物纤维·····················7.4克
蛋白质·····················12.7克
维生素B1················0.04毫克
维生素E···················1.3毫克
钾·······················600毫克
糖分······················57.5克

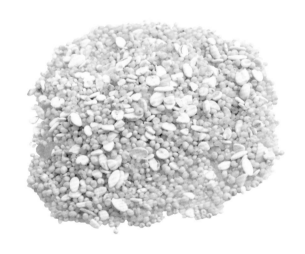

此处介绍的"五谷"，是指2015年版《日本食品标准成分表》（第七版）中规定的成分，包括米、大麦、粟、黍、稗5种谷类。

五谷的植物生化素，取决于其中所包括的谷类，比如黍、粟、稗中含有多酚，每一种都具有很强的抗氧化作用。

从特点来看，大麦一般在加热、碾碎后压成麦片，和大米一起蒸煮；黍和粟是欧亚大陆广泛种植，原产于中亚等地的杂粮；稗是种植在日本的杂粮。每一种谷物都含有丰富的钾、磷、铜等元素，粟还富含铁等矿物质。

玉米

时令：
夏

黄色的玉米黄质
可以预防视力低下、动脉硬化

颜色及植物生化素的力量

玉米黄质（类胡萝卜素）

- 抗氧化
- 预防视力低下
- 预防动脉硬化

类胡萝卜素物质玉米黄质也是黄色的色素成分，具有抗氧化作用，可以预防视力低下及动脉硬化。

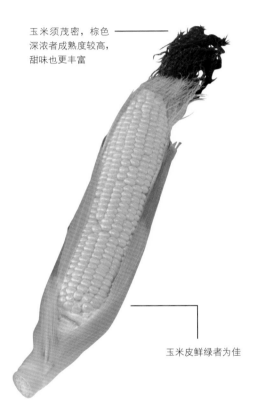

玉米须茂密，棕色深浓者成熟度较高，甜味也更丰富

玉米皮鲜绿者为佳

保存方法

尽早食用，以防营养流失

收获之后，玉米的营养价值便开始降低，应尽早食用。带皮用保鲜膜包裹，放入冰箱冷藏。未及食用的玉米，可以水煮之后冷冻保存。

烹调及食物搭配手法

与含有赖氨酸的肉、蛋类搭配食用

玉米的蛋白质中，必需氨基酸——赖氨酸含量较小，与含有赖氨酸的肉、蛋、乳制品搭配食用，可提高蛋白质的营养价值。

主要营养成分

维生素B1——0.15毫克（1.1毫克）
维生素B2——0.1毫克（1.2毫克）
维生素B6——0.14毫克（1.2毫克）
钾————290毫克（2000毫克）
食物纤维————3克（18克）
糖分————13.8克

食用方法提示

水煮（每100克含量）

维生素B1————0.12毫克
维生素B2————0.1毫克
维生素B6————0.12毫克
钾————290毫克
食物纤维————3.1克
糖分————15.5克

玉米可以晒干作为谷物食用，而甜玉米（未成熟）则作为蔬菜食用。

玉米鲜艳的黄色来自类胡萝卜素物质玉米黄质，其抗氧化作用对预防动脉硬化和视力低下有一定效果。此外，玉米胚芽中含有丰富的亚油酸和维生素B1。亚油酸对控制胆固醇升高很有效，但摄入过量会产生血栓。

玉米与小麦、稻谷被并称为三大谷物，富含碳水化合物及脂质，而甜玉米的胚芽则含有维生素B1、维生素B2、维生素E，以及钾、磷等矿物质。因必需氨基酸赖氨酸含量较小，与蛋、毛豆等搭配食用可互补营养素。

梨

时令:
秋

多酚可预防癌症
其他成分可改善便秘

多酚

- 抗氧化
- 抗癌
- 防衰老

多酚是植物的味道或色素成分，通过光合作用产生。它具有抗氧化作用，近年来还凭借抗癌及防衰老效果而备受瞩目。

保存方法

用厨房纸巾包裹以防失水

一般可常温保存，食用前1天～数小时可放入冰箱冷藏。为避免失水，可以用厨房纸巾包裹，以此延长保鲜时间。

烹调及食物搭配手法

分解蛋白质，有助于消化肉类

梨的蛋白酶可以分解蛋白质，有助于消化肉类。在制作韩国料理时，有时会加入磨碎的梨肉，以此为肉类调味。

主要营养成分

烟酸············0.2毫克（12毫克）
钾············140毫克（2000毫克）
食物纤维············0.9克（18克）
糖分············10.4克

※ 数据取自日本梨

食用方法提示

制成梨罐头（每100克含量）

烟酸············0.1毫克
钾············75毫克
食物纤维············0.7克
糖分············18.4克

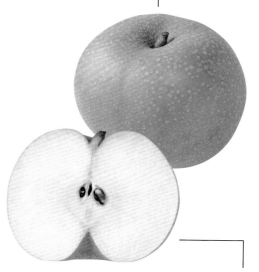

蒂挺直，籽横向
生长者较甜

青梨的果皮透明，
是品质优良的标志

红 梨家族的"长十郎"，以及蓝梨家族的"20世纪"曾经是日本的代表性品种，而今市面上主要出售的是"幸水""丰水""新高""新水"等品种。

多酚有很强的抗氧化性，除了抑制活性氧，还有杀菌作用，预防癌症的效果也值得期待。

梨肉清爽的甜味中含有山梨醇成分，可以防止脂质氧化以及淀粉老化，在消除便秘、调节肠内环境方面都有一定效果。维生素和矿物质的含量虽然不高，但所含的柠檬酸、苹果酸等有助于消除疲劳。

梨香脆的口感，来自石细胞木质素与食物纤维戊糖的结块，对改善便秘有一定效果。

夏橙

时令：
夏

色素成分葡萄内酯
可以有效防衰老及美肤

颜色及植物生化素的力量

葡萄内酯

- 抗癌
- 防衰老
- 美肤

果皮所含的色素成分葡萄内酯，具有抗氧化作用。除了预防癌症，还可以收获防衰老及美肤的效果。

保存方法

制成橘子酱可长期保存

装入塑料袋可冷藏保存。将果皮和果肉制成橘子酱或用砂糖腌制，可以长期保存。如需食用果皮，应先放入热水中去除苦味，再将果皮弄软。

烹调及食物搭配手法

白瓤和果皮富含营养素，建议一并食用

白瓤和果皮中含有大量食物纤维及橙皮甙（维生素P），一并制成橘子酱，可更加全面地摄取营养素。

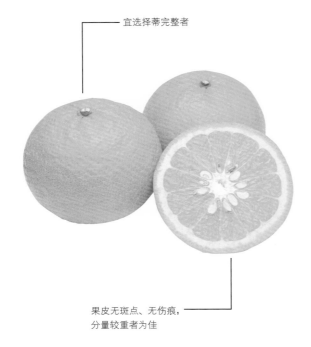

宜选择蒂完整者

果皮无斑点、无伤痕，分量较重者为佳

主要营养成分

维生素C	38毫克 (100毫克)
叶酸	25微克 (240微克)
钾	190毫克 (2000毫克)
食物纤维	1.2克 (18克)
糖分	8.8克

食用方法提示

制成夏橙罐头

（每100克含量）

维生素C	14毫克
叶酸	12微克
钾	92毫克
食物纤维	0.5克
糖分	18.9克

绿色蔬果

红色/紫色蔬果

橙色/黄色蔬果

白色蔬果

棕色/黑色蔬果

夏橙是与"温州蜜柑"齐名的代表性柑橘类水果，但因太酸而人气衰减，以至于让出了"甜夏橙"的宝座。

夏橙的色素成分是葡萄内酯，是主要存在于果皮中的植物生化素。它具有抗氧化作用，可以有效预防癌症和衰老。因对保持头发和皮肤的健康、美丽有一定效果，而被用于制造美容产品。此外，橘络、白瓤、果皮中还含有一种多酚物质——橙皮甙，具有抑制中性脂肪的作用。

夏橙的酸味来自柠檬酸，可以控制代谢，缓解疲劳。通过与维生素C的相乘作用，达到预防高血压，强化肝脏功能等多种效果。

胡萝卜

时令:
春

丰富的β-胡萝卜素及番茄红素
可降低罹患癌症的风险

β-胡萝卜素

● 抗氧化
● 抗癌
● 防衰老

胡萝卜富含β-胡萝卜素，产于东洋的胡萝卜，其红色来自番茄红素，二者都具有很高的抗氧化性，可以有效预防癌症。

茎的断面太粗，坚硬的芯部也较大，不宜选择

西洋胡萝卜橙色更加浓郁，β-胡萝卜素含量也更高

保存方法

擦干水分，保存于避光阴凉处

建议保存在避光阴凉处或冰箱中。因其不耐潮湿和干燥，应擦干水分，装入塑料袋保存。寒冬可以用报纸包裹，避光保存在阴凉处。

烹调及食物搭配手法

带皮直接烹调

表皮下方也有大量β-胡萝卜素，因此如果是无农药种植的胡萝卜，建议带皮直接烹调。

主要营养成分

维生素A……720微克（700微克）
维生素B6……0.1毫克（1.2毫克）
叶酸…………21微克（240微克）
钾……………300毫克（2000毫克）
食物纤维……2.8克（18克）
糖分…………………6.5克

食用方法提示

带皮水煮（每100克含量）

维生素A………………710微克
维生素B6………………0.09毫克
叶酸……………………17微克
钾………………………270毫克
食物纤维………………3.0克
糖分……………………5.4克

β-胡萝卜素正是从胡萝卜中发现的，因此胡萝卜所含的β-胡萝卜素含量无人能敌。中等大小的胡萝卜，摄取一半便可满足成年女性一天所需的平均量。西洋胡萝卜特有的鲜艳橘色来自β-胡萝卜素，而东洋系胡萝卜（如京人参※）的红色则来自番茄红素。番茄红素虽然没有维生素A的效果，但也具有很强的抗氧化作用，可以有效预防癌症、心脏病、动脉硬化等。

有数据表明，胡萝卜中所含的因子可以增加白细胞数量，提高免疫力，降低罹患癌症的风险。医学界也因此达成了一个共识，即"胡萝卜具有预防癌症的功效"。胡萝卜所含的矿物质以钾为多，可以稳定血压，预防血栓和动脉硬化。

※京人参：也称"金时人参"。日语中将胡萝卜称"人参"，这是京都府及京都农协会为主指定的蔬果品牌。

菠萝

时令：夏

酸味成分柠檬酸
是治愈疲劳机体的良药

颜色及植物生化素的力量

柠檬酸

- 缓解疲劳
- 提高免疫力
- 预防感冒

柠檬酸是一种酸味成分，可以防止造成疲劳的物质——乳酸在体内堆积，具有通过复合作用缓解疲劳的功效。

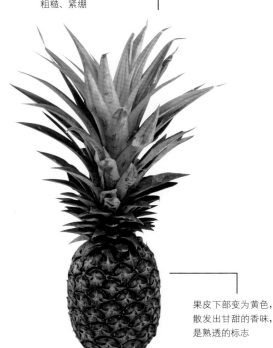

食用未熟的果肉会因消化不良而导致腹泻，且舌头变得粗糙、紧绷

果皮下部变为黄色，散发出甘甜的香味，是熟透的标志

保存方法

叶的部分朝下，可使甜味遍及整个菠萝

用厨房纸巾包裹，在避光、阴凉且通风良好处常温保存，直至空气中开始飘散浓郁果香时即可食用。如已切开，可用保鲜膜覆住断面冷藏，以防水分流失。

烹调及食物搭配手法

菠萝蛋白酶与猪肉搭配，激发出超群功效！

搭配糖醋肉或烤猪肉，都是聪明之选。这是因为菠萝中的菠萝蛋白酶可以分解蛋白质，软化肉质，有助人体消化。

主要营养成分

维生素B1——0.08毫克 (1.1毫克)
维生素B6——0.08毫克 (1.2毫克)
维生素C——27毫克 (100毫克)
钾——150毫克 (2000毫克)
食物纤维——1.5克 (18克)
糖分——11.9克

食用方法提示

榨果汁 (纯果汁每100克含量)

维生素B1——0.04毫克
维生素B6——0.07毫克
维生素C——6毫克
钾——210毫克
食物纤维——0克
糖分——11.0克

菠萝中含有蛋白质分解酶菠萝蛋白酶，有助于人体消化肉类等动物性蛋白质，预防胃胀、烧心。

菠萝还含有有助于代谢碳水化合物的维生素B1，可以有效缓解疲劳，以及预防夏季疲乏、食欲不振等症状。而在植物生化素方面，酸味成分柠檬酸使导致疲劳的乳酸难以在体内堆积，通过复合作用治愈疲劳。同时，柠檬酸还可以增进食欲，是能量吸收的好助手。维生素C与柠檬酸的相乘作用，还可有效作用于皮肤保健。

具有卓越利尿作用的钾，改善便秘的食物纤维等的共存，使菠萝成为一种营养丰富、全面的优秀水果。

香蕉

时令：全年

水果中的优等生
保健功效数不胜数

多酚

● 抗氧化
● 抗癌
● 预防生活方式病

　　除含有多酚类，血清素的放松效果，果糖的能量供给，使香蕉成为运动和学习时的最佳食物。

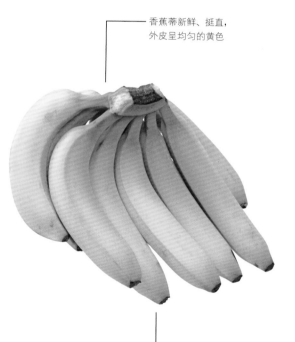

香蕉蒂新鲜、挺直，
外皮呈均匀的黄色

外皮出现斑点，是可以食用的标志。
如未能马上食用，请勿购买发黑、
暗沉的香蕉

保存方法

不耐低温，一般常温保存

香蕉不耐低温，一般常温保存即可。用保鲜膜卷住香蕉柄的部分，继而包裹整捆香蕉，可延长保鲜期。如果是未熟的香蕉，可以与苹果装入同一个塑料袋，在乙烯的作用下催熟。

烹调及食物搭配手法

越熟越甜，抗氧化力也随之提高

香蕉越熟越甜，抗氧化力也随之提高。外皮上出现的棕色斑点被称为"糖点"，是适合食用的标志。加入牛奶、鸡蛋可以制成美味的奶昔。

主要营养成分

维生素B6……0.38毫克（1.2毫克）
维生素C……16毫克（100毫克）
叶酸…………26微克（240微克）
钾……………360毫克（2000毫克）
食物纤维………1.1克（18克）
糖分……………21.4克（21.4克）

食用方法提示

制成香蕉干（每100克含量）

维生素B6…………1.04毫克
维生素C……………Tr（微量）
叶酸………………34微克
钾…………………1300毫克
食物纤维……………7.0克
糖分………………71.5克

　　香蕉是水果中的优等生，保健功效数不胜数。其中，为身体提供能量的甜味成分——果糖、葡萄糖、蔗糖等特别易于被身体吸收。因此经常可以看到运动员在比赛前后食用香蕉，以迅速补充能量的场景。

　　从植物生化素来说，香蕉中含有各种多酚，可以抑制细胞氧化，在各种成分的相乘作用下，达到预防癌症的效果。

　　香蕉中含有淀粉，因此具有持久力，对因血糖下降导致脑部营养不足的人士来说是最好的水果。抑制衰老、预防动脉硬化的维生素C，预防高血压的钾等有效调节身体机能的营养成分，在香蕉中的含量也很可观。因此，香蕉是适合全年食用的水果。

木瓜

时令：
夏

番茄红素

含有可以强效抗氧化的

颜色及植物生化素的力量

番茄红素

- 抗氧化
- 抗癌
- 预防生活方式病

番茄红素虽然不会转化为维生素A，但具有强抗氧化性。抑制活性氧的功效也很强，可以有效预防癌症和衰老。

保存方法

未熟果可在20摄氏度左右进行追熟

如果表皮的绿色面积较大，可用报纸包裹，置于室温20摄氏度下追熟。追熟完成，果肉颜色完全变黄之后，保存在冰箱蔬菜格中，尽早食用。

烹调及食物搭配手法

加入柠檬或酸橙汁

木瓜本身不酸，加入柠檬或酸橙汁，可以激发出甜味，还可以加强维生素C的功效。对木瓜独特香味不适应的人士建议如此食用。

主要营养成分

维生素A……40微克（700微克）
维生素C……50毫克（100毫克）
维生素E……0.3毫克（6.0毫克）
钾…………210毫克（2000毫克）
食物纤维…………2.2克（18克）
糖分…………………7.3克

※ 数据取自熟透的木瓜

食用方法提示

未熟果（每100克含量）

维生素A………………10微克
维生素C………………45毫克
维生素E………………0.1毫克
钾……………………190毫克
食物纤维………………2.2克
糖分…………………7.2克

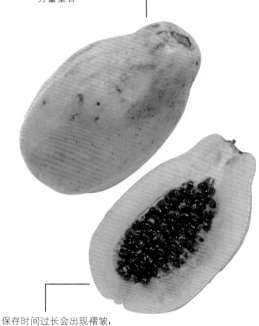

宜选择表面有光泽，分量重者

保存时间过长会出现褶皱，请注意检查

木瓜是日本人熟悉的热带水果之一，熟透的果肉可作为甜品生食，未熟的果肉则可以做成料理。在冲绳或东南亚各国，人们还将绿色的未熟木瓜切成丁，用来拌沙拉或炒菜。

木瓜含有抗氧化性很强的色素成分——番茄红素，可以预防癌症和生活方式病。此外，木瓜也含有大量维生素C，而熟果中还含有β-胡萝卜素、维生素E。三重营养素功效叠加，可抑制人体内活性氧的产生。木瓜汁中的木瓜蛋白酶有助于消化肉类，防止胃胀和烧心。

枇杷

时令:夏

具有强抗氧化性

枇杷所含的色素成分β－隐黄质

β－隐黄质（类胡萝卜素）

● 抗癌
● 预防动脉硬化
● 预防高血压

抑制癌变的功效是β-胡萝卜素的5倍。枇杷中还含有绿原酸、鞣酸等植物生化素。

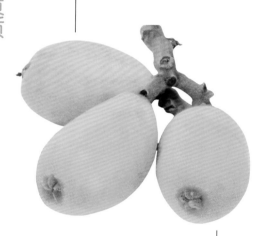

宜选择蒂挺直，
果皮有弹性者

果皮上密布绒毛及
白色粉末者较新鲜

保存方法

建议常温保存

在通风良好处常温可保存3天左右。食用前2～3小时再放入冰箱，可使口感更佳。剥皮之后果肉会立即变色，因此建议尽早食用。

烹调及食物搭配手法

滴上若干柠檬汁，可激发果肉甘甜

酸度低，食用时滴上若干柠檬汁，可添加新鲜的酸味，使果肉更加甘甜。此外，用白酒或冰糖泡成枇杷酒也不错。

主要营养成分

维生素A……68微克（700微克）
钾…………160毫克（2000毫克）
食物纤维………1.6克（18克）
糖分………………9.0克

食用方法提示

制成枇杷罐头（每100克含量）

维生素A……………39微克
钾………………………60毫克
食物纤维…………………0.6克
糖分………………………19.2克

枇杷原产于中国，果肉多汁，富含β-胡萝卜素，在体内转化为维生素A，可以保护眼睛黏膜，保护视力。

枇杷所含的β-隐黄质，抑制癌变的功效是β-胡萝卜素的5倍，预防癌症自不必说，还可以预防动脉硬化，改善高血压等。

在果皮和果核周围富含多酚物质绿原酸，这是一种含有苦味成分，可以抑制致癌物质的生成，抑制其活性，有皮肤保健的效果。此外，枇杷叶中还含有柠檬酸、苹果酸、鞣酸等成分，因此也用于制药。

甜香瓜

时令：
夏

以β-胡萝卜素及维生素C为老年人的健康保驾护航

颜色及植物生化素的力量

β-胡萝卜素

● 抗癌
● 预防心脏病
● 防衰老

具有很强的抗氧化性，对预防衰老、癌症及生活方式病都有作用。与具有同样作用的维生素C叠加，发挥双重效果。

保存方法

未熟时置于常温下追熟

市面上出售的瓜一般未熟透，可在室温下追熟。切开的瓜可除去籽，用保鲜膜包覆，放入冰箱。请注意，一经冷藏便会停止继续成熟。

烹调及食物搭配手法

熟透的瓜最适宜生食

熟透的瓜生食最为美味。与香蕉一起制成酸奶冰沙，可以调节肠内环境。如果切开后发现尚未全熟，可考虑腌渍后食用。

主要营养成分

维生素A	黄15/白0微克
	（700微克）
维生素C	黄/白30毫克
	（100毫克）
叶酸	黄/白50微克
	（240微克）
钾	黄/白280毫克
	（650毫克）
糖分	6.8克

食用方法提示

散发出甜香味时即可食用

市面上出售的瓜一般未熟透，可在室温下追熟。如果切开后发现尚未全熟，可考虑腌渍后食用。

瓜皮无伤痕者为佳

宜选择分量重者

日本种植甜香瓜的历史可谓悠久，多为圆形和圆筒形，体量大的也有1千克左右。在植物学上被归为甜瓜类。

虽然甜味和香味乏善可陈，但甜香瓜的一大特点是风味柔和。因其有利于控制碳水化合物和热量，很适合减肥中的人士食用。

黄心甜香瓜中含有强抗氧化性的β-胡萝卜素，同时还有大量的维生素C，在抗氧化之外，还可以防止癌变，抑制体内细胞的老化，以及预防动脉硬化。同时，其中所含的叶酸有抑制痴呆症和脑梗死的作用，适合老年人作为点心摄取。

此外，甜香瓜的含水量约90%，钾的含量相当可观，十分有利于排尿，以及排除体内多余的钠。

杧果

时令：
夏

柠檬黄及维生素C、维生素E
发挥着抗氧化的作用

颜色及植物生化素的力量

柠檬黄（多酚）

- 抗氧化
- 抗癌
- 预防糖尿病

杧果中的天然色素是柠檬黄，与维生素C、维生素E共同发挥着抗氧化的作用。同时还含有β-胡萝卜，并且随着成熟度的提高而增加。

保存方法

避免冷藏，代之以常温下追熟

未熟的杧果如放入冰箱，将会中止继续成熟，因此应在常温下进行追熟。如需冷藏，应事先装入塑料袋。

烹调及食物搭配手法

与甜味水果拌沙拉食用可消除疲劳

在果肉上切出网格状，取出果核后食用。杧果与含有大量葡萄糖、果糖的葡萄、甜瓜等一起拌成沙拉，有助于消除疲劳。

主要营养成分

维生素A……51微克（700微克）
维生素C……20毫克（100毫克）
维生素E……1.8毫克（6.0毫克）
叶酸………84微克（240微克）
钾…………170毫克（2000毫克）
糖分………………………15.6克

食用方法提示

直接做成甜品

为使常温下追熟的杧果甜味倍增，可在食用前1～2个小时再放入冰箱。此外，杧果与鲜奶油是绝佳搭配。

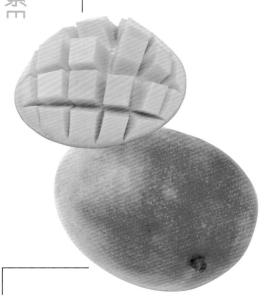

宜选择果肉整体颜色均匀且肉厚者

用指尖触碰果皮，如感觉到柔软的弹力，说明果肉已熟透

杧果与番荔枝、山竹合称世界三大名果，是南国盛产的水果。

黄色果肉中所含的柠檬黄是一种多酚物质，也是类黄酮家族的色素，可以抑制过氧化脂质的生成，达到预防癌症、糖尿病的效果。

果肉甜味浓郁，含有β-胡萝卜素、维生素C、维生素E以及抗氧化维生素，具有抑制活性氧活动的作用，还可以防止细胞的老化。杧果富含各种具有抗氧化性的成分，其相乘作用值得期待。

另外，杧果还含有相对丰富的食物纤维，可以有效改善便秘。近年来，杧果在保健、美容领域都具有很高的人气。

温州蜜柑

时令：冬

可提高癌症预防效果

外皮、黄色内皮与果肉同食

颜色及植物生化素的力量

β-隐黄质

- 抗氧化
- 抗癌
- 美肤

强抗氧化功效可以提高免疫力，预防生活方式病及美肤。

保存方法

避免叠放，可常温长期保存

可以常温保存，但蜜柑不耐高温和潮湿，叠放在纸箱中容易发霉。为了保证良好的通风，请将纸箱置于阴凉处存放。如需冷藏，也应事先用塑料袋分装。

烹调及食物搭配手法

鲜食是摄取维生素的最佳方式

维生素C易溶于水，也不耐热，因此建议鲜食。果胶、类黄酮等较多存在于果皮、内皮、橘络，是营养丰富的水果。

主要营养成分

维生素A……84微克（700微克）
维生素B1……0.1毫克（1.1毫克）
维生素C……32毫克（100毫克）
钾…………150毫克（2000毫克）
糖分…………………11.0克

※取自温州蜜柑的正常数据

食用方法提示

榨汁（纯果汁每100克含量）

维生素A……………………35微克
维生素B1…………0.06毫克
维生素C……………………29毫克
钾……………………………130毫克
糖分…………………………10.6克

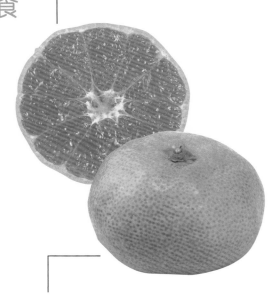

橙色浓郁，表面平滑，蒂的断面小者为佳

宜选择果皮薄，果肉紧实、充盈、饱满者

温州蜜柑中含有大量的维生素C，食用中等大小的蜜柑3～4个，即可满足每日摄取维生素C100毫克的标准量。白色的橘络中含有橙皮甙，具有强化毛细血管，预防动脉硬化的功效。

抗氧化程度在β-胡萝卜素之上的色素成分β-隐黄质，在温州蜜柑中含量可观。而苦味成分柠檬烯、萜类化合物等，则是有效抗癌的植物生化素。这些营养素的作用，结合维生素C、维生素E的抗氧化性，还可以发挥预防脑卒中和心脏病的功效。蜜柑的内皮中所含的水溶性食物纤维——果胶，还可以改善便秘，抑制胆固醇及血糖值的升高。

迷你胡萝卜

个头虽小
β-胡萝卜素却含量超群

时令: 冬

β-胡萝卜素

● 抗氧化
● 抗癌
● 防衰老

β-胡萝卜素在体内转化为维生素A，与维生素C、维生素E发挥着相乘作用。

保存方法

不耐潮湿，宜用报纸包裹保存

不耐潮湿、闷热，应擦拭干净，用报纸包裹，避光保存在阴凉处。夏季可放入冰箱蔬菜格冷藏。也可以煮硬之后擦干水分，用保鲜膜包裹，冷冻保存。

烹调及食物搭配手法

甘煮※以摄取全面营养

β-胡萝卜素是脂溶性营养素，建议将带皮胡萝卜与黄油、砂糖、盐、胡椒、水一起煮软食用。

※甘煮：加糖煮。

主要营养成分

维生素A······500微克 (700微克)
维生素B6······0.1毫克 (1.2毫克)
维生素K······13微克 (150微克)
钾············340毫克 (2000毫克)
食物纤维········2.7克 (18克)
糖分··············4.8克

食用方法提示

适合含煮※1或与咖喱同煮

日式做法是利用出汁※2含煮。因与很多食材都很搭，建议放在浓汤、咖喱或炖菜中。

※1 含煮：将食材在大量汤汁中慢煮，直至充分入味。

※2 出汁：从鲣鱼干及晒干的海带中提取制作而成的调味料。

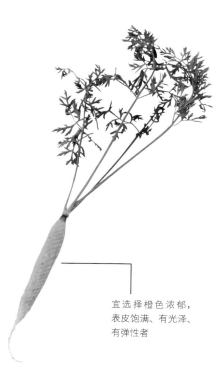

宜选择橙色浓郁，表皮饱满、有光泽、有弹性者

迷你胡萝卜是小型品种的胡萝卜，长约10厘米，口味甜，营养成分丝毫不逊于普通品种。种植简单，培育期短，甚至可以种在阳台上。因此，新鲜采摘，即时摆上餐桌的迷你胡萝卜越来越受人们的欢迎。

迷你胡萝卜中的β-胡萝卜素，其含量在黄绿色蔬菜中数一数二，还可以在体内转化成维生素A，功效在于提高免疫力，预防癌症、心脏病等。β-胡萝卜素含量更高的部分在果皮之下，表皮柔软、一口大小的迷你胡萝卜，可以有效地摄取胡萝卜素。而且受热快，烹饪时间短，可以减少加热所导致的营养损失。

柚子

时令：
秋

清爽香味让头脑清爽、身心放松

颜色及植物生化素的力量

柠檬烯

- 抗压
- 提高免疫力
- 稳定心神

作为一种香味成分，柠檬烯具有良好的放松效果。它可以刺激交感神经，激活大脑，从而提高代谢。

果实饱满者为佳

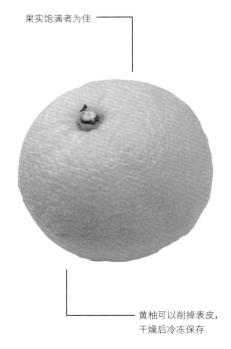

黄柚可以削掉表皮，干燥后冷冻保存

保存方法

整个冷冻可保存1～2个月

果皮呈现未熟果的青色，变黄面积达到70%左右，是果汁最丰富、香味最浓郁的阶段。榨出果汁冷冻保存，或整个装入保鲜袋冷冻保存，也可持续1～2个月保持原有风味。

烹调及食物搭配手法

是最适合制成佐料，或为其他料理添加风味的蔬菜

果皮的香味也可以充分发挥作用，建议制成佐料，或用来为其他料理添加风味。与维生素E搭配，可以提高抗氧化性，适合搭配鮟鱇鱼肝等富含维生素E的食材。

主要营养成分

维生素B1——0.05毫克 (1.1毫克)
维生素C——40毫克 (100毫克)
泛酸————0.29毫克 (5毫克)
钾————210毫克 (2000毫克)
钙————20毫克 (650毫克)
糖分——————6.6克

食用方法提示

制成佐料或为其他料理添加风味

柠檬酸与维生素C的双重抗氧化功效值得期待。在橘醋中滴入柚子汁，用来配鮟鱇鱼鱼肝食用，或用作黄油烤南瓜的佐料。

随着柚子的成熟，柚子皮也会变黄，称"黄柚"，一般秋季上市。果汁酸味强烈，可用来制作橘醋，还可以将柚子皮切碎用于清新空气。

柠檬烯便是柚子所含的芳香成分之一，可以激活大脑，放松身心。富含水溶性维生素C的果皮还可以用来泡水喝。

柚子具有刺激交感神经的功效，可以提神醒脑，加强代谢。提高免疫力、预防癌症的功效也得到了广泛关注。

柚子汁中含有大量柠檬酸，可以提高抗氧化性，与维生素C发挥着双重的作用。此外，柚子增香的特点使之可以与各种各样的食材搭配。

柠檬

时令：秋

多酚助力维生素C
为防衰老功效加分

多酚

- 抗氧化
- 预防生活方式病
- 防衰老

多酚具有抗氧化作用，为维生素C助力。柠檬还含有促使胶原蛋白生成的果胶，以及抗过敏成分木犀草素。

保存方法

不耐低温，可以保存在冰箱蔬菜格中

进口柠檬中添加了防腐剂，常温下可以长期保存，但日本产的柠檬只可存放1周左右。柠檬不耐低温，可以装入塑料袋，保存在冰箱蔬菜格中。

烹调及食物搭配手法

果皮腌渍后食用

果皮富含多酚，一种具有抗氧化性的营养素，可以用橄榄油浸泡后食用。

主要营养成分

维生素C······50毫克（100毫克）
烟酸············0.1毫克（1.2毫克）
泛酸············0.18毫克（5毫克）
叶酸············19微克（240微克）
钾·············100毫克（2000毫克）
糖分·············8.6克

※ 数据取自占全果30%的果汁100克

食用方法提示

与生牡蛎搭配食用

维生素C除了具有抗氧化作用，还可以加强铁的吸收，与含铁的蛤仔或生牡蛎搭配食用，效果更佳。

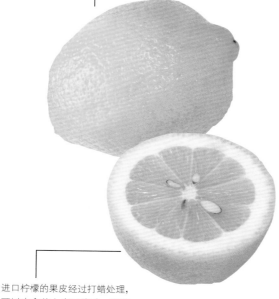

宜选择表皮饱满，呈完美的纺锤形，分量重者

进口柠檬的果皮经过打蜡处理，可以在食盐上来回滚动，将蜡去除

檬含有大量抗氧化维生素、有机酸，是一种美容效果显著的水果。

柠檬中的各种多酚，具有强力抗氧化作用，还可对维生素C的作用提供助力。苦味成分来自多酚物质橙皮甙，对毛细血管保健、抑制内出血都有效果。柠檬汁所含的柠檬酸可以分解体内的疲劳物质，芳香成分则起到缓解压力的作用。因此，柠檬被人们推崇为有助长葆青春的水果。

说起维生素C的含量，柠檬在柑橘类水果中堪称翘楚。促使胶原蛋白生成的维生素C还具有抗氧化性，可以有效强壮血管，防止血栓、动脉硬化及高血压。

可以提高免疫力、
击溃疾病！

白色蔬果的特点是，其中含有许多具有抗癌功效的成分。除此之外，还含有强身健体不可或缺的成分，可以提高免疫力和杀菌。

异黄酮可以预防乳腺癌，蘑菇类中含有丰富的β-葡聚糖，大蒜和葱类中含有丙烯素，有助于提高免疫力和抗癌。

异黄酮

异黄酮属于多酚类，多存在于大豆、鹰嘴豆等豆类中。其作用与女性荷尔蒙类似，可以有效预防乳腺癌，以及缓解更年期障碍，因此被视为女性之友。对于骨质疏松也有预防功效。

β-葡聚糖

葡聚糖是含有葡萄糖的多糖类总称，其代表是蘑菇类中富含的β-葡聚糖。因其具有很强的抗癌功效，利用蘑菇进行抗癌药物研制的脚步一直没有停止。除了抗癌，β-葡聚糖还可以提高免疫力，促进免疫系统正常工作，在预防过敏及生活方式病方面也值得人们期待。

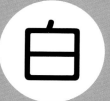

白

色蔬果

具有预防癌症及抗菌作用，

大蒜素

　　大蒜和葱类特有的刺激成分，来自硫丙烯的大蒜素。大蒜散发出的强刺激气味的根源便是该成分。它既有预防癌症的功效，也有很强的杀菌作用。它还可以增强免疫力，保护身体免受病毒和细菌的侵害。和维生素B1一同摄取，会转化成蒜硫胺素。这种物质在体内长期留存，有助于缓解疲劳。因此，大蒜素可说是保护健康的强效、可靠的成分。

苜蓿

时令：全年

是增强体力的好帮手

含有加强基础代谢的二十八醇

颜色及植物生化素的力量

二十八醇

- 缓解疲劳
- 增强体力
- 抗压

二十八醇是候鸟的体力加油站，对肌肉功能有很大助益。最适合消除疲劳，调节身体机能的平衡。

宜选择根部透明，茎部雪白，口感爽脆者

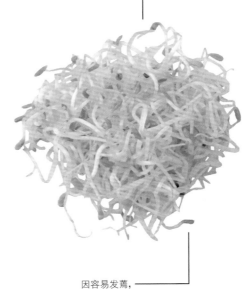

因容易发蔫，最好买回当天即食

保存方法

不耐保存

如未能当天食用，可装入塑料袋，排出空气，放入冰箱蔬果格保存。因不耐保存，建议尽早食用。原则上要求买回当天即食。

烹调及食物搭配手法

与类胡萝卜素一同食用

苜蓿所含的维生素E与维生素C、β-胡萝卜素一起食用，三者的相乘作用将提高抗氧化性。因此建议与胡萝卜等一起拌沙拉食用。

主要营养成分

维生素B6……0.1毫克 (1.2毫克)
维生素E……1.9毫克 (6.0毫克)
维生素K……47微克 (150微克)
叶酸……56微克 (240微克)
食物纤维……1.4克 (18克)
糖分……0.6克

食用方法提示

拌沙拉

苜蓿甚宜与橙子、葡萄等水果搭配。所含的脂溶性维生素E与沙拉酱中的油分结合，可以提高吸收率。

自古以来，中亚地区的人们都将苜蓿作为牧草种植和使用。在食芽类蔬菜中，苜蓿的个头最小，芽细且嫩，可以直接用来拌沙拉。

苜蓿几乎没有绿叶，因此β-胡萝卜素含量有限，所含植物生化素为二十八醇，可以调节身体机能，有效地增强体力，缓解疲劳，强化心脏功能。是适宜在疲劳时食用的蔬菜。

苜蓿还含有维生素E，具有抑制过氧化脂质生成，抑制老化，预防癌症，控制胆固醇升高的作用。与含有维生素A、维生素C的食材搭配，可以加强上述功效。

土当归

时令：**春**

可调节机体及自主神经

色素及芳香成分

颜色及植物生化素的力量

类黄酮

● 抗氧化

● 抗癌

● 防衰老

　　类黄酮作为一种色素成分，其抗氧化性可以预防癌症和衰老。香味成分萜烯类则可以调节自主神经。涩味成分来自多酚。

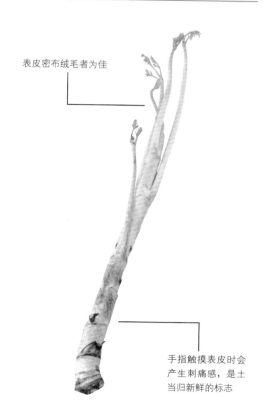

表皮密布绒毛者为佳

手指触摸表皮时会产生刺痛感，是土当归新鲜的标志

保存方法

保存时切忌日晒

日晒会使土当归变硬。为免于此，应用报纸包裹，保存在避光阴凉处。如需长期保存，可切成适宜大小，稍煮之后冷冻保存，也可盐渍保存。

烹调及食物搭配手法

烹饪前浸入醋水，以防变色

强烈的涩味主要集中在外皮周围，因此应削去较厚的外皮。切好之后马上浸入含少量醋的水中，以防断面变色。

主要营养成分

叶酸…………19微克（240微克）
钾…………220毫克（2000毫克）
钙……………7毫克（650毫克）
磷…………25毫克（800毫克）
食物纤维………1.4克（18克）
糖分………………2.9克

食用方法提示

经水过滤（每100克含量）

叶酸…………………19微克
钾…………………200毫克
钙……………………6毫克
磷…………………23毫克
食物纤维……………1.6克
糖分…………………1.8克

　　土当归原是日本全国野生的植物，但现在基本上实行培土软化种植，无须光照。嫩茎和芒尖的部分可食用，香味独特，口感脆嫩。

　　除钾之外，苜蓿所含的营养素总体较低，但含有植物生化素多酚。类黄酮具有抗氧化作用，并以预防癌症和衰老的功效而知名，还可以阻断致癌物质的活性，防止细胞突变，而抗菌、抗病毒的功效也很值得期待。

　　芳香成分来自萜烯，具有调节自主神经的作用，有利于稳定心神，被中医用于发汗、镇痛、利尿、消炎等。

红葱头

时令: 夏

在大蒜素的作用下
体内的疲乏得以消解

颜色及植物生化素的力量

大蒜素 (硫丙烯)

● 预防感冒
● 缓解疲劳
● 提高免疫力

大蒜素是辛辣与臭味成分的来源，具有提高免疫力及抗氧化作用，可以有效预防癌症，缓解疲劳以及预防感冒。

保存方法

用酱油或甜醋腌渍

可以如薤头一般，用味噌、酱油、甜醋腌渍保存。因腌渍时间短而称"即席渍"。如直接保存，可装入塑料袋，放入冰箱蔬菜格冷藏。

烹调及食物搭配手法

与维生素B1同食，可提高功效

在摄入硫丙烯大蒜素的同时，如有维生素B1的参与，则可以提高其功效。还可以用来为煎猪肉调味，或作为蒲烧鳗的箸休 ※。

※ 箸休：日料中为转换心情或清爽口腔而提供的小菜。

主要营养成分

维生素B6	0.11毫克 (1.2毫克)
维生素K	6微克 (150微克)
钾	290毫克 (2000毫克)
锰	0.37毫克 (3.5毫克)
食物纤维	11.4克 (18克)
糖分	6.4克

食用方法提示

生食

洗净后直接食用或切碎食用，也可以蘸味噌食用。还可以与含有维生素B1的烤紫菜同食。

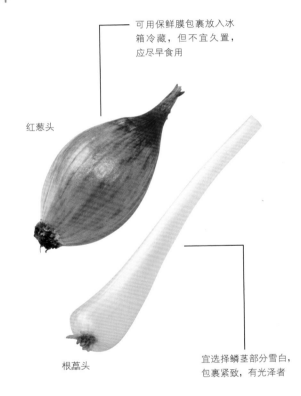

可用保鲜膜包裹放入冰箱冷藏，但不宜久置，应尽早食用

红葱头

根薤头

宜选择鳞茎部分雪白，包裹紧致，有光泽者

由形似薤头的鳞茎（长在地下的茎）和绿色的茎叶（附着于地上茎的叶）组成，独特的辣味和刺激性味道是其代表性标签。日本市面上的红葱头是培土软化种植的"根薤头"，商品名为"红葱头"。

辣味和刺鼻的气味来自硫化物硫丙烯（含大蒜素），葱类及大蒜中普遍含有该物质，具有强抗氧化性和杀菌功效。除了预防癌症和生活方式病，还可以有效消除疲劳，消解压力。

另一种值得关注的营养成分是食物纤维。与其他蔬菜相比，水溶性食物纤维在红葱头中的含量更高，可以有效控制胆固醇、血压，抑制血糖值的升高。

金针菇

时令: **秋**

颜色及植物生化素的力量

β-葡聚糖

- 提高免疫力
- 抗癌
- 预防生活方式病

具有提高免疫力等功效，可以预防感冒、生活方式病以及抗癌。

宜选择色白且饱满、菌盖未完全打开，摸上去无黏糊感者

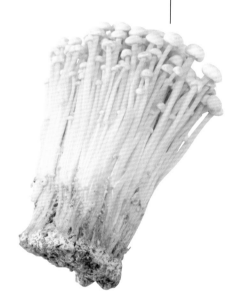

保存方法

连同包装袋一起放入冰箱冷藏

连同包装袋一起放入冰箱冷藏，但根部被切去会使其迅速丧失新鲜度，建议保留根部，掰成小棵保存。切成适宜大小也可冷冻保存。

烹调及食物搭配手法

适合用于各种烹调

金针菇无特殊味道，口感脆，可以广泛用于凉拌、做汤料、烫火锅，或用黄油炒。因食物纤维丰富，建议有便秘之虞的人士食用。

主要营养成分

维生素B1	0.24毫克 (1.1毫克)
维生素B2	0.17毫克 (1.2毫克)
烟酸	6.8毫克 (12毫克)
泛酸	1.4毫克 (5毫克)
钾	340毫克 (2000毫克)
糖分	3.7克

食用方法提示

水煮 (每100克含量)

维生素B1	0.19毫克
维生素B2	0.13毫克
烟酸	3.7毫克
泛酸	0.96毫克
钾	270毫克
糖分	3.3克

金针菇原是野生于朴树、桑树、米槠等阔叶树枯木上的菌类，而市面上出售的白色"金针菇"则是在暗室中种植的。

金针菇所含的植物生化素主要是β-葡聚糖，以提高免疫力而著称，还可以预防癌症和感冒。因其具有提高免疫力的功效，在预防感染症方面也值得一说，因此而成为人们餐桌上的常客。

B族维生素在金针菇中也含量颇丰。维生素B1可以改善碳水化合物的代谢，去除造成疲劳的物质，激活大脑。维生素B2则是蛋白质、脂质、碳水化合物代谢不可少的营养素，可以通过分解过氧化脂质，防止细胞的老化。

杏鲍菇

时令:
夏

作为低热量食物而受减肥人士欢迎

作用于预防感冒及癌症

绿色蔬果

红色/紫色蔬果

橙色/黄色蔬果

白色蔬果

棕色/黑色蔬果

颜色及植物生化素的力量

β-葡聚糖

- 提高免疫力
- 抗癌
- 预防生活方式病

与杏鲍菇所含的 B 族维生素合作，提高人体免疫力，有效恢复体力、预防癌症。

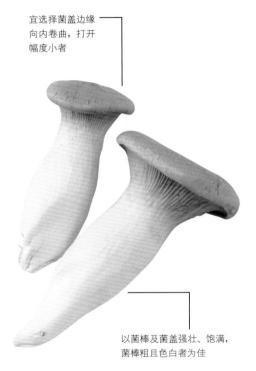

宜选择菌盖边缘向内卷曲，打开幅度小者

以菌棒及菌盖强壮、饱满，菌棒粗且色白者为佳

保存方法

注意保存环境的温度及光照

杏鲍菇不耐高温及光照，应用保鲜膜包裹并冷藏。保鲜期短，请尽早食用。一般可装入塑料袋，放入冰箱蔬菜格中保存。

烹调及食物搭配手法

以无损口感的手法烹调

没有特殊气味和味道的杏鲍菇，加热也不会发蔫，因此适合各种加热烹调。因可以很好地保持口感，可以与各种食材搭配制作料理。

主要营养成分

维生素B1——0.11毫克 (1.1毫克)
维生素B2——0.22毫克 (1.2毫克)
维生素D——1.2微克 (5.5微克)
钾————340毫克 (2000毫克)
食物纤维————3.4克 (18克)
糖分————2.6克

食用方法提示

煎食

与蒜片一起刷上橄榄油后煎，再撒上欧芹，滴数滴柠檬汁，既可以升级美味，又保证了维生素C的充分摄取。

杏鲍菇算是菌类中的"新人"，其口感与鲍鱼类似，风味比其他菌类略淡。

在菌类中，在营养价值上堪与杏鲍菇比肩者甚少，所含植物生化素 β-葡聚糖可有效提高免疫力，预防感冒及癌症。

杏鲍菇的食物纤维含量在香菇、玉蕈之上，因此可以调节肠内环境。

与其他菌类一样，杏鲍菇热量很低，同时含有大量泛酸及烟酸，可以有效代谢碳水化合物、脂质、蛋白质。即使加热烹调，菌盖也不至萎缩，从而保持了很好的口感。种种优点，使杏鲍菇成为减肥人士餐桌上不可少的一道美食。

贝割大根

时令:
夏

大量含有抗氧化力强大的成分以及各种维生素

β-胡萝卜素

● 抗氧化

● 抗癌

● 防衰老

富含具有抗氧化功效的β-胡萝卜素,以及各种维生素,辣味成分芥子苷也具有抗氧化性。

宜选择茎色白、水嫩,
叶片绿色浓郁者

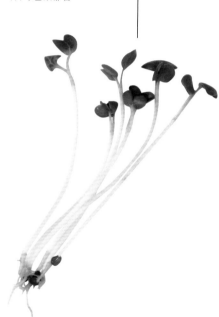

保存方法

让根部吸饱水分后保存

如根部干燥,可吸饱水分后装入塑料袋保存。辣味会随着保存时间而消退,务请尽早食用。注意水分过多会导致烂根。

烹调及食物搭配手法

做成汤菜,摄取溶于水中的维生素

加热烹调会增加甜味,便于大量食用。因富含水溶性维生素,适合做成汤菜、烩菜,将溶于水的维生素一并摄入体内。

主要营养成分

维生素A——160微克(700微克)
维生素B2——0.13毫克(1.2毫克)
维生素C——47毫克(100毫克)
维生素E——2.1毫克(6.0毫克)
维生素K——200微克(150微克)
糖分————————1.4克

食用方法提示

生食

要想充分享受刺激的辛辣味,以及脆嫩的口感,可考虑与其他蔬菜搭配,拌成沙拉或凉菜食用。

近年来,越来越多的人喜欢食用蔬菜苗或蔬菜芽,贝割大根因此而被端上了许多人的餐桌。其辛辣味刺激而清爽,周身绿、白搭配,是夏季消暑的佳品。

贝割大根所含的维生素种类惊人,除β-胡萝卜素、维生素C,还含有大量具有强抗氧化性的维生素E。在维生素C、维生素E、β-胡萝卜素三者的共同作用下,功效得到了进一步提高,在抑制癌细胞、抗压、改善皮肤状态方面具有很好的效果。

辛辣的味道来自芥子苷,它也具有抗氧化性,起到抑制癌细胞活动的作用。虽然单次摄取量有限,却也可以充分摄入营养素。

芜菁

时令:
冬

高营养价值的叶、梗也可入菜
以助全面吸收

绿色蔬果

红色／紫色蔬果

橙色／黄色蔬果

白色蔬果

棕色／黑色蔬果

颜色及植物生化素的力量

异硫氰酸烯丙酯

● 抗菌
● 促消化
● 预防血栓

作为一种辣味成分,可增进食欲,其强效杀菌功效还可以预防食物中毒,起到解毒的作用。还可以预防血栓生成。

保存方法

首先将根与叶切离
买回后立即将根与叶切离,根装入塑料袋,叶则用水浸湿的厨房纸巾包裹保存。

烹调及食物搭配手法

生食可激发淀粉糖化酶的功效
生食根部,可使淀粉糖化酶的作用得以发挥。因含有淀粉酶,也适合与米饭搭配。

主要营养成分

维生素C	19毫克 (100毫克)
泛酸	0.25毫克 (5毫克)
叶酸	48微克 (240微克)
钾	280毫克 (2000毫克)
食物纤维	15克 (18克)
糖分	3.1克

※ 数据取自带皮的根部

食用方法提示

水煮 (每100克含量)

维生素C	16毫克
泛酸	0.22毫克
叶酸	49微克
钾	310毫克
食物纤维	1.8克
糖分	2.9克

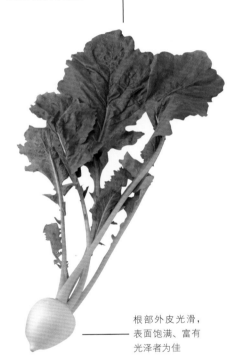

宜选择菜叶水嫩者

根部外皮光滑,
表面饱满、富有
光泽者为佳

无论是白色的根,还是绿色的叶,都各含营养素,各有保健效果。芜菁的甜味在冬季达到峰值,是冬季的时令蔬菜。

芜菁的辣味来自异硫氰酸烯丙酯,刺激的香味可促使唾液分泌,从而达到增食欲、促消化的效果,同时还可以预防血栓生成。

菜叶中的β-胡萝卜素含量接近小松菜,其抗氧化效果与异硫氰酸烯丙酯比肩,是有效预防癌症和老化的成分。因此,连同菜叶一同食用,可保营养无损。

根部含有淀粉酶,有助于消化淀粉,防止胃胀和烧心。芜菁不耐加热,建议生食。

花椰菜

时令:
冬

除维生素C

异硫氰酸烯丙酯还是预防血栓的卫士

异硫氰酸烯丙酯

● 抗菌

● 促消化

● 预防血栓

香味可有效促使唾液分泌,增进食欲。杀菌作用可以预防食物中毒,同时还具有预防癌症的功效。

保存方法

煮硬之后冷冻保存

可以装入塑料袋,放入冰箱冷藏,但花球容易受伤,还可以煮硬之后冷冻保存。为了解冻后仍可享用原有口感,请在冷冻前彻底擦干水分。

烹调及食物搭配手法

甜味成分易溶于水

相较于花球,茎的部分所含的甜味成分更多。但因甜味成分易溶于水,建议使用微波炉或蒸锅来加热或预煮,以便锁住水分。

主要营养成分

维生素B2┄┄0.11毫克(1.2毫克)
维生素C┄┄81毫克(100毫克)
维生素K┄┄17微克(150微克)
泛酸┄┄┄┄┄1.3毫克(5毫克)
钾┄┄┄┄┄┄410毫克(2000毫克)
糖分┄┄┄┄┄┄┄┄┄2.3克

食用方法提示

水煮(每100克含量)

维生素B2┄┄┄┄┄┄0.05毫克
维生素C┄┄┄┄┄┄┄53毫克
维生素K┄┄┄┄┄┄┄31微克
泛酸┄┄┄┄┄┄┄┄0.84毫克
钾┄┄┄┄┄┄┄┄┄220毫克
糖分┄┄┄┄┄┄┄┄┄1.9克

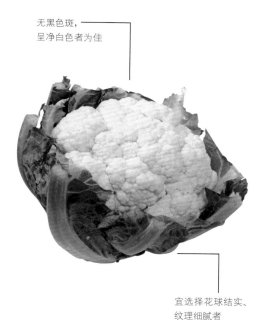

无黑色斑,
呈净白色者为佳

宜选择花球结实、
纹理细腻者

花椰菜是一种十字花科蔬菜,是野生于地中海东部地区的甘蓝菜的改良品种。

花椰菜中含有异硫氰酸烯丙酯,既是植物生化素,也是一种含硫化合物。其辛辣味道可以刺激胃部,达到增进食欲的效果,还可以预防血栓生成。同时,其抑制致癌物质的功效,打造了花椰菜的知名度。

在花椰菜的营养素中,同样值得关注的,是含量达甘蓝菜2倍的维生素C。它可以抑制感冒病毒的作用,冬季多食可预防感冒。还可以促进胶原蛋白的合成,防止黑色素沉淀,堪称美肤利器。

干葫芦丝

丰富的食物纤维 有助于改善便秘

颜色及植物生化素的力量

非水溶性食物纤维

- 改善肠内环境
- 消除便秘
- 预防大肠癌

非水溶性食物纤维可以促进肠蠕动，有效预防大肠癌，还可以预防和消除便秘。

时令：全年

表面颜色会随着存放时间而变黄，但非有害物质

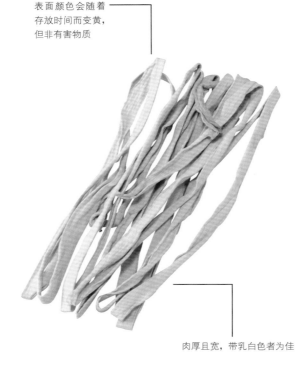

肉厚且宽，带乳白色者为佳

保存方法

不时晾晒，保持干燥

一般需存放在避光阴凉处，但易吸收空气中的湿气。因此，不时取出晾晒，保持干燥可延长保存期。市面上出售的干葫芦丝为了防发霉，一般会事先经过熏制。

烹调及食物搭配手法

建议用作味噌汁中的食材

将长期保存的干葫芦丝泡发后，用水洗净，撒上少许盐，再用热水煮。可以放入味噌汁中，或与黄绿色蔬菜、芝麻凉拌。

主要营养成分

烟酸	2.7毫克 (12毫克)
叶酸	99微克 (240微克)
钾	1800毫克 (2000毫克)
钙	250毫克 (650毫克)
食物纤维	30.1克 (18克)
糖分	38.0克

食用方法提示

水煮 (每100克含量)

烟酸	0.3毫克
叶酸	7微克
钾	100毫克
钙	34毫克
食物纤维	5.3克
糖分	1.9克

干葫芦丝的原料是瓠瓜，将瓜肉切成厚3毫米、宽4厘米的条状，自然晾晒2天左右即成。瓠瓜主要种植在栃木县和茨城县，一般不生吃，而仅用来加工成干葫芦丝。

干葫芦丝中富含食物纤维，其中非水溶性食物纤维特别丰富，当其到达肠道后，可以起到预防便秘，将肠内的有害物质排出体外。

营养素浓缩在晾晒成"干货"的食物中，干葫芦丝中的钾和钙含量因此而增加。钾可以将身体中过量的钠排出体外，防止盐分在体内堆积，从而起到稳定血压的作用。

干萝卜丝

调节肠内环境
是食物纤维的重要供体

时令：
全年

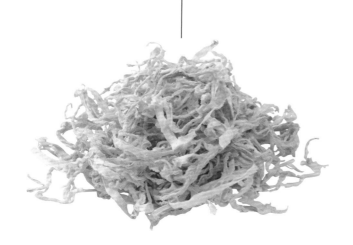

晾晒期从秋到冬，
开春时可能会变成黄色

保存方法

常备以便随时取用

如已变色，可用水清洗、去色。但放入冰箱保存，则可防止变色。在密封的状态下可保存近1年。体积小，不挑保存场所，可以常备以便随时取用。

烹调及食物搭配手法

可以放入煎蛋中烹调

其风味非鲜萝卜可比，且可以提供大量食物纤维，是一种优秀的食品。可以放入味噌汁，也可以与葱一起加入煎蛋中烹调。烹调之前，须在水中泡发20～30分钟。

主要营养成分

维生素B1——0.35毫克 (1.1毫克)
维生素B2——0.2毫克 (1.2毫克)
钾————3500毫克 (2000毫克)
钙————500毫克 (650毫克)
食物纤维————21.3克 (18克)
糖分——————48.4克

食用方法提示

炒牛蒡丝或做成五目煮

可以用干萝卜丝、萝卜叶一起炒牛蒡丝。也可以与莲藕、油豆腐、胡萝卜、蒟蒻等五种食材做成五目煮。

将鲜萝卜切丝，自然晾晒后做成干萝卜丝，是日本人自古以来常备家中的干货。当鲜萝卜中的水分被晒干之后，美味和甜味便被浓缩了，钾、钙、铁等营养素随之骤增，但实际上无法大量食用。

　　干萝卜丝的食物纤维也很丰富，据说有清洁肠道的保健作用。也可以消除便秘，预防大肠癌。钾有助于排出体内多余的钠，有预防高血压的效果。通过抑制胆固醇升高，收获防止生活方式病的功效。

　　维生素B1、维生素B2、维生素B6、烟酸等B族维生素在干萝卜丝中也大量存在，其作用是促进脂质、碳水化合物、蛋白质的代谢，使疲劳远离身体。

芋头

时令:
秋

黏液成分有助于调节肠胃

绿色蔬果 ｜ 红色／紫色蔬果 ｜ 橙色／黄色蔬果 ｜ 白色蔬果 ｜ 棕色／黑色蔬果

颜色及植物生化素的力量

黏蛋白

- 保护胃黏膜
- 消除疲劳
- 提高免疫力

芋头的黏液成分来自黏蛋白及半乳聚糖，黏蛋白可以提高胃肠功能。

表面附着泥土者，
优于表面干燥者

用手指压表面，坚硬
且无松软感觉者为佳

保存方法

不耐寒，建议常温保存
芋头不耐寒，建议用报纸包裹，常温保存。放入冰箱会使其因低温而受伤。水洗容易发霉，因此应在烹饪前再用水清洗。

烹调及食物搭配手法

通过预处理去除多余的黏液
芋头有大量黏液，可以用盐轻轻揉搓表面，水煮将黏液去除，这道预处理不可缺少。搭配富含食物纤维的牛蒡和蒟蒻，还可以提高预防高血压的功效。

主要营养成分

维生素B6┈┈0.15毫克 (1.2毫克)
维生素E┈┈0.6毫克 (6.0毫克)
叶酸┈┈┈┈30微克 (240微克)
钾┈┈┈┈┈640毫克 (2000毫克)
食物纤维┈┈┈┈2.3克 (18克)
糖分┈┈┈┈┈┈10.8克

食用方法提示

水煮 (每100克含量)
维生素B6┈┈┈┈0.14毫克
维生素E┈┈┈┈0.5毫克
叶酸┈┈┈┈┈28微克
钾┈┈┈┈┈┈560毫克
食物纤维┈┈┈┈2.4克
糖分┈┈┈┈┈┈11.0克

在芋类蔬菜中，芋头含水量大，且热量低，同时又富含蛋白质、钾等营养素以及食物纤维。

独特的黏液来自黏蛋白及半乳聚糖，这是蛋白质与碳水化合物结合生成的成分，同时也是一种水溶性食物纤维。黏蛋白可以保护胃黏膜，提高胃肠功能；半乳聚糖则可以抑制血液中胆固醇的升高，降低罹患癌症的风险，以及激活脑细胞。甘露聚糖还具有整肠功效。维生素E的抗氧化性，可以抑制老化，改善血液循环。钾有助于排出体内多余的钠，从而改善高血压。

生姜

时令:
夏

得益于「姜烯酚」

改善血液循环，暖身的功效

姜辣素（姜烯酚）

- 抗菌
- 增进食欲
- 发汗

姜辣素是一种辣味成分，具有除臭作用，还可以抗菌、杀菌。在发汗以及增进食欲方面也有建树。

保存方法

失水干燥会导致纤维增多
在通风良好的常温环境下，可以保存相当长时间。但如失水干燥，则会使纤维增多，建议用浸湿的厨房纸巾包裹保存。磨碎的生姜末可以冷冻保存，随时当作调味料使用。

烹调及食物搭配手法

切碎可使辣味与芳香成分的药用价值升高

将生姜切碎或磨成姜末，可提高其药用价值。与可以预防胃溃疡的甘蓝菜，或富含维生素C的西蓝花一同烹调，有助于加强体力。

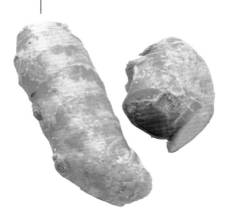

表面无过于坚硬、干燥迹象者为佳

主要营养成分

维生素B6┄┄0.13毫克（1.2毫克）
维生素E┄┄0.1毫克（6.0毫克）
钾┄┄┄┄270毫克（2000毫克）
锰┄┄┄┄5.01毫克（3.5毫克）
食物纤维┄┄┄2.1克（18克）
糖分┄┄┄┄┄┄4.5克

食用方法提示

醋渍（每100克含量）

维生素B6┄┄┄┄0毫克
维生素E┄┄┄┄0.1毫克
钾┄┄┄┄┄┄21毫克
锰┄┄┄┄┄0.78毫克
食物纤维┄┄┄┄2.4克
糖分┄┄┄┄┄┄1.6克

生姜是香辛蔬菜中的代表，具有多种药效，主要来自其所含的辣味和芳香成分。

辣味的主要成分是姜辣素，加热之后转化为姜烯酚。无论加热与否，生姜都具有暖身、促发汗的功效，对感冒、寒症等都有疗效。近年来的研究表明，姜烯酚的抗菌、抗氧化功效可以有效预防癌症，越来越多的人士开始关注这一抗癌食品。

芳香成分姜烯、香茅醛具有强化胃肠功能的功效，中医将其用于止泻及解毒。因其促进了胃液的分泌，食欲也随之得以提高。生姜中还含有蛋白质分解酶，不妨将其磨成生姜末调味，或加入其他炒菜中增香，根据不同料理加以各种应用。

白瓜

时令:
夏

口感脆弹，且可有效改善便秘

绿色蔬果 ｜ 红色／紫色蔬果 ｜ 橙色／黄色蔬果 ｜ 白色蔬果 ｜ 棕色／黑色蔬果

颜色及植物生化素的力量

食物纤维

- 调节肠内环境
- 抗癌
- 预防生活方式病

具有调节肠内环境的作用，还可以促使胆固醇及有害物质排出，达到预防生活方式病及癌症的效果。

宜选择瓜皮富有光泽，且颜色不致过白，分量重者

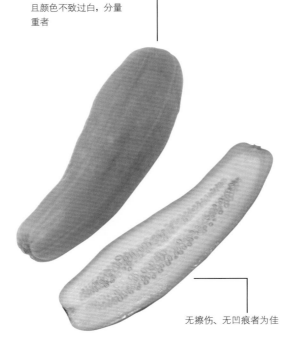

无擦伤、无凹痕者为佳

保存方法

用保鲜膜包裹冷藏

为避免失水干燥，可以用保鲜膜包裹后冷藏。但保鲜期短，还是建议尽早食用。如已切开，剩余的部分可以挖去瓜子，同样用保鲜膜包裹冷藏。

烹调及食物搭配手法

味道浅淡，可用盐或米糠腌渍

利用盐或米糠盐渍，做成小菜品尝，或用来点缀椀物、葛煮※等日式料理，既清淡又美味。料理中加入生姜，对祛寒很有帮助。

※椀物：装在带盖漆木碗中的汤菜。葛煮：用葛粉烹调的菜品。

主要营养成分

维生素K	29微克（150微克）
叶酸	39微克（240微克）
钾	220毫克（2000毫克）
食物纤维	1.2克（18克）
糖分	2.1克

食用方法提示

盐渍（每100克含量）

维生素K	44微克
叶酸	43微克
钾	220毫克
食物纤维	2.2克
糖分	1.5克

白瓜与甜瓜、真桑瓜属于同一家族。但与甜瓜不同的是，白瓜几乎不含糖分，因此多作为蔬菜食用。其中富含的食物纤维具有调节肠内环境的功效，可以促进胆固醇及有害物质的排出，可以预防动脉硬化、糖尿病、癌症等。

白瓜中的钾含量较高，有助于排出体内多余的钠，在抑制血压上升、利尿方面有所建树。但如做成腌渍菜，因盐分超高，容易导致钠的过量摄取。白瓜还含有促进血凝及钙吸收的维生素K，以及食物纤维。

当我们有增进食欲的需求时，不妨品尝白瓜料理，享受其独特的脆弹口感吧。

酸茎菜

时令:
冬

菜叶中满满的β-胡萝卜素
以抗氧化作用达到预防癌症的效果

β-胡萝卜素

- 抗癌
- 预防心脏病
- 防衰老

绿色菜叶具有抗氧化作用，可以预防癌症和生活方式病，并且保持体内细胞的年轻态。

保存方法

腌渍以长期保存

鲜酸茎菜可以装入塑料袋，放入冰箱冷藏。如需长期保存，则建议腌渍。但腌渍之后也需冷藏，并在赏味期限内食用完毕。

烹调及食物搭配手法

味道浅淡，适合用盐或米糠腌渍

腌酸茎菜可以切下直接食用，也可以切碎后加入炒饭，煎蛋等，食用方法多种多样。但无论何种方式，都请注意避免摄入过量盐分。

主要营养成分

维生素B2···········叶0.13/根0.03毫克(1.2毫克)
维生素C·····叶73/根13毫克(100毫克)
维生素K···········叶280/根0微克(150微克)
钾·········叶680/根310毫克(2000毫克)
糖分···········叶1.4/根3.0克

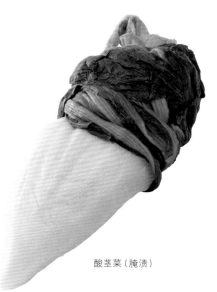

酸茎菜（腌渍）

食用方法提示

腌渍（每100克含盐）

维生素B2···········0.11毫克
维生素C···········35毫克
维生素K···········270微克
钾···········390毫克
糖分···········0.9克

黄绿色蔬菜酸茎菜又名"加茂菜"，是芜菁的一种，也是京都的传统蔬菜。菜叶肥厚、挺直，根呈短圆锥形，二者皆可入菜，但一般腌渍食用。菜叶富含β-胡萝卜素，具有很强的抗氧化性，可以预防癌症和生活方式病，还可以保持细胞健康，防止老化，保持头发、皮肤的年轻态。

维生素K可以补足蛋白质的作用，有助于预防出血。叶酸除有助生成红细胞，还能够合成制造细胞必需的核酸。维生素B2与蛋白质合成息息相关，具有保持皮肤正常的功效。

萝卜

时令：冬

具有抗氧化性，最宜用以制作配菜

特有的刺激性辣味成分

绿色蔬果

红色／紫色蔬果

橙色／黄色蔬果

白色蔬果

棕色／黑色蔬果

颜色及植物生化素的力量

异硫氰酸烯丙酯

- 抗菌
- 促消化
- 预防血栓

可以促进唾液分泌，达到增进食欲、促进消化的效果。同时，在预防癌症及解毒方面也可起到一定作用。

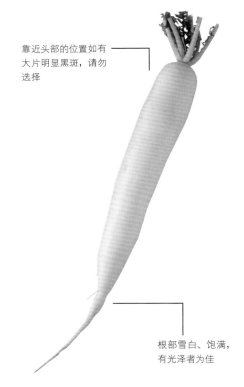

靠近头部的位置如有大片明显黑斑，请勿选择

根部雪白、饱满，有光泽者为佳

保存方法

将叶与根切离，分别保存如带萝卜叶，可用报纸包裹，避光保存在阴凉处。切去叶和根的萝卜应冷藏保存。萝卜叶迅速焯水，沥干水分后冷冻保存，可以延长保鲜期。

烹调及食物搭配手法

根部做成萝卜泥，确保营养无损

萝卜根属于浅色蔬菜，萝卜叶属于黄绿色蔬菜。根部淀粉酶作用较强，但不耐加热，因此建议做成萝卜泥食用。

主要营养成分

维生素C	12毫克（100毫克）
泛酸	0.12毫克（5毫克）
叶酸	34微克（240微克）
钾	230毫克（2000毫克）
食物纤维	1.4克（18克）
糖分	2.7克

※ 数据取自带皮根部

食用方法提示

水煮（每100克含量）

维生素C	9毫克
泛酸	0.1毫克
叶酸	38微克
钾	210毫克
食物纤维	1.6克
糖分	2.9克

萝卜中含有各种酶，有助于提高胃肠功能，因此被誉为"自然消化剂"。

辣味成分异硫氰酸烯丙酯便是其中一种，它使舌头感受到特有的辛辣味，可以刺激唾液分泌，从而达到增进食欲、促进消化的作用。异硫氰酸烯丙酯本身的多种功能性有助于解毒，这也是萝卜的价值所在。

从消化功能来说，用于分解淀粉的淀粉酶也很重要，它可以促进淀粉的消化，预防烧心和胃胀。根尖的酶活性更强，建议一并食用。生吃萝卜泥，则可高效摄取其中的营养素。

大豆

时令:
全年

女性身体的闺蜜
有效缓解更年期障碍及美肤

异黄酮

● 缓解更年期障碍
● 美肤
● 预防乳腺癌

　　异黄酮在调节荷尔蒙、美肤方面都有功效。大豆还含有大豆卵磷脂、大豆皂苷等，对女性保健大有裨益。

保存方法

装入自封袋，保持密封状态

将大豆装入自封袋，抽干空气，在密封状态下放入冰箱冷藏。也可以煮硬后冷冻保存。长期放置在常温中有损风味。

烹调及食物搭配手法

与鹿尾菜搭配食用，使皂苷更加美味

大豆皂苷可以抑制血液中的脂质和胆固醇的氧化，但过量摄取也会对甲状腺产生不好的影响。适合与鹿尾菜搭配食用。

主要营养成分

蛋白质 ……… 33.8克 (50克)
维生素B1 — 0.71毫克 (1.1毫克)
维生素E … 2.3毫克 (6.0毫克)
钾 ……… 1900毫克 (2000毫克)
食物纤维 ……… 17.9克 (18克)
糖分 ……………… 11.6克

食用方法提示

水煮 (每100克含量)

蛋白质 ………………… 14.8克
维生素B1 ………… 0.17毫克
维生素E …………… 1.6毫克
钾 ………………… 530毫克
食物纤维 ……………… 6.6克
糖分 ………………… 1.8克

无虫眼、无斑点，少褶皱，形状规整等都是品质的保证

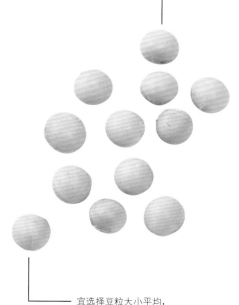

宜选择豆粒大小平均，色泽鲜艳者

以　蛋白质为主要成分的大豆，被人称作"田里种出的肉"。人体无法充分生成的必需氨基酸，在大豆中的含量也恰到好处。

　　大豆中的植物生化素主要是大豆卵磷脂，以及大豆皂苷。前者因能够调节荷尔蒙而知名，可以有效缓解更年期障碍，保持皮肤的良好状态；后者所具有的抗氧化性则可以预防生活方式病及老化，从保健、美容层面上来说，都是值得摄取的营养素。

　　其他营养成分包括维生素B1、维生素B2、维生素E等维生素类，钾、钙、铁等矿物质，食物纤维也很丰富。

菊苣

时令：冬

苦味成分菊苣酸
具有强抗氧化性

颜色及植物生化素的力量

菊苣酸

- 抗氧化
- 强化肝脏功能
- 促消化

菊苣酸具有强化肝脏功能的功效，有助于身体消除疲劳，在促进消化及抗氧化方面也大有贡献。

保存方法

用保鲜膜包裹紧实，冷藏保存

菊苣不耐干燥和寒气，建议买回当日即食用。如需保存，可用保鲜膜包裹，放入冰箱蔬菜格冷藏。

烹调及食物搭配手法

搭配含铁的食材，可预防贫血

与铁量丰富的蛤仔、文蛤、菠菜等搭配，做成美味的清汤食用，可以预防贫血。滴入柠檬汁后焯水，可以防止出现黑斑。

主要营养成分

维生素E……0.2毫克（6.0毫克）
维生素K……8微克（150微克）
钾………170毫克（2000毫克）
钙………24毫克（650毫克）
食物纤维………1.1克（18克）
糖分………2.8克

食用方法提示

作为海鲜料理的配菜

在意大利，人们会将菊苣在烤箱中加热后，作为煎扇贝的配菜。苦苣微苦的味道，与脂质丰富的肉类料理是绝佳搭配。

宜选择菜叶包裹紧实，表面水嫩，富有光泽者

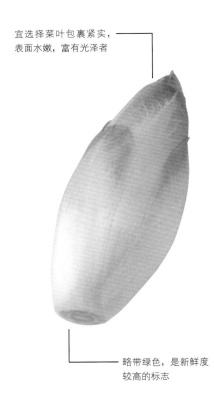

略带绿色，是新鲜度较高的标志

菊苣（chicory）是法国料理中的常客，人们更习惯于称其"endive"。其形状、大小都好似白菜心，菜叶微苦。

虽然菊苣中所含的维生素和矿物质较少，但从俗称"菊苣酸"的苦味成分中，却能收获各种各样的效果。菊苣酸是多酚和酒石酸合成的产物，凭借多酚特有的强抗氧化性，抑制体内活性氧的作用，强化肝脏的功能。菊苣酸集中在根部，在德国，人们会将根晒干、烘焙、粉碎后制成"菊苣咖啡"，作为糖尿病的特效药。

菊苣特有的芳香成分和苦味成分，可以刺激胃酸分泌，有助消化，从而防止胃胀、烧心。

山药

时令：秋

黏液中含有大量助消化的成分

果胶

- 促消化
- 保护胃黏膜
- 强化内脏功能

黏蛋白是黏性的主要成分，也是水溶性食物纤维，可以保护胃黏膜，促进消化，以及预防生活方式病。

保存方法

可以捣成泥后冷冻保存

山药不耐干燥，建议用厨房纸巾包裹，放入冰箱或保存在避光阴凉处。捣成泥后装入保鲜袋，也可冷冻保存。

烹调及食物搭配手法

加热食用亦美味

山药加热后口感松软，与生食口感完全不同。所含的淀粉酶可以分解淀粉，适合搭配白米饭食用。

主要营养成分

维生素B1……0.1毫克（1.1毫克）
泛酸……………0.61毫克（5毫克）
钾………………430毫克（2000毫克）
食物纤维……………1克（18克）
糖分…………………12.9克

食用方法提示

水煮（每100克含量）

维生素B1…………0.08毫克
泛酸………………0.5毫克
钾…………………430毫克
食物纤维……………1.4克
糖分………………11.2克

宜选择凹凸不明显，粗壮，下部笔直、饱满者

长须根者纤维较多，口感稍逊

山药属于薯蓣科蔬菜，带有独特的黏液，与其同属的蔬菜还有"大和芋"，都可以生食。

所含的淀粉酶可以分解淀粉，正适合与白米饭同食。

黏液的主成分之一是黏蛋白，可以保护胃黏膜，促进消化，强化内脏功能。山药还含有另一种黏性成分——黏液蛋白，可以起到降血糖的作用。山药独特的黏液中，可谓集合了各种各样的保健功能。

钾也是山药中含量不小的营养素，它可以调节体内水分的平衡，提高利尿作用，对控制血压帮助很大。

大蒜

时令：
夏

大蒜素的抗氧化性
可起到抗癌的作用

颜色及植物生化素的力量

大蒜素（硫丙烯）

● 抗氧化
● 预防感冒
● 消除疲劳

大蒜素作为一种芳香成分，具有杀菌作用，可以预防感冒。其抗氧化功效还可以预防癌症等疾病，加热食用还可预防血栓。

保存方法

将蒜瓣带皮拆开，垂直保存装入网格袋，垂挂在通风良好处。或者将蒜瓣带皮拆开，用保鲜膜包裹，放入冰箱冷藏。新鲜大蒜用酱油浸泡在密封容器中，随时可以作为调味料使用。

烹调及食物搭配手法

切成蒜末或捣成蒜泥，都可提高药用价值

大蒜切碎后，其中的细胞被破坏，酶的功能被激活，大蒜的功效随之加强。切碎后静置10分钟左右，香味和药效都会进一步提高。

主要营养成分

维生素B1……0.19毫克（1.1毫克）
维生素B6……1.53毫克（1.2毫克）
钾…………510毫克（2000毫克）
磷…………160毫克（800毫克）
食物纤维…………6.2克（18克）
糖分…………21.3克

食用方法提示

炒菜（每100克含量）

维生素B1…………0.23毫克
维生素B6…………1.80毫克
钾…………610毫克
磷…………200毫克
食物纤维…………6.8克
糖分…………23.8克

绿色蔬果 | 红色／紫色蔬果 | 橙色／黄色蔬果 | 白色蔬果 | 棕色／黑色蔬果

宜选择外皮色白，分量重，饱满、圆润者

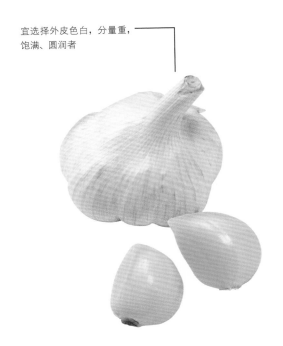

大蒜是重口味料理中不可缺少的香辛料，自古以来被世界各地的人们公认为天然杀菌剂。

大蒜主要的功效来自辣味成分大蒜素。大蒜本身含有大量硫丙烯，这也是普遍存在于葱类植物中的成分。当大蒜被切碎或磨成末时，硫丙烯的一部分——蒜氨酸在酶的作用下转化为大蒜素，具有预防癌症的功效。而加热后的大蒜进入体内，则可使血行通畅，并转化为可以预防血栓的阿霍烯。

大蒜素在体内与维生素B1合成，可提高吸收率，使能量代谢更加顺畅。这也正是将大蒜用作强壮剂的原因。

白菜

时令: 冬

抗癌、防血栓、促代谢效果显著！

异硫氰酸烯丙酯

- 抗菌
- 促消化
- 预防血栓

除了预防癌症，异硫氰酸烯丙酯还可以提振食欲、预防血栓，促进代谢和消化。

宜选择菜叶之间无缝隙，包裹紧实，具有一定弹性者

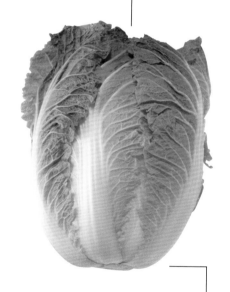

对半切开，可通过断面的白色判断新鲜度

保存方法

在根部切口以保持鲜度

如果保存完整的白菜，可以用厨房纸巾包裹，放置于避光低温处。如果已切开，则建议用保鲜膜包覆，装入塑料袋，放入冰箱蔬菜格保存。

烹调及食物搭配手法

维生素C多存在于外侧的菜叶中

白菜的维生素C含量因其部位而不同，以外侧的深色菜叶中的含量为最高，因此应通过涮火锅或做成汤菜的形式完整摄取。内侧的菜叶建议生食。

主要营养成分

维生素C	19毫克 (100毫克)
维生素K	59微克 (150微克)
叶酸	61微克 (240微克)
钾	220毫克 (2000毫克)
钙	43毫克 (650毫克)
糖分	1.9克

食用方法提示

水煮 (每100克含量)

维生素C	10毫克
维生素K	87微克
叶酸	42微克
钾	160毫克
钙	43毫克
糖分	1.5克

白菜是浅色蔬菜中的一员，绿色较深的部分如黄绿色蔬菜一样，含有大量的 β-胡萝卜素和维生素C。

白菜中还含有芥子油苷，一种预防癌症的成分，经过咀嚼或研磨之后，便转化为辣味成分异硫氰酸烯丙酯。该成分中的萝卜硫素，具有抑制致癌物质、预防癌症的作用，因此而得到人们普遍的关注。此外，多食白菜还可以增进食欲、促进消化，预防血栓，强化代谢等。

白菜中的维生素C可以起到预防感冒，消解压力，消除疲劳等作用，用白菜烫火锅或做成汤菜，连同汤汁一同摄取，可以避免水溶性的维生素C和钾的流失。

发芽玄米

不同于玄米的营养成分
可有效稳定精神状态

时令:
全年

颜色及植物生化素的力量

γ-氨基丁酸

● 缓解压力

● 强化内脏功能

● 预防高血压

γ-氨基丁酸是一种强神经抑制性氨基酸,可以缓解压力,强化肾脏、肝脏的功能。

保存方法

装入密封罐,避光保存在阴凉处

为避免串味和受潮,务请密封保存于避光、阴凉处。如少量保存,可密封冷藏于冰箱。如煮熟后未能尽食,可用保鲜膜包裹冷藏保存。

烹调及食物搭配手法

比玄米更柔软,适合使用电饭煲炊煮

在发芽过程中,米粒变得比玄米更加柔软,且与精白米一样适合使用电饭煲炊煮。米粒与牙齿摩擦发出的声音,脆如气泡爆裂一般。如不适应如此口感,建议与精白米混煮。

主要营养成分

碳水化合物 …………74.3克
维生素B1……0.35毫克(1.1毫克)
维生素B6……0.34毫克(1.2毫克)
泛酸…………0.75毫克(5毫克)
锰…………2.07毫克(3.5毫克)
糖分…………………71.2克

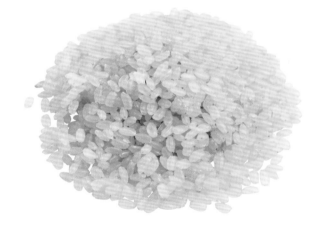

食用方法提示

炊煮(每100克含量)

碳水化合物 …………35.0克
维生素B1 …………0.13毫克
维生素B6…………0.13毫克
泛酸…………0.36毫克
锰…………0.93毫克
糖分…………33.2克

玄 米未经泡水而直接发芽,便可获得发芽玄米。经过发芽,米粒变得比玄米更加柔软,同时增加了γ-氨基丁酸(GABA)。

GABA是一种存在于大脑和脊髓中的强神经抑制性氨基酸,它可使兴奋的神经趋于稳定,从而达到缓解压力的效果。此外,它还可以激活肾脏的功能,促进排尿,从而有效降低血压。还可以激活肝脏的功能,提高能量消耗。

在维生素类方面,发芽玄米含有代谢糖分不可或缺的维生素B1,分解蛋白质必需的B族维生素,以及大量用于代谢三大营养素的泛酸,而矿物质的比例也很合理。

鹰嘴豆

异黄酮的功效
女性的福音

时令:
全年

异黄酮

- 缓解更年期障碍
- 美肤
- 预防乳腺癌

异黄酮具有调节荷尔蒙平衡的作用,对缓解更年期障碍及美肤都有效果。

保存方法

如需冷冻,务请连同汤汁一并保存

装入密封容器,保存于避光阴凉处,也可以在冰箱蔬菜格中冷藏。水煮之后放入冰箱,务请在一天之内食用。冷冻保存时,营养素也会溶解于汤汁中,因此请连同汤汁一并冷冻保存。

烹调及食物搭配手法

煮之前用水泡一夜

干豆清洗之后,泡在大量清水中,翌日换水煮至理想软度。煮好之后可以拌沙拉或煮干咖喱。

主要营养成分

维生素B1	0.37毫克 (1.1毫克)
维生素B6	0.64毫克 (1.2毫克)
铁	2.6毫克 (10.5毫克)
铜	0.84毫克 (0.8毫克)
磷	270毫克 (800毫克)
钾	1200毫克 (2000毫克)
糖分	45.2克

食用方法提示

水煮 (每100克含量)

维生素B1	0.16毫克
维生素B6	0.18毫克
铁	1.2毫克
铜	0.29毫克
磷	120毫克
钾	350毫克
糖分	15.8克

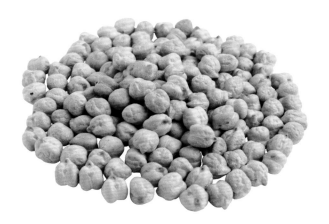

鹰嘴豆是原产于西亚的豆科植物,也称"鸡心豆"。

与大豆一样,鹰嘴豆也含有异黄酮,其功效类似女性荷尔蒙雌激素,是调节体内平衡的营养素。除了缓解造成精神不适的更年期障碍之外,还在皮肤保健,癌症预防等方面发挥着广泛的作用,因此对于各个年龄段的女性来说都是福音。

有助于糖分代谢的维生素B1,促进酒精代谢的烟酸,预防恶性贫血及痴呆症的叶酸,在人体内发挥辅酶作用的泛酸等维生素,在鹰嘴豆中也含量可观。

在矿物质方面,铜可以促进铁的利用,含量丰富的钾则可以预防贫血。

平菇

时令：
秋

绿色蔬果

红色/紫色蔬果

橙色/黄色蔬果

白色蔬果

棕色/黑色蔬果

具有提高免疫力的功效

β-葡聚糖作为菌类的主要成分

颜色及植物生化素的力量

β-葡聚糖

- 提高免疫力
- 抗癌
- 预防生活方式病

作为菌类的主要成分，β-葡聚糖具有提高免疫力的功效，可以有效预防癌症及生活方式病，以及促进铁的吸收。

宜选择菌盖饱满、有光泽，菌棒粗细均匀者

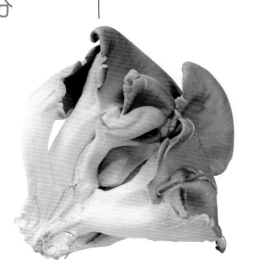

保存方法

如未及食用，可浸泡于橄榄油中保存

未煮过的平菇可用保鲜膜包裹，冷藏保存。未及食用的则可用橄榄油炒过，冷却后装入容器，密封保存，注意确保橄榄油没过平菇。

烹调及食物搭配手法

与含有硫丙烯的食材搭配
平菇含维生素B1，如与大蒜、韭菜等含硫丙烯的食材一并摄入，可提高吸收效率。维生素D则可以加强钙的吸收，因此也很适合与乳制品搭配。

主要营养成分

维生素B1	0.4毫克	(1.1毫克)
维生素B2	0.4毫克	(1.2毫克)
维生素D	0.3微克	(5.5微克)
烟酸	10.7毫克	(12毫克)
钾	340毫克	(2000毫克)
糖分	3.6克	

食用方法提示

水煮 (每100克含量)

维生素B1	0.3毫克
维生素B2	0.27毫克
维生素D	0.5微克
烟酸	7毫克
钾	260毫克
糖分	2.9克

平菇拥有平板的菌盖，白色的菌棒，以及浅淡的味道。野生平菇生长在阔叶树的树墩上，拥有堪比鲍鱼的独特风味。市面上出售的大多为人工栽培的品种，人们将其种在铺满木屑和米糠的容器中。近年来，日本市售的盆栽平菇商品名一般为"本占地"。

平菇中含有菌类的主要成分——β-葡聚糖，这是一种多糖类的食物纤维，其作用在于激活白细胞的免疫细胞功能，提高免疫力，保护人体免受病毒的侵害。在预防癌症、生活方式病方面有一定效果。同时，作为低热量食物，大量摄取也无甚压力。而维生素B1、维生素B2、泛酸、烟酸等支持能量代谢的维生素，在菌类蔬菜中名列前茅。

青花椰苗

冉冉上升的抗癌新星——萝卜硫素

时令:
冬

萝卜硫素

- 预防生活方式病
- 抗癌
- 解毒

因具有预防癌症的功效而受关注,致癌物质在其卓越的解毒作用之下被排出体外。

保存方法

带着纱布冷藏,尽早食用

带着用于发芽的纱布,放入冰箱冷藏。冰箱内温度低于蔬菜格的部分更适宜存放。发蔫或渗出黏液都是鲜度下降的标志,为免于此,务请尽早食用。

烹调及食物搭配手法

充分冲洗,以去除菜籽

纤细的梗之间会混有菜籽,可将芽朝下,用水冲洗之后切掉根。多生食,也可做汤。

主要营养成分

维生素B1……0.08毫克 (1.1毫克)
维生素C……64毫克 (100毫克)
维生素E……1.9毫克 (6.0毫克)
维生素K……150微克 (150微克)
糖分…………………………0.8克

食用方法提示

用于制作佐料亦可

可在家中培植,因此便于少量、逐次摄取。与洋葱、牛蒡等拌沙拉,也可以切碎作为豆腐或面类的佐料。

整个植株饱满、水嫩

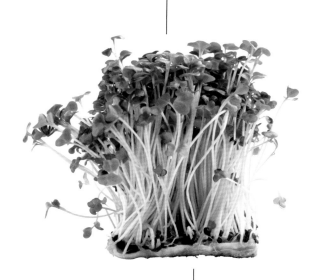

用于发芽的纱布未变脏

西蓝花种子发芽后数天即可长成青花椰苗,可以食用。

青花椰苗中富含的萝卜硫素具有抗氧化作用,而其预防癌症的功效则来自很强的解毒作用。

青花椰苗富含维生素E,这在蔬菜中并不多见,同时也含有大量的维生素K。叶酸、维生素B1、维生素C虽比西蓝花本身少,但相对量却更大。维生素E具有很强的抗氧化能力,因此也被称为"抗衰老维生素",它可以抑制沉积在内脏中的过氧化脂质的生成,有预防癌症、动脉硬化、大脑衰老等作用。外加萝卜硫素功效的加持,青花椰苗奠定了其在保健蔬菜中的地位。

蘑菇

时令：
春

绿色蔬果

红色／紫色蔬果

橙色／黄色蔬果

白色蔬果

棕色／黑色蔬果

丰富的泛酸及植物生化素
为免疫力提升助力

颜色及植物生化素的力量

β-葡聚糖

- 提高免疫力
- 抗癌
- 预防生活方式病

　　β-葡聚糖是菌类的主要成分，可以激活白细胞的免疫细胞功能，有效地提高免疫力。在抗癌及预防生活方式病方面也有一定效果。

白色、棕色品种的蘑菇肉质肥厚、菌棒粗壮、菌盖展开幅度较小者为佳

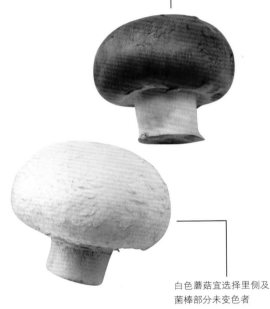

白色蘑菇宜选择里侧及菌棒部分未变色者

保存方法

烹调之前再清洗或刀切

用保鲜膜包裹，放入冰箱冷藏。沾水易加速变质，应尽量避免清洗。如用刀切开，断面会发生氧化，因此也应避免。也可切成薄片后，蘸取柠檬汁冷冻保存。

烹调及食物搭配手法

用于熬制高汤，充分调出其美味

泛酸不耐热，建议用醋拌成沙拉食用，整个香煎或烤制食用。也适用于熬制高汤，充分调出聚谷氨酸的美味。

主要营养成分

泛酸·········1.54毫克（5毫克）
钾·········350毫克（2000毫克）
铜·········0.32毫克（0.8毫克）
食物纤维·········2克（18克）
糖分·········0.1克

食用方法提示

水煮（每100克含量）

泛酸·········1.43毫克
钾·········310毫克
铜·········0.36毫克
食物纤维·········3.3克
糖分·········0.4克

　　蘑菇是原产于欧洲的菌类，肉质肥厚，其法语名称"champignon"也广为人知。蘑菇有白色、棕色两种，后者的风味比前者更加浓郁。

　　蘑菇中的植物生化素以β-葡聚糖为主，可以提高免疫力，助力人体卫士——白细胞的功能，也可有效预防癌症。

　　在菌类中，蘑菇的泛酸含量也较高，有助于皮肤、黏膜保健，提高免疫力，抗压，以及促进有益胆固醇的增加。泛酸也是肾上腺皮质激素等的合成不可或缺的营养素。

豆芽

时令：
全年

辣味成分异硫氰酸烯丙酯
使人体免受癌症、血栓困扰

异硫氰酸烯丙酯

● 抗菌

● 抗癌

● 预防血栓

作为植物特有的辣味成分，异硫氰酸烯丙酯可以有效预防癌症、血栓。同时含有保护胃壁的维生素U。

保存方法

尽量在购买当日食用完毕
豆芽鲜度容易下降，外表容易变色，维生素C会迅速损耗，因此建议购买当天即食用完毕。冷藏时不宜放在蔬菜格中。保存时间太长会变色或产生异味。

烹调及食物搭配手法

适合搭配含有维生素E的食材
与强抗氧化性的维生素E搭配，有助于提高维生素C防衰老的功效。加入韭菜炒牛肝中，可以使牛肝中所含的β-胡萝卜素效果升级。

主要营养成分

维生素C……8毫克（100毫克）
维生素E……0.1毫克（6.0毫克）
叶酸………41微克（240微克）
食物纤维……1.3克（18克）
糖分……………1.3克

※ 数据取自绿豆芽

食用方法提示

水煮（每100克含量）
维生素C………………2毫克
维生素E………………0.1毫克
叶酸……………………33微克
食物纤维………………1.5克
糖分……………………0.8克

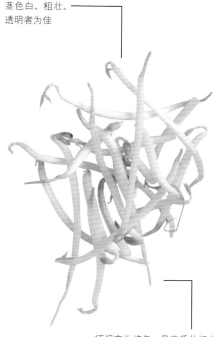

茎色白、粗壮、透明者为佳

须根变为棕色，是变质的标志。长度短者味道较佳，营养价值较高

绿豆、大豆都可以用来发豆芽，市面上出售的多为使用"黑吉豆"发的豆芽。豆芽是食物纤维的供给源，还含有优质的植物蛋白质（豆的部分）、维生素B1、维生素B2、钙、铁、叶酸等。而异硫氰酸烯丙酯（硫丙烯）是一种含硫化合物，是蔬菜中的辣味成分，也是植物生化素。除预防癌症，还具有著名的预防血栓的功效，是对保健有很大贡献的蔬菜。

此外，豆类在发芽过程中生成的维生素C，弥补了豆类营养素的缺失。加热烹调后的豆芽口感佳，可大量食用，是日常餐桌上很好的维生素来源。

雪莲果

时令：冬

水分充盈如脆梨
低热量令减肥者享用无忧

颜色及植物生化素的力量

绿原酸（多酚）

- 控制胆固醇升高
- 控制血糖
- 防衰老

绿原酸属于多酚物质，具有抗氧化作用，可以有效预防癌症和衰老。

整体饱满、
分量重者为佳

宜选择外皮
无损伤者

保存方法

糖分在保存期间分解加速，甜味随之增加

用报纸包裹，避光保存在阴凉处，或放入冰箱冷藏。低聚果糖在保存期间分解加速，甜味也随之增加。切开但未使用的部分，可以用保鲜膜将断面完全包裹，放入冰箱冷藏。请尽早食用。

烹调及食物搭配手法

迅速炒制，或与牛蒡丝同炒

迅速炒一下，可保持原有的爽脆口感。切开后，断面接触空气会变色，可在水中略加浸泡以去除涩味。但因涩味来自多酚，请勿浸泡太久以免营养素损失。

主要营养成分

碳水化合物	12.4克
维生素B1	0.04毫克 (1.1毫克)
维生素B6	0.08毫克 (1.2毫克)
叶酸	25微克 (240微克)
钾	240毫克 (2000毫克)
糖分	11.3克

食用方法提示

水煮（每100克含量）

碳水化合物	9.9克
维生素B1	0.03毫克
维生素B6	0.06毫克
叶酸	28微克
钾	190毫克
糖分	8.7克

雪莲果是菊科根菜，颜色、外形与红薯相似，但二者口感迥异。雪莲果如梨子般水分丰富，口感爽脆。

所含的绿原酸是一种多酚物质，具有抑制活性氧的作用。与雪莲果中的其他多酚功效相同，都可以预防癌症、防止衰老。此外，绿原酸还具有防止致癌细胞突发变异的作用。

雪莲果富含低聚果糖，可以增加肠内的双歧杆菌，调节肠功能。低聚果糖不会为龋齿菌提供营养，也不易被身体吸收，同时还具有调节肠功能的作用，因此减肥者可以无后顾之忧地尽享雪莲果的美味。

山独活

富含功能性成分绿原酸，也是涩味的来源

时令:
春

颜色及植物生化素的力量

绿原酸（多酚）

● 抗氧化
● 抗癌
● 防衰老

绿原酸是一种多酚成分，具有抗氧化作用，可以有效防衰老，还可以预防和抑制癌症。

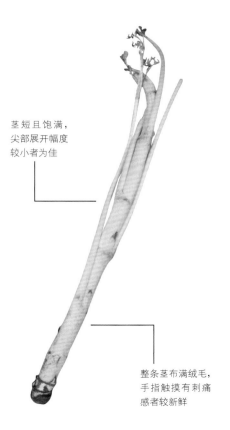

茎短且饱满，尖部展开幅度较小者为佳

整条茎布满绒毛，手指触摸有刺痛感者较新鲜

保存方法

保存于避光、阴凉处

观察茎的斑点及颜色，即可判断其新鲜度。宜选择未变成棕色的山独活。光照会使其变硬，为免于此，用报纸包裹，在避光、阴凉处可保存数日。

烹调及食物搭配手法

去除涩味之后，在醋水中略加浸泡可防止变色

山独活所含的绿原酸带有强烈的涩味，而且接触空气会发生变色。在削皮之后务请在醋水中略加浸泡，彻底去除涩味。

主要营养成分

泛酸············0.13毫克（5毫克）
钾············270毫克（2000毫克）
食物纤维············1.8克（18克）
糖分············2.5克

食用方法提示

油炸

涩味去除之后，擦干水分，裹上面衣油炸。白色的茎、尖部、叶、削下的皮均可食用。

山独活是春季的代表性野菜，绿色的菜叶中含有涩味成分绿原酸。它具有抗氧化作用，可以防止衰老，削弱癌细胞的活性。中医将其用于发汗、镇痛，也用于治疗风湿病、关节炎。

遮光、培土软化种植的称"独活"，而山野中野生的则称"山独活"。但培土软化种植的独活，也可后续受光生长，作为"山独活"出售。野生山独活比培土软化培植的独活风味更佳，涩味也更强。而在绿原酸含量方面，培土软化培植的独活则更胜一筹。

大和芋

黏蛋白可保护胃黏膜
淀粉酶可助消化

时令：**秋**

颜色及植物生化素的力量

黏蛋白

- 保护胃黏膜
- 缓解疲劳
- 提高免疫力

黏蛋白通过保护胃黏膜，促进消化，同时达到缓解疲劳的效果。同时还含有淀粉酶，有助于消化淀粉。

表皮饱满、无伤痕

表皮如有切痕，即从切痕处开始变色

保存方法

隔绝空气，放入蔬菜格中冷藏

白皮的大和芋，外皮薄、表面光滑者较美味。将其放入湿木屑中装盒，再放入塑料袋或保鲜袋，抽干空气，放入冰箱的蔬菜格中冷藏。

烹调及食物搭配手法

与黏性食材搭配烹调

一般捣成泥食用，与黄麻、秋葵、滑子蘑等黏性食材搭配，其中的水溶性食物纤维可以激活肠功能。

主要营养成分

蛋白质	4.5克 (50克)
维生素B1	0.13毫克 (1.1毫克)
钾	590毫克 (2000毫克)
食物纤维	2.5克 (18克)
糖分	24.6克

食用方法提示

捣成泥，温度保持在40摄氏度以下

要使酶充分发挥功效，温度保持在40摄氏度以下。除了捣成泥，还可以放入味噌汤，或调入米饭中食用。

大和芋分为黑皮和白皮两个品种，前者以大分的"丰后芋"、兵库的"单波芋"，后者以三重的"伊势芋"而知名。黏性强，是最适于制成芋泥的高级品种。但在关东，呈扇形的银杏芋，以及除山药之外的山芋类统称为"大和芋"。

大和芋富含各种黏性成分，包括黏蛋白和甘露聚糖等，起着保护胃黏膜，使身体免受胃溃疡、胃炎伤害的作用。还可以预防糖尿病、高血压，控制胆固醇升高。另外，因大和芋还含有大量可缓解疲劳的成分，自古以来便被人们视为滋补、健体的蔬菜。大和芋中的淀粉酶还可以起到分解淀粉、帮助消化的作用。

百合鳞茎

以丰富的水溶性食物纤维
有效改善便秘

时令：
冬

水溶性食物纤维

● 调节肠功能
● 控制胆固醇
● 预防生活方式病

水溶性食物纤维具有调节肠功能的作用，还可以抑制胆固醇，预防糖尿病等生活方式病。

保存方法

与木屑一同装入塑料袋，放入冰箱蔬菜格冷藏

市面上大多将百合鳞茎裹在木屑中出售，买回后直接装入塑料袋，可以在冰箱中保存1～2个月。如果没有木屑，也可以用报纸包裹。百合鳞茎不耐潮湿，应尽量避免。

烹调及食物搭配手法

与梅子搭配食用，可有效消除焦躁情绪

与富含柠檬酸的梅子同食，可以达到消除焦躁情绪的效果。如不喜欢其特有的微苦味道，可以迅速焯水之后再煮。

主要营养成分

维生素B6……0.12毫克（1.2毫克）
叶酸………77微克（240微克）
钾…………740毫克（2000毫克）
铁…………1毫克（10.5毫克）
食物纤维………5.4克（18克）
糖分……………22.9克

食用方法提示

水煮（每100克含量）

维生素B6………0.12毫克
叶酸……………92微克
钾………………690毫克
铁………………0.9毫克
食物纤维…………6克
糖分……………22.7克

宜选择色白，
肉紧实者

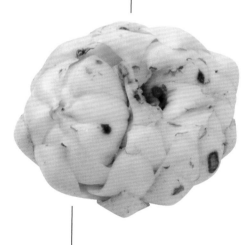

带紫色者苦味较大，鳞片越大，
香糯绵甜之感越强

百合鳞茎的主要成分是淀粉，微甘、微苦，以及绵糯的口感给人以深刻印象。自古以来，人们便将其作为滋补、健体的良药，其药效在中国、韩国都颇受重视。

食物纤维中，水溶性食物纤维含量超过非水溶性食物纤维。而水溶性食物纤维可以吸附胆固醇和糖分，并将其排出体外，从而达到预防糖尿病的效果。

在百合鳞茎的营养素中，矿物质尤其值得一提。每100克所含的钾高达740毫克，与钠共同支持着细胞功能发挥作用，是人体中非常重要的营养素。当体内盐分超标时，钾还有助于调节水分的平衡。因此，多摄入钾有利于排尿，以及预防高血压。

薤头

时令:
夏

大蒜素可加强维生素B1的吸收

绿色蔬果

红色/紫色蔬果

橙色/黄色蔬果

白色蔬果

棕色/黑色蔬果

颜色及植物生化素的力量

大蒜素 (硫丙烯)

- 预防感冒
- 缓解疲劳
- 预防生活方式病

　　大蒜素具有缓解疲劳的功效,还可以预防生活方式病,增进食欲,预防感冒等。

保存方法

用甜醋或盐腌渍可长期保存

剥去外皮及须根,用甜醋、盐、酱油或味噌腌渍,可便于随时取用。而将吃剩的调味汁用来为肉类腌制后烹调,可使之更加美味。

烹调及食物搭配手法

与猪肉同食,可有效缓解疲劳

适合与富含维生素B1的食材搭配。比如,与猪肉同食可有效缓解肌肉疼痛,以及缓解疲劳。切碎的薤头则可以用作火锅蘸料。

主要营养成分

维生素C……23毫克 (100毫克)
维生素E……0.8毫克 (6.0毫克)
烟酸……2.1毫克 (12毫克)
钾……230毫克 (2000毫克)
食物纤维……20.7克 (1克)
糖分……8.6克

食用方法提示

甜醋腌渍 (每100克含量)

维生素C……0毫克
维生素E……0.2毫克
烟酸……0.2毫克
钾……38毫克
食物纤维……3.3克
糖分……25.7克

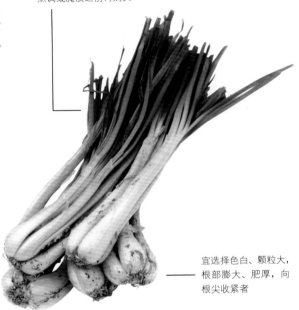

容易发芽,因此建议在烹调或腌渍之前再购买

宜选择色白、颗粒大,根部膨大、肥厚,向根尖收紧者

　　每年夏初上市的薤头是百合科葱属蔬菜,带有强烈的刺激性气味。气味来自硫丙烯,一种同样存在于洋葱和大蒜中的成分。与之同族的大蒜素具有助力维生素B1吸收的作用,以此促进血液循环、分解乳酸,从而加速缓解疲劳,对大脑和神经保健都有一定效果。

　　薤头还具有杀菌作用,除了防止口腔溃疡,还可以缓解胃胀、增进食欲、预防感冒,近年来在癌症预防方面的功效也得到了研究数据的支持。

　　薤头中还有丰富的食物纤维,其中大部分为水溶性食物纤维。对于控制血糖、胆固醇升高,预防和改善糖尿病都有效果。

莲藕

时令：夏

各种多酚成分
可保持身体的年轻态

保存方法

用保鲜膜包裹或浸泡于醋水中

如果保存整节莲藕，可以用浸湿的报纸包裹，保存在避光阴凉处。如果切断面已变得干燥，可用保鲜膜包裹，放入冰箱冷藏。烹调前为防止变色，可以浸泡在醋水中保存。

烹调及食物搭配手法

与胡萝卜或南瓜一起炖煮

莲藕富含维生素C、食物纤维、多酚，通过与大量含有维生素A、维生素C、维生素E的食材同食，可以强化营养素的效果。可以与胡萝卜、南瓜一起炖煮。

主要营养成分

维生素B1——0.1毫克 (1.1毫克)
维生素C——48毫克 (100毫克)
泛酸——0.89毫克 (5毫克)
钾——440毫克 (2000毫克)
食物纤维——2克 (18克)
糖分——13.5克

食用方法提示

水煮 (每100克含量)

维生素B1··········0.06毫克
维生素C··········18毫克
泛酸··········0.49毫克
钾··········240毫克
食物纤维··········2.3克
糖分··········13.8克

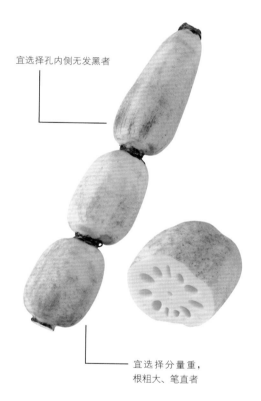

宜选择孔内侧无发黑者

宜选择分量重，根粗大、笔直者

莲藕所含的营养素中，以维生素C为多，也含有人体容易缺失的维生素B1。含钾及食物纤维也不少。莲藕的维生素C包裹在淀粉之中，即便加热也不会受损。莲藕对于防止黑色素沉淀，美白皮肤的贡献也不容小觑。

莲藕也富含各种多酚类，尤其是存在于外皮和藕节中的儿茶酸，可以有效抑制衰老，以及预防癌症。止血、消炎作用显著，可以缓解胃溃疡、胃炎、十二指肠溃疡等症状。

"藕断丝连"的原因在于黏蛋白这种黏性物质，它可以强化胃黏膜，预防胃炎、胃溃疡，预防感冒，加强体力等。

保护身体免受疾病侵害！

棕色、黑色的蔬果具有杀菌功效，可以提高人体免疫力。栗子以及红茶中广泛存在的鞣酸具有抗氧化、抗癌、杀菌作用，可以预防多种疾病。蘑菇中富含的β-葡聚糖，薯类中富含的绿原酸，也都是免疫功效卓越的成分。建议积极摄取，以调节身体状况。

鞣酸

鞣酸是儿茶素类的总称，茶的苦涩味便来源于此。它具有抗氧化、抗癌、杀菌、抗病毒等各种功效，保护身体远离疾病。还可以降低胆固醇，因此对预防动脉硬化、高血压也有效果。此外，鞣酸可以将脂肪分解成为能量，在减肥方面的功效也值得期待。

β-葡聚糖

β-葡聚糖主要存在于菌类中，具有很强的抗癌作用。特别是舞茸中所含的葡聚糖"舞茸地复仙"，人们认为其具有强抗癌作用，近年来对其进行着持续研究。因其在提高免疫力方面效果良好，除了癌症、风湿病、过敏，还有望预防和治疗更多疾病。

194

棕色／黑色蔬果

增强免疫力，

绿原酸

大量存在于薯类的皮和咖啡中的绿原酸，是多酚的一种，富含抗氧化物质。它可以抑制活性氧的产生，在抗癌方面也值得期待。此外还可以防止引发癌症的细胞突发变异，抑制致癌物质硝基胺的产生。以上三重功效，可以说是有效防止癌症的有力证据。

菊芋

富含调节血糖值及肠内功能的成分

时令：冬

颜色及植物生化素的力量

菊粉

- 预防糖尿病
- 调节肠道环境
- 预防肥胖

菊粉具有抑制血糖值升高的功效，可以有效预防糖尿病。此外，调节肠道环境的功能还有利于消除便秘。

保存方法

保存时勿清除表面浮土

带着表面的浮土，用报纸包裹，保存在避光阴凉处。请注意，水洗会缩短保质期。也可以自然风干。

烹调及食物搭配手法

切成丁拌沙拉，享受美好口感

淀粉含量小，没有特殊味道，生食亦可。切成丁后拌沙拉或做成凉拌菜，可以享受与牙齿摩擦出的美好感觉。也可以炒菜或炖煮。

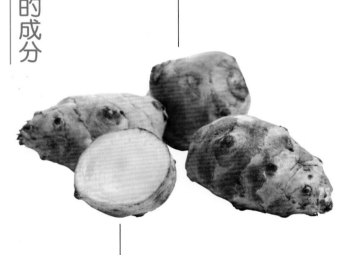

外形圆润、丰满

芋肉紧实者为佳

主要营养成分

碳水化合物	14.7克
钾	610毫克 (2000毫克)
磷	66毫克 (800毫克)
泛酸	0.37毫克 (5毫克)
糖分	12.8克

食用方法提示

水煮（每100克含量）

碳水化合物	11.3克
钾	470毫克
磷	56毫克
泛酸	0.29毫克
糖分	9.2克

菊芋是菊科向日葵属多年生草本植物的根茎，因其开在地面上的花朵形似菊花而得名。富含水溶性食物纤维菊粉，近年来逐渐成为受人关注的食材。

菊粉在肠内经过分解，会作为果糖发挥其功效，担负起增加肠内有益菌的任务。如果肠内含有水分，则会形成凝胶状，起到抑制糖分吸收、抑制血糖值升高的作用。与钠结合之后，还可抑制人体对其本身的吸收。菊粉本身不被消化吸收，有助于调节肠道功能，排出肠内的有害物质。

与番薯相比，菊芋的糖分较低，且仅含少量淀粉，可以生食。

木耳

时令：**秋**

预防癌症、抑制癌细胞繁殖的功效

大有可为

颜色及植物生化素的力量

β－葡聚糖

- 提高免疫力
- 抗癌
- 控制胆固醇

β-葡聚糖具有提高免疫力的功效，可有效预防癌症，以及抑制癌细胞的繁殖。

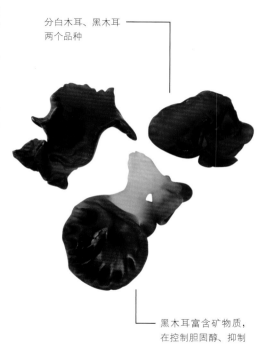

分白木耳、黑木耳两个品种

黑木耳富含矿物质，在控制胆固醇、抑制老化方面具有很强的功效

保存方法

干木耳便于保存

木耳不耐潮湿，可以将其夹在厨房纸巾中，保存于密封容器中。如需长期使用，可在家中储备干木耳。干木耳可以直接冷冻保存。

烹调及食物搭配手法

与柔软的食材搭配烹调

干木耳用水泡发约15分钟，摘除木耳蒂，用热水搓洗干净，烹调后口感脆滑。

主要营养成分

维生素D	85.4微克 (5.5微克)
钾	1000毫克 (2000毫克)
钙	310毫克 (650毫克)
铁	35.2毫克 (10.5克)
食物纤维	57.4克 (18克)
糖分	13.7克

※ 数据取自干木耳

食用方法提示

水煮（每100克含量）

维生素D	8.8微克
钾	37毫克
钙	25毫克
铁	0.7毫克
食物纤维	5.2克
糖分	0克

木耳是中华料理中常见的菌类蔬菜，味淡，口感脆滑。市面上主要出售干木耳，夏、秋两季也多见鲜木耳的身影。

木耳所含的 β-葡聚糖是可以提高免疫力的明星营养素。它既是菌类的主要成分，也是一种多糖类的不可溶食物纤维，对于预防癌症和生活方式病都有效果。值得一提的是，除了预防癌症，β-葡聚糖还可以抑制癌细胞的繁殖。

与其他菌类一样，木耳中的食物纤维基本属于不可溶食物纤维，可以加强肠蠕动，促进排便。以上营养成分均来自干木耳，用水泡发之后，虽然摄取量降低，但食物纤维的供给却不会打折扣。

栗子

时令：秋

栗子皮虽涩，却富含有益保健的鞣酸

颜色及植物生化素的力量

鞣酸（多酚）

- 抗氧化
- 抑制炎症
- 抗菌

栗子的涩味成分鞣酸具有抗氧化性，还可以吸收脂肪和糖分，控制胆固醇及血糖值的升高。

保存方法

在低温环境下保存，可长期保鲜

栗子保存在低温环境中，可长期不变质。建议与木屑一同装入塑料袋，放入冰箱冷藏。连皮一起泡在盐水中，片刻之后冷藏亦可。

烹调及食物搭配手法

烹入料理，亦不妨尝试享受涩味

栗子皮中含有鞣酸，带皮烹调时建议加入味淋以增加甜味。如果仍然介意皮中的涩味，则可用蚝油炒制。栗子也是各种料理和点心的材料。

主要营养成分

维生素B1……0.21毫克 (1.1毫克)
维生素B6……0.27毫克 (1.2毫克)
维生素C……33毫克 (100毫克)
钾……420毫克 (2000毫克)
食物纤维……4.2克 (18克)
糖分……32.7克

※ 数据取自日本栗子

食用方法提示

水煮（每100克含量）

维生素B1……………0.17毫克
维生素B6……………0.26毫克
维生素C………………26毫克
钾……………………460毫克
食物纤维……………6.6克
糖分…………………30.1克

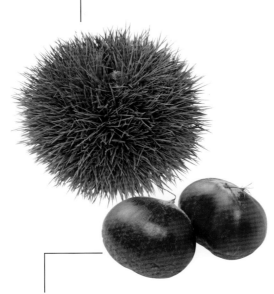

宜选择外皮鲜艳且有光泽，外形规整者

随着新鲜度降低，表面失去光泽，出现凹痕及褶皱

栗子是可食用果实中的代表性品种，世界各国都有种植。其主要成分为碳水化合物，尤以淀粉居多。

栗子皮的涩味来自多酚物质鞣酸。它具有强抗氧化性，可有效预防癌症及动脉硬化，还可以抑制导致老化的活性氧的作用，控制胆固醇及血糖值升高。涩皮煮是一种将栗子皮烹煮食用的方法，可以充分摄取其中的营养素。

栗子还含有大量蛋白质、脂质，维生素B1、维生素B6、维生素C，以及钾等营养素，且栗子中的维生素C即便在加热后也不易流失。古代人还将栗子的功效编成民谣"栗子补，补肾强心，养胃健脾，强腰健骨"[※]，传唱至今。

※摘自江户时代大津贺仲安所著《食品国歌》。

慈姑

时令：秋

食物纤维及钾

是清理体内环境的专家

食物纤维

- 调节肠内环境
- 预防生活方式病
- 控制胆固醇升高

食物纤维可以调节肠道内的环境，预防动脉硬化、糖尿病，以及调节胆固醇。

保存方法

可冷藏，也可泡在水中保存

如短期保存，可装入塑料袋，放入冰箱蔬菜格中冷藏。迅速焯水之后，泡在水中放入冰箱，则可延长保鲜时间，其间需视情况换水。

烹调及食物搭配手法

与含维生素B1搭配食用

猪肉、鳗鱼中所含的维生素B1，有助于将慈姑中的碳水化合物转化为能量。慈姑与坚果类同食也是科学的做法。可尝试与猪肉一起加以角煮※。

※角煮：做法类似东坡肉。

主要营养成分

维生素B1——0.12毫克 (1.1毫克)
维生素B6——0.34毫克 (1.2毫克)
维生素E——3毫克 (6.0毫克)
烟酸——1.9毫克 (12毫克)
钾——600毫克 (2000毫克)
糖分——24.2克

食用方法提示

水煮（每100克含量）

维生素B1——0.1毫克
维生素B6——0.3毫克
维生素E——3.1毫克
烟酸——1.6毫克
钾——550毫克
糖分——24.4克

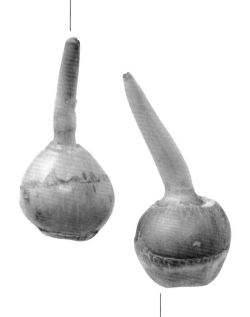

芽笔直向上，杆挺立者为佳

宜选择表皮略带青色，无伤痕者

慈姑芽形似铁锹，日语中将其称为"锹芋"（くわいも），后简称为"くわい"。人们认为慈姑鳞茎上高高萌出的芽象征着"出芽"的喜庆，在过年时食用可以讨个好彩头。

慈姑的主要成分是碳水化合物（糖分），也含有优质蛋白质。在矿物质方面，大量的钾有助于将多余的钠排出体外。食物纤维还可以排出胆固醇及其他垃圾，让身体保持清洁状态。

高碳水化合物代表高热量，但慈姑也含有大量维生素B1——碳水化合物代谢所需的营养素。维生素B1不足，容易造成疲劳、焦躁，导致食欲不振，因此是重要的营养素。

牛蒡

时令:
春

借水溶性食物纤维之力
预防糖尿病及其他生活方式病

颜色及植物生化素的力量

食物纤维

- 调节肠内环境（非水溶性、水溶性）
- 控制血糖值升高（水溶性）
- 预防生活方式病（水溶性）

富含非水溶性（木质素）、水溶性食物纤维（菊粉）2种，靠近表皮的部分涩味重，成分来自多酚。

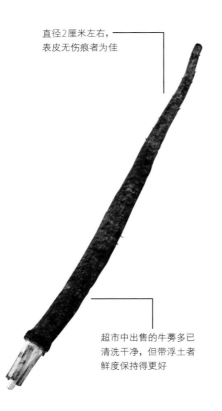

直径2厘米左右，
表皮无伤痕者为佳

超市中出售的牛蒡多已
清洗干净，但带浮土者
鲜度保持得更好

保存方法

气温太高容易变质
如果保存带土的牛蒡，可用报纸包裹，置于避光阴凉处。如需长期保存，建议插在土中。清洗过的牛蒡，请用保鲜膜包裹，放入冰箱蔬菜格中冷藏以防变干。务请尽早食用。

烹调及食物搭配手法

衬托鱼、肉的风味
牛蒡所含维生素较少，因此建议搭配与之互补的食材。牛蒡的香味可以衬托鱼、肉料理的风味，与猪肉汁很搭。

主要营养成分

叶酸……68微克（240微克）
钾……320毫克（2000毫克）
钙……46毫克（650毫克）
镁……54毫克（290毫克）
食物纤维……5.7克（18克）
糖分……9.7克

食用方法提示

水煮（每100克含量）
叶酸……61微克
钾……210毫克
钙……48毫克
镁……40毫克
食物纤维……6.1克
糖分……7.6克

若论牛蒡的营养价值，一定要提食物纤维。蔬菜中的食物纤维一般为非水溶性，换言之无法溶于水。但牛蒡却同时富含非水溶性（木质素）与水溶性（菊粉）食物纤维。

水溶性食物纤维最为人知的功效，是抑制血糖值，吸附胆固醇并排出体外。借此功效，达到预防以糖尿病为首的生活方式病。

牛蒡皮中含有可抑制活性氧的多酚，它可以防衰老，控制胆固醇升高，以及预防心脏病。因此，食用牛蒡时也别忘了牛蒡皮。

芝麻

抗氧化性及丰富的营养成分
使身体保持年轻健康的状态

颜色及植物生化素的力量

芝麻素（木酚素）

- 抗氧化
- 预防生活方式病
- 防衰老

富含芝麻素，一种抗氧化物质，可以防衰老及抗癌，同时抑制循环系统疾病。

保存方法

如遇夏季，建议冷藏保存装入密封容器，保存于避光阴凉处。如吸了潮气，可重新炒制以恢复原有香味。一般可常温保存，但夏季蚊虫滋生，且更易氧化，因此建议冷藏保存。

烹调及食物搭配手法

炒制之后碾碎食用

如直接食用，基本都未经消化便被排出体外，因此务请炒制、碾碎之后食用。因芝麻中欠缺维生素A、维生素C，建议搭配富含这两种维生素的黄绿色蔬菜同食。

带皮芝麻比脱皮芝麻营养丰富

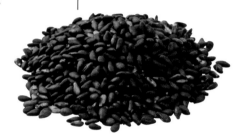

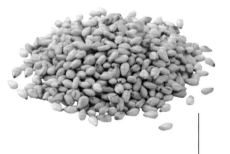

金芝麻的香味在其他芝麻之上，白芝麻油脂丰富，黑芝麻富含铁、钙

主要营养成分

维生素B1……0.95毫克（1.1毫克）
维生素B6……0.6毫克（1.2毫克）
钙…………1200毫克（650毫克）
铁…………9.6毫克（10.5毫克）
食物纤维………10.8克（18克）
糖分………………7.6克

食用方法提示

炒制（每100克含量）

维生素B1…………0.49毫克
维生素B6…………0.64毫克
钙………………1200毫克
铁…………………9.9毫克
食物纤维…………12.6克
糖分………………5.9克

芝麻的主要成分是优质蛋白质与脂质，是全世界公认的重要营养供给源。

芝麻中的抗氧化物质芝麻素具有抑制衰老、改善肝脏功能、抗过敏等功效。同时也富含具有抗氧化作用的维生素E，二者的相乘效果令人振奋。

在成分中占半数以上的脂质起着抑制胆固醇升高的作用，包括大量有效预防生活方式病的亚油酸、油酸等不饱和脂肪酸。B族维生素、维生素E、钙、铁等女性美容、保健必需营养素也一应俱全。此外，芝麻中大量的非水溶性食物纤维还可以促进肠蠕动，达到预防便秘的效果，从而很好地改善肠道环境。

蒟蒻

时令：
全年

葡甘聚糖将肠内多余物质一扫而空！

颜色及植物生化素的力量

葡甘聚糖

- 改善便秘
- 预防生活方式病
- 预防肥胖

据说蒟蒻可以刺激大肠，改善通便，还因其热量低而成为著名的减肥食品。

宜选择弹性适中，不过于柔软者

如发现包装袋中的石灰水已浑浊，请勿购买

保存方法

如未及食用，须与石灰水一并保存

市售的蒟蒻，包装袋中装有石灰水，可以防止细菌侵入。如未及食用，务请连同石灰水一并冷藏保存。

烹调及食物搭配手法

让蒟蒻吸收其他食材的美味

蒟蒻容易吸收其他食材的味道，用来制作关东煮，或与其他食材一同炖煮，可以吸收各种味道。与鹿尾菜或萝卜干同食，还可以有效预防便秘。

主要营养成分

能量	7卡路里
钙	68毫克 (650毫克)
食物纤维	3克 (18克)
糖分	0.3克

食用方法提示

凉拌或炒菜

蒟蒻是适合减肥的低热量食品，丰富的食物纤维有助于将有害物质排出体外。做成凉拌菜或炒菜，可以充分享受其弹性十足的口感。

蒟蒻的成分中，水分占据96%～97%。其原料魔芋基本不被当作"芋头"类食用。市售的蒟蒻，是在生魔芋粉中加入水和氢氧化钙※制成的。直接食用生魔芋，口感更好。

魔芋或魔芋粉中所含的葡甘聚糖，在肠道内转化为果冻状物质，吸附胆固醇和糖分等物质并排出体外，以此获得控制胆固醇、血糖值升高，以及预防糖尿病、高脂血症的效果。

每100克蒟蒻仅有7卡路里热量，极低的热量，却能获得饱腹感，因此经常能够在减肥食品队伍中见到蒟蒻的身影。

※ 用作蒟蒻凝固剂的还有碳酸钠、食用苏打、碳酸氢钠、草木灰等。

榨菜（腌渍）

特有的辣味成分芥子苷 可以预防癌症、增进食欲

时令：
全年

芥子苷

- 抗癌
- 增进食欲
- 提高免疫力

芥子苷是一种辣味成分，具有抗氧化作用，可以去除活性氧。在抑制癌症、防衰老之外，还具有美肤效果。

保存方法

去除盐分之后冷冻保存

开封前保存在避光阴凉处，开封后装入密封容器或自封袋冷藏。也可以切成薄片，去除盐分之后，冷冻保存。

烹调及食物搭配手法

切成薄片，享受美味

榨菜盐分极高，烹调之前应尽可能去除盐分。切成薄片或切碎后用作汤料，那发酵而成的美味和独特的香味，使之成为高汤的代用品。

主要营养成分

维生素K······24微克（150微克）
钾············680毫克（2000毫克）
钙············140毫克（650毫克）
铁············2.9毫克（10.5毫克）
食物纤维···········4.6克（18克）
糖分·······················0克

※ 数据取自腌渍榨菜

食用方法提示

与黄绿色蔬菜同食

榨菜缺乏维生素，可同食菠菜、小松菜、胡萝卜以互补营养素。

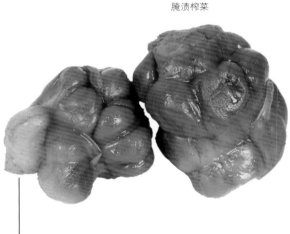

腌渍榨菜

青菜类，腌渍成为榨菜。可以切成薄片，用油或调味料调味，但从保存性上来说，建议整个保存

榨菜是中国四川的特色咸菜，使用名为"青菜头"的十字花科科植物的粗茎腌制，再加上茴香、辣椒、生姜粉、肉桂等发酵而成。榨菜的味道和嚼劲值得回味，是中国料理中常用的配料。

刺激味蕾的辣味来自芥子苷的分解生成物质，除了增进食欲，还可以有效缓解胃胀。芥子苷的抗氧化作用，还可以预防癌症、衰老、痴呆症，在美肤方面也值得一书。在腌渍过程中加入的辣椒中，含有辣味成分辣椒素，它有助于燃烧脂肪，也可有效美容。

榨菜中的钙与促进钙质吸收的维生素K相互作用，可以有效提高骨密度。

香菇

时令:
秋

香菇特有的成分
可以预防癌症及动脉硬化

颜色及植物生化素的力量

香菇嘌呤

- 预防动脉硬化
- 预防高血压
- 控制胆固醇升高

香菇富含特有成分香菇嘌呤,可以调节胆固醇值,有效预防动脉硬化及高血压。

菌盖边缘向内
卷曲者为佳

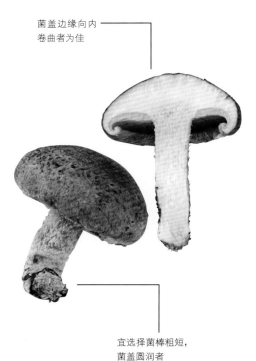

宜选择菌棒粗短,
菌盖圆润者

保存方法

如未及食用,应立即冷冻
鲜香菇极易变质,如未及食用,应立即将菌棒摘除,冷冻保存。冷冻可使香味增加,美味升级。

烹调及食物搭配手法

日晒可使维生素D增加
烹饪之前先日晒,香菇中的麦角甾醇将转化为维生素D。与富含钙质的小鱼或芝士一并食用,以加强钙的吸收。

主要营养成分

维生素B1⸺0.13毫克 (1.1毫克)
维生素B2⸺0.20毫克 (1.2毫克)
维生素D⸺0.4微克 (5.5微克)
烟酸⸺⸺⸺3.1毫克 (12毫克)
食物纤维⸺4.2毫克 (18毫克)
糖分⸺⸺⸺⸺⸺⸺1.5克

※ 数据取自菌床栽培香菇

食用方法提示

水素 (每100克含量)
维生素B1⸺⸺⸺0.08毫克
维生素B2⸺⸺⸺0.11毫克
维生素D⸺⸺⸺0.5微克
烟酸⸺⸺⸺⸺2.0毫克
食物纤维⸺⸺4.4毫克
糖分⸺⸺⸺⸺⸺0.7克

香菇与蘑菇、草菇并称世界三大栽培食用菌,香菇作为一种健康食材,在世界范围内获得的人气地位不可撼动。

香菇中的麦角甾醇在日晒之下转化为维生素D,对钙吸收有很大帮助。香菇特有的成分香菇嘌呤则可以抑制胆固醇升高,并有效预防动脉硬化及高血压。

香菇中的特有功能性成分还具有各种价值,包括用于制造抗癌药物的香菇多糖,抗病毒性物质β-葡聚糖,有助于抗衰老的美味成分鸟苷酸、聚谷氨酸等。

自然薯

人称『山野鳗鱼』
是体力供给源

时令：
冬

颜色及植物生化素的力量

黏蛋白

- 保护胃黏膜
- 缓解疲劳
- 提高免疫力

自然薯的黏性来自黏蛋白成分，可以保护胃黏膜，从而促进消化，以及消除疲劳。

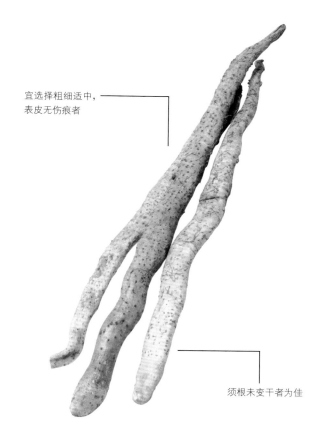

宜选择粗细适中，表皮无伤痕者

须根未变干者为佳

保存方法

用保鲜膜包覆在断面上，放入冰箱蔬菜格冷藏。还可以捣成泥冷冻保存。解冻之后再次捣过以恢复黏性。

烹调及食物搭配手法

烹调之后，可享受与生食迥异的口感

切成丁的自然薯可以生食，尽情享受其脆生生的口感。加热会后口感变得松软热乎，也可以采用煎或煮的方法。

主要营养成分

维生素B1——0.11毫克（1.1毫克）
维生素B6——0.18毫克（1.2毫克）
泛酸————0.67毫克（5毫克）
钾————550毫克（2000毫克）
食物纤维————2.0克（18克）
糖分————24.7克

食用方法提示

水煮（每100克含量）

自然薯黏性很强，磨碎之后放入高汤可便于食用。如感觉涩味太重，加少许醋或可改善口味。

自然薯中含有各种营养素，包括B族维生素、维生素C、矿物质、食物纤维，以及其他有效成分。因此，自古以来人们便将其作为增进食欲、消除疲劳、提高免疫力的健康食品。

营养素之一便是黏性成分黏蛋白，它有助于吸收蛋白质、提高免疫力，抑制血糖升高，控制胆固醇等。而淀粉酶则通过分解淀粉来促进消化，加强吸收。

自然薯是原产于日本的芋类，一般长60厘米～1米，野生范围很广，但目前市面上出售的大多为人工栽培品种。自然薯结的果实称"零余子"。

玉蕈

时令：
秋

玉蕈丰富的营养成分
有助提高免疫力

绿色蔬果

红色/紫色蔬果

橙色/黄色蔬果

白色蔬果

棕色/黑色蔬果

颜色及植物生化素的力量

β-葡聚糖

- 提高免疫力
- 抗癌
- 控制胆固醇升高

玉蕈所含的 β-葡聚糖具有提高免疫力的功效，在预防感冒和癌症方面也有一定效果。

保存方法

尽早食用以免风味流失

可以连同包装袋一起放入冰箱冷藏保存，但因其风味流失很快，建议尽早食用。保存前请不要清洗以免变质。也可以在放盐的热水中浸泡之后冷冻保存。

烹调及食物搭配手法

用作烤菜或炖菜的配料

为了激发玉蕈中维生素D的功效，建议与含钙丰富的食物同食。奶油烤菜、炖菜与玉蕈的风味搭配甚佳。

主要营养成分

维生素B2……0.28毫克 (1.2毫克)
维生素B6……0.19毫克 (1.2毫克)
维生素D……0.6微克 (5.5微克)
钾…………310毫克 (2000毫克)
食物纤维…………1.9克 (18克)
糖分…………………0.9克

食用方法提示

适宜搭配肉类

玉蕈无涩味且风味佳，可以用于炖煮、熬汤或炒菜。为了完整摄入水溶性维生素，建议做成方便食用汤汁的料理。

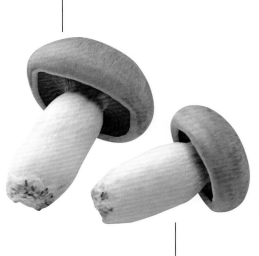

宜选择菌盖未完全打开、个头小且紧实者

菌棒结实、挺直者为佳

玉蕈离褶伞[1]原本是生长在阔叶树与赤松杂交林中的野生品种，与市面上主要出售的"斑玉蕈[2]"分属不同品种。日本超市中以"占地"之名出售的，实则多为"榆菇"（一种平菇）的栽培种。野生菇逐年减少，如今想要尽情享受充满野趣的美味，也并非易事了。

玉蕈富含 β-葡聚糖，一种有助于提高免疫力的营养素。除了预防感冒，其功效还在于预防和抑制癌症，以及调节胆固醇。

人体对于钙的吸收力本就不强，因此助力钙吸收的维生素D显得尤为重要，多食玉蕈正可满足这一需求。

※1 日语名"本占地"。

※2 日语名"橅占地"。

土豆

时令: 夏

人称『地下苹果』

隐形的减肥推手

颜色及植物生化素的力量

绿原酸（多酚）

- 抗氧化
- 控制胆固醇
- 防衰老

绿原酸具有抗氧化性，有助于防衰老，还可以调节胆固醇。

保存方法

可以与苹果一同保存

装入纸袋或纸箱中，避光保存在阴凉处。土豆发芽时会产生大量有害物质龙葵碱，而苹果所产生的乙烯气体恰好可以抑制土豆发芽。因此，如需长期保存，可将苹果一并装入。

烹调及食物搭配手法

本身味淡，适合与任何食材搭配

土豆味道浅淡，与任何食材搭配都无妨。土豆中的维生素C有助于铁的吸收，不妨在煎动物肝脏时将其作为配菜，或者与鹿尾菜同食。

主要营养成分

碳水化合物·············17.6克
维生素B6····0.18毫克 (1.2毫克)
维生素C·····35毫克 (100毫克)
烟酸·············1.3毫克 (12毫克)
钾·············410毫克 (2000毫克)
糖分·············16.3克

食用方法提示

水煮 (每100克含量)

碳水化合物·············19.7克
维生素B6·············0.18毫克
维生素C·············15毫克
烟酸·············0.8毫克
钾·············330毫克
糖分·············17.9克

宜选择表皮未变成黄绿色者

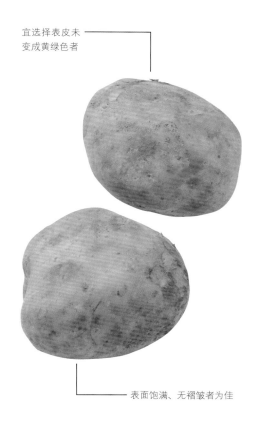

表面饱满、无褶皱者为佳

土豆的特点在于，即使加热烹调，所含的维生素C也不易流失。作为合成胶原蛋白必需的营养素，维生素C对于美肤的作用非常重要。土豆皮所含的绿原酸可以抑制血糖值，还可以有效防衰老。但发青的土豆皮、土豆芽中都含有有害物质龙葵碱，应去除后食用。

碳水化合物的主要成分为淀粉，但芋类的糖分和热量都很低，且容易获得饱腹感，实际上是适合在减肥期间食用的蔬菜。土豆中丰富的钾可以调节体内的钠平衡，从而稳定血压，改善浮肿。法国人甚至还因土豆具有如此高的营养价值，而特意为其冠上了"地下苹果"的美誉。

芋茎

时令:
夏

绿色蔬果

红色/紫色蔬果

橙色/黄色蔬果

白色蔬果

棕色/黑色蔬果

丰富的食物纤维
有助于改善便秘

颜色及植物生化素的力量

非水溶性食物纤维

- 调节肠内环境
- 改善便秘
- 预防生活方式病

可以有效调节肠道内的环境,改善便秘,促使多余胆固醇排出体外,以及预防生活方式病。

选择带泥的鲜芋茎,可延长保存期

随着表皮变色为绿,涩味也随之增加,购买时应避免

保存方法

切勿冷藏,以防受伤

用报纸包裹,置于避光、通风良好处保存。芋茎不耐干燥与低温,切勿放入冰箱冷藏。可以通过预处理去除涩味之后冷冻保存。

烹调及食物搭配手法

溶解于汤汁中的营养素一并摄取

鲜芋茎涩味极强,烹调前必须去除。剥皮之后切成适宜大小,在盐水中浸泡30分钟左右,加少许醋,在热水中迅速焯一下。

主要营养成分

维生素K	9微克 (150微克)
锌	1毫克 (8毫克)
钾	390毫克 (2000毫克)
锰	2.24毫克 (3.5毫克)
食物纤维	1.6克 (18克)
糖分	2.5克

※ 数据取自鲜芋茎

食用方法提示

水煮 (每100克含量)

维生素K	14微克
锌	0.9毫克
钾	76毫克
锰	1.69毫克
食物纤维	2.1克
糖分	1.0克

芋茎是一种芋头的叶柄,晒干供食用,烹调之前需用水泡发。从夏至秋,市面上都会出售鲜芋茎,取自其专用品种"大野芋"。用醋腌渍,或用醋味噌凉拌食用。

芋茎中含有较多非水溶性食物纤维,有助于肠蠕动,促进排便,改善肠道内的环境,以及改善便秘。同时还可以排出胆固醇等身体垃圾,达到预防生活方式病的功效。

芋茎还含有大量钾、钙、锰、锌等矿物质。其中,锰可以转化为与参与糖分、脂质代谢的酶,还有促进骨骼生成的作用。

竹笋

时令：
春

激活大脑的营养素
有效防止衰老

酪氨酸

● 促进新陈代谢
● 激活大脑
● 防衰老

酪氨酸是一种白色颗粒成分，具有促进新陈代谢的功效。作为神经传递素的前体，具有提高集中力的作用。

保存方法

趁苦味未析出时尽快焯水
新鲜度一旦下降，甜味就会减退，苦涩味则会变强，因此应尽快焯水。泡在水中直接放入冰箱，每日换水，可保存1周左右，但还是建议尽快食用。

烹调及食物搭配手法

从笋尖到根部，根据部位进行烹调
笋尖及笋皮内侧的嫩皮可凉拌，与风味浅淡的嫩笋炖煮或做成清汤亦可。笋肉的烹调方法很多，比如做成什锦饭和天妇罗。根部的坚硬部分切成细丝，可做成煮菜或炒菜。

主要营养成分

维生素B6┄┄0.13毫克 (1.2毫克)
维生素E┄┄0.7毫克 (6.0毫克)
钾┄┄┄┄┄520毫克 (2000毫克)
锰┄┄┄┄┄0.68克 (3.5毫克)
食物纤维┄┄┄2.8克 (18克)
糖分┄┄┄┄┄┄┄1.5克

食用方法提示

水煮 (每100克含量)

维生素B6┄┄┄┄0.06毫克
维生素E┄┄┄┄┄1.0毫克
钾┄┄┄┄┄┄┄470毫克
锰┄┄┄┄┄┄┄0.55克
食物纤维┄┄┄┄3.3克
糖分┄┄┄┄┄┄┄2.2克

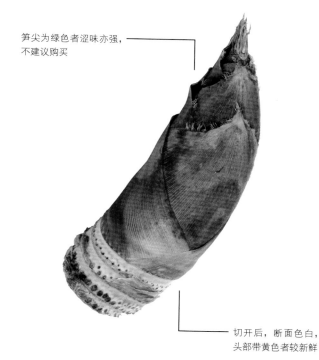

笋尖为绿色者涩味亦强，不建议购买

切开后，断面色白，头部带黄色者较新鲜

竹笋是春天的代表性蔬菜，给人以很强的时令感。鲜竹笋一般在每年3月末至5月初上市，时间很短，主要食用孟宗竹地下茎向上顶出的芽。在日语中，"朝掘"指新鲜挖掘的竹笋，可以生食。

汆烫竹笋时析出的白色颗粒为酪氨酸，在体内转化为多巴胺，一种刺激大脑的神经传递素，以及皮肤、头发的黑色素，可以起到防止衰老的作用。

与芦笋一样，竹笋中也富含美味成分天冬酰胺酸，可以加强身体代谢，有消除疲劳和增强体力的效果。

竹笋中的维生素类较少，却是钾、锰等矿物质以及食物纤维的供给源。

笋芋

时令：
秋

芋头的子品种

植物生化素为黏性成分

颜色及植物生化素的力量

半乳聚糖（食物纤维）

- 调节肠内环境
- 控制胆固醇升高
- 预防生活方式病

特有的黏液来自半乳聚糖与黏蛋白，是一种食物纤维，可以调节血糖及胆固醇。

保存方法

气温极低时期可放入纸箱保存

如需长期保存，可带土直接用报纸包裹，保存于避光阴凉处。如环境潮湿，可略加晒干后保存。笋芋不耐低温，冬季建议保存在纸箱中。

烹调及食物搭配手法

黏液少，不易煮碎

黏液比芋头少，便于烹调。芋类中的淀粉在加热后发生糊化，易于被人体消化。此外，笋芋不易煮碎，适合炖煮。

主要营养成分

碳水化合物	23.5克
脂质	0.4克
维生素B6	0.21毫克（1.2毫克）
叶酸	41微克（240微克）
钾	520毫克（2000毫克）
糖分	20.7克

食用方法提示

水煮（每100克含量）

碳水化合物	21.8克
脂质	0.4克
维生素B6	0.14毫克
叶酸	39微克
钾	410毫克
糖分	19.4克

绿色蔬果 ｜ 红色/紫色蔬果 ｜ 橙色/黄色蔬果 ｜ 白色蔬果 ｜ 棕色/黑色蔬果

表皮无伤痕及裂纹者为佳

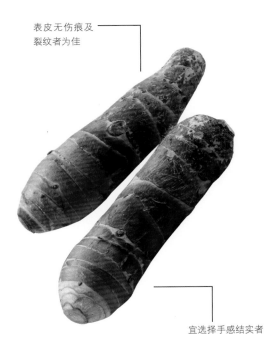

宜选择手感结实者

笋芋也称京芋，是芋头的子品种。芋头的地下茎在地下生长时，主块茎（亲芋）上会生出一个个子芋，子芋还会生出孙芋。而笋芋没有子芋，只有亲芋不断生长、肥大，成为可食用的部分。

黏性成分是半乳聚糖和黏蛋白，前者可以有效防止动脉硬化，调节胆固醇，后者则有益于肝脏、肾脏功能，以及激活胃肠功能。

笋芋的主要成分是淀粉，其他成分包括蛋白质、B族维生素、维生素C、食物纤维等。与其他芋类一样，笋芋含有大量钾，可以将过量摄取的钠排出体外。钾还是保持肌肉正常收缩的重要营养素之一。

洋葱

时令：春

**含有多种植物生化素
是预防医学界的宠儿**

颜色及植物生化素的力量

槲皮素（多酚）

- 抗氧化
- 预防生活方式病
- 控制胆固醇升高

　　黄色的色素成分，具有预防癌症和生活方式病的功效，同时也含有香味成分大蒜素及多酚。

保存方法

装入网袋，可在常温下悬挂保存

请勿购买已发芽或须根过长者。洋葱不耐潮湿，建议装入网袋，悬挂在通风良好处保存。如需放入冰箱，请先用塑料袋包装。

烹调及食物搭配手法

切开后静置片刻可提高功效

切开或切碎后静置片刻，使之与空气充分接触后再进行烹调，可提高功效。

主要营养成分

维生素B6——0.16毫克（1.2毫克）
维生素C——8毫克（100毫克）
钾——150毫克（2000毫克）
磷——33毫克（800毫克）
食物纤维——1.6克（18克）
糖分——7.2克

食用方法提示

浸泡水中（每100克含量）

维生素B6——0.09毫克
维生素C——5毫克
钾——88毫克
磷——20毫克
食物纤维——1.5克
糖分——4.6克

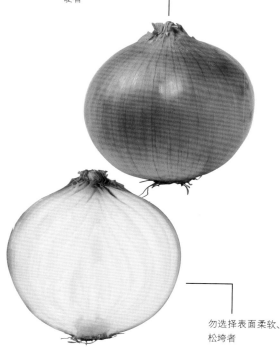

除了早春上市的新洋葱，其他品种宜选择外皮较硬者

勿选择表面柔软、松垮者

　　洋葱的功效在预防医学界一直都受到特别的关注，多酚物质槲皮素具有抗氧化作用，除了控制胆固醇升高，还对预防动脉硬化及抗癌有一定作用。

　　此外，给鼻子和眼睛带来刺激香味的成分硫丙烯也值得我们关注。其中的大蒜素在体内与维生素B1结合，生成蒜硫胺素，即可加强营养的吸收。维生素B1可以保持代谢及神经功能的正常，摄入不足会使疲劳物质在体内堆积，造成食欲不振和焦躁。硫丙烯还有强化胃功能的作用，民间自古以来就利用其抗菌、镇静的功效，作为草药广泛使用。

木贼

山间野生、风味独特的蔬菜

时令：
春

绿色蔬果

红色/紫色蔬果

橙色/黄色蔬果

白色蔬果

棕色/黑色蔬果

颜色及植物生化素的力量

马尾黄酮（多酚）

- 抗氧化
- 抗癌
- 防衰老

通过光合作用产生的类黄酮系多酚，其中之一便是马尾黄酮，具有预防癌症及生活方式病，以及防衰老等功效。

保存方法

食用之前持续浸泡在水中宜选择长至10厘米左右，顶部展开幅度较小，未长出孢子者。一般不宜久放，食用前浸泡在水中。如选择佃煮，则可冷冻保存。

烹调及食物搭配手法

务请进行预处理，以去除涩味

剥去坚硬的茎皮，带着茎尖直接在热水中迅速汆烫，去除涩味后凉拌或做成鸡蛋汤均可。

主要营养成分

维生素A……88微克（700微克）
维生素C……33毫克（100毫克）
维生素E……4.9毫克（6.0毫克）
钾……640毫克（2000毫克）
食物纤维……8.1克（18克）
糖分……0克

食用方法提示

水煮（每100克含量）

维生素A……96微克
维生素C……15毫克
维生素E……3.6毫克
钾……340毫克
食物纤维……6.7克
糖分……0克

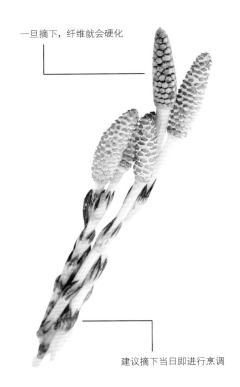

一旦摘下，纤维就会硬化

建议摘下当日即进行烹调

木贼自古以来便是人们熟悉的，在春天采摘的植物，其真身是"问荆"的孢子茎，头部和茎部可供食用。如果在山野间行走，便有机会看到野生木贼。这种不易入手的食材具有独特的风味，让人们在餐桌上便能感受到季节的馈赠。你也许无法想象，在它朴素的外表之下，居然蕴含着令人惊叹的营养素。

多酚类的马尾黄酮是一种具有抗氧化性的植物生化素，有利于预防癌症和生活方式病，同时还起到抗过敏的作用，预防花粉症的效果也有目共睹。

木贼还含有维生素E，与维生素A共同作用，可以有效地抑制衰老，预防生活方式病。而β-胡萝卜素在体内则可以转化为维生素A，达到提高免疫力的效果。

地肤

时令：
秋

有效控制血糖值

人称『田间鱼子酱』

皂苷

- 抗氧化
- 控制血糖升高
- 防止酒醉不适

　　皂苷是一种苦涩味成分，具有控制血糖升高的功效。还可以抑制酒精的吸收，防止酒醉不适。

保存方法

一般冷藏保存，冷冻亦可
将地肤装入保鲜袋或密封容器，放入冰箱冷藏。瓶装地肤在开封前也可常温保存。如冷冻保存，在烹饪前应自然解冻。

烹调及食物搭配手法

只需浇在白米饭上，便可尽享美味

在盛产农产品的秋田，人们喜欢将地肤、山芋、纳豆拌入萝卜泥，做成下酒菜。地肤与白米饭搭配，可以互补营养素。

主要营养成分

维生素E……4.6毫克（6.0毫克）
维生素K……120微克（150微克）
钾…………190毫克（2000毫克）
铁…………2.8毫克（10.5毫克）
食物纤维………7.1克（18克）
糖分……………………5.8克

食用方法提示

下酒菜的好食材
地肤最大的特点在于其脆弹的口感，在烹调时可以充分利用。切碎后与山芋、萝卜混合，非常适合用来下酒。

宜选择真空包装或瓶装地肤，开封之前可以常温保存

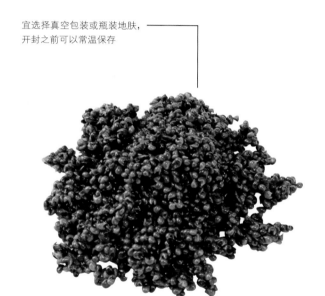

地肤是秋田县北部的著名特产，又称"落帚""扫帚菜"等，是将藜科的野草种子晒干、加热，去除表皮之后所得。因其在齿间爆裂的口感让人联想到鱼子酱，也被人称为"田间鱼子酱"。

　　地肤所含的皂苷可以抑制血糖值的升高，对预防高血压也很有效。此外，还可以抑制酒精的吸收，从而防止酒醉造成的不适。

　　具有稳定血压功效的钾，在血液中负责运输氧气的铁，助力骨骼形成的维生素K，这些营养素在地肤中的含量也不小。β-胡萝卜素的抗氧化性对预防癌症，提高免疫力也有一定效果。

滑子蘑

食物纤维β-葡聚糖
可有效预防癌症

时令：
秋

颜色及植物生化素的力量

β-葡聚糖

● 提高免疫力

● 抗癌

● 控制胆固醇升高

　　β-葡聚糖具有提高免疫力的功效，可以达到抑制癌症的效果，利用其作为原料的抗癌剂正在开发中。

保存方法

不宜久存，尽早食用为好
含水量大，不宜久存，冷藏最多只可保存2天。可以迅速焯水之后冷冻，但也会影响原有风味。未及食用的部分用保鲜膜包裹，密封保存在冰箱中。

烹调及食物搭配手法

莫让黏液流失在水中
黏液中含有大量有效成分，建议烹调前不要冲洗，迅速焯水即可。可以用来杂烩、煮面、烫火锅等。

主要营养成分

维生素B2	0.12毫克 (1.2毫克)
烟酸	5.1毫克 (12毫克)
泛酸	1.25毫克 (5毫克)
钾	230毫克 (2000毫克)
食物纤维	3.3克 (18克)
糖分	1.9克

食用方法提示

水煮（每100克含量）

维生素B2	0.11毫克
烟酸	4.7毫克
泛酸	1.24毫克
钾	210毫克
食物纤维	2.7克
糖分	2.4克

菌盖小且尺寸平均，
表面黏性强者为佳

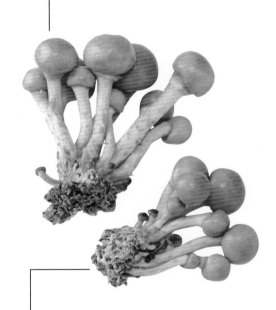

宜选择菌棒和菌盖肥厚、直立者

滑子蘑是日本特产的菌类，市售的滑子蘑多为木屑栽培。

　　若论烟酸、泛酸的含量，滑子蘑属于菌类中的优等生，它也具有抗压、美肤的功效。食物纤维β-葡聚糖具有提高免疫力，预防癌症等作用。利用β-葡聚糖为原料的抗癌剂正在开发中，今后势必会越来越受到关注。

　　滑子蘑独特的黏性来自食物纤维果胶，以及芋类、秋葵所含的糖蛋白质黏蛋白。黏蛋白属于食物纤维，从预防高血压、糖尿病等生活方式病，到改善便秘、缓解宿醉都有效果。

斑玉蕈

时令：
秋

菌类中的代表

有效预防感冒及流感

β−葡聚糖

● 提高免疫力

● 抗癌

● 控制胆固醇

斑玉蕈与其他菌类一样富含β−葡聚糖，也含有能够提高免疫力的凝集素。

保存方法

擦干水分，冷藏保存
连同原包装袋，直接放入冰箱冷藏。沾水易变质，应尽量避免。冷冻可保存1个月左右，烹饪前自然解冻，或直接投入锅中炒。

烹调及食物搭配手法

含有助力钙吸收的维生素D，因此可以与小鱼等富含钙质的食材搭配。也适合煮菜饭、煮汤、凉拌。

主要营养成分

维生素D……0.6微克（5.5微克）
烟酸………6.6毫克（12毫克）
钾…………380毫克（2000毫克）
磷…………100毫克（800毫克）
食物纤维……2.7克（18克）
糖分……………………1.3克

食用方法提示

水煮（每100克含量）

维生素D………………1.1微克
烟酸…………………5.2毫克
钾……………………340毫克
磷……………………110毫克
食物纤维……………4.8克
糖分…………………1.7克

菌盖小，打开幅度小，颜色深浓者较新鲜

宜选择多头成株者

斑玉蕈原本野生在倒伏的榆树或毛榉树上，现在主要采用人工栽培，是菌类中的代表性物种。

斑玉蕈所含的β−葡聚糖，具有抑制癌症，提高免疫力，预防生活方式病及动脉硬化等功效。同时还含有麦角甾醇，一种在紫外线照射下可以转化为维生素D的营养素，担负着支持钙吸收，保持牙齿和骨骼健康的任务。

所有菌类都富含的B族维生素，如维生素B1、维生素B2，烟酸，泛酸等，在斑玉蕈中含量也很大。B族维生素助力三大营养素的代谢，以此起到保持身体及神经功能正常，以及消除疲劳的作用。

辣根

时令：
全年

食物纤维β-葡聚糖
可有效预防癌症

颜色及植物生化素的力量

异硫氰酸酯

- 增进食欲
- 抗菌
- 预防血栓

异硫氰酸酯是辣味成分的来源，除了增进食欲，对预防血栓也有效果。

保存方法

尽早食用，以防持续纤维化

为防止过于干燥，可装入塑料袋中冷藏。存放时间越长，纤维化越严重，建议尽早食用。捣碎之后用保鲜膜包裹，可以冷冻保存。

烹调及食物搭配手法

食用之前再捣碎

食用之前再将辣根捣碎，可以防止辣味和香味的流失。只有在切碎或捣碎之后，异硫氰酸酯才会发挥效用。

主要营养成分

维生素B1……0.1毫克（1.1毫克）
维生素B2……0.1毫克（1.2毫克）
维生素C……73毫克（100毫克）
钾…………510毫克（2000毫克）
钙…………110毫克（650毫克）
糖分………………………9.5克

食用方法提示

捣碎用作佐料

辣味成分来自异硫氰酸酯，刺激的辣味具有增进食欲的作用，因此适合用来充当佐料。也很适合与酱油、味噌等调味料搭配。

如过于干燥，辣根纤维化，香味也会打折扣。应保持适度的湿润，最好带着泥土

宜选择根粗壮且长者

辣根又称洋芥末、山葵萝卜等，含有蛋白质分解酶。捣碎的辣根，用来充当英国名菜烤牛肉的佐料，这是最为人所熟知的做法。

与芥末相比，辣根的辣味稍减，但二者的辣味都来自异硫氰酸酯，散发独特的香味，带给鼻腔刺激的辛辣。同时还可以促进胃液分泌，增强食欲。异硫氰酸酯还是人类健康的卫士，它可以预防血栓、促进消化、预防高血压，还以其优秀的抗菌功效，起着防止食物中毒的作用。

在营养素方面，辣根含有强抗氧化性的维生素C，助益三大营养素代谢的维生素B1、维生素B2、维生素B6，以及预防高血压的钾等。

舞茸

时令：秋

丰富的功能性成分
激活人体免疫功能

β-葡聚糖

- 提高免疫力
- 抗癌
- 控制胆固醇升高

舞茸的β-葡聚糖含量，在所有菌类中数一数二，还可用于制作提高免疫力的增补剂。

保存方法

含水量小，保存期略长

装入塑料袋，放入冰箱蔬菜格冷藏。因含水量较小，在菌类中属于保存期略长的品种。

烹调及食物搭配手法

做成炒菜，可尽享美好口感

舞茸的特点在于其多样的风味，以及脆脆的口感。β-葡聚糖为水溶性，因此适合做成没有汤汁的炒菜或天妇罗食用，注意控制烹调时间。

主要营养成分

维生素B1——0.09毫克 (1.1毫克)
维生素B2——0.19毫克 (1.2毫克)
维生素D——4.9微克 (5.5微克)
烟酸————5.0毫克 (12毫克)
钾—————230毫克 (2000毫克)
糖分————0.9克

食用方法提示

水煮 (每100克含量)

维生素B1————0.04毫克
维生素B2————0.07毫克
维生素D—————5.9微克
烟酸——————1.8毫克
钾————————110毫克
糖分—————————2.1克

菌盖肥厚、挺直者为佳

宜选择梗笔直、饱满，包覆紧实者

在为数众多的菌类中，舞茸的味美可与玉蕈比肩，而多糖体β-葡聚糖的含量则高于其他菌类。β-葡聚糖是一种食物纤维，具有抗癌作用，除保持免疫功能正常发挥作用，还可促进肠蠕动，从而清洁肠内环境。因此，β-葡聚糖对以大肠癌为主的癌症及血脂异常症（高脂血症）等的预防效果也备受关注。

蛋白质、脂质、碳水化合物这三大营养素代谢不可或缺的维生素B1、维生素B2在舞茸中的含量，也位居菌类首列。维生素B1作用于维持神经功能的正常，维生素B2作用于皮肤、黏膜保健。在其他B族维生素中，烟酸为碳水化合物和脂类的代谢提供支持。

松茸

时令：秋

醇厚芳香怡人心脾 抗癌功效助益保健

颜色及植物生化素的力量

β-葡聚糖

- 提高免疫力
- 抗癌
- 控制胆固醇升高

β-葡聚糖具有抑制癌细胞繁殖的作用。醇厚的香气则来自芳香成分松茸醇。

保存方法

尽早食用，以享用完美风味

擦干水分，用厨房纸巾包裹，装入塑料袋，放入冰箱蔬菜格冷藏。芳香会随着新鲜度降低而流失，务请尽早食用。

烹调及食物搭配手法

适度加热，以保持芳醇的香味

舞茸所散发的芳香，甚至比所含的营养更令人心向往之。因此不可过度加热，以免破坏这迷人的芳香。在烹煮松茸米饭时，应在接近煮熟时再放入松茸。

主要营养成分

维生素B1……0.1毫克 (1.1克)
维生素B2……0.1毫克 (1.2克)
烟酸……………8毫克 (12克)
食物纤维………4.7克 (18克)
糖分…………………3.5克

食用方法提示

根据实际情况烹调

菌盖未完全展开的松茸适合土瓶蒸，完全打开的则可以烤制。素烤松茸可用手撕成片，蘸着酱油或醋橘汁食用。

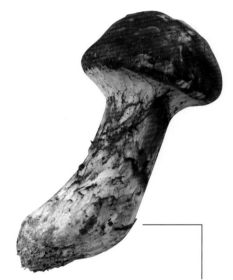

菌盖、菌棒相对干净，菌盖未展开至极致者为佳

菌棒大小平均，富有弹性者品质上乘

在日本流传着"香在松茸，味在玉蕈"的说法，独特的香味是松茸的魅力所在，它的主要成分是松茸醇及肉桂酸甲酯。这特有的芳香可以刺激食欲，促进消化酶的分泌，同时还具有预防癌症的功效。

松茸同样也含有β-葡聚糖，具有提高免疫力，预防感冒及癌症的功效。除了醇厚怡人的芳香，如此优秀的功效也值得我们关注。此外，助益能量代谢的烟酸、泛酸等维生素类也都不逊于其他菌类。在矿物质方面，松茸中的钾可以预防高血压，而麦角甾醇则是维生素D的前驱物。

零余子

怀石料理的常客

糖尿病的克星

时令:
秋

水溶性食物纤维

- 调节肠内环境
- 控制胆固醇升高
- 预防生活方式病

水溶性食物纤维从胶状的肠壁上吸附胆固醇和糖,并排出体外,可以预防糖尿病等生活方式病。

保存方法

注意保持环境的温度,可延长保存时间

含水量小,适宜较长时间存放。如果环境温度适宜,也可以常温保存。冷藏在冰箱蔬菜格中,甚至可以保鲜数周。

烹调及食物搭配手法

可尝试多种烹调方式

可煮、可蒸、可炒。鲜果切成丁后煮食,还可享受脆嫩口感。一般是直接蘸盐食用,但要注意不可摄入过量盐分。

主要营养成分

维生素B1……0.11毫克(1.1毫克)
泛酸…………0.6毫克(5毫克)
钾…………570毫克(2000毫克)
磷…………64毫克(800毫克)
食物纤维………4.2克(18克)
糖分…………………16.4克

食用方法提示

加热食用

烹调方法简单,可水煮,也可在微波炉中加热,或素炸后撒盐食用。长时间烹煮,还可带来松软的口感。

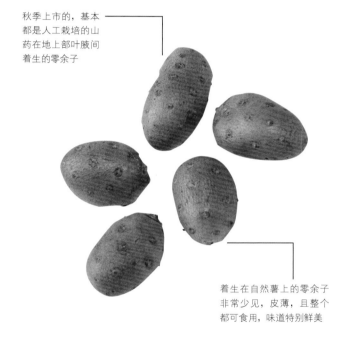

秋季上市的,基本都是人工栽培的山药在地上部叶腋间着生的零余子

着生在自然薯上的零余子非常少见,皮薄,且整个都可食用,味道特别鲜美

外表圆润、光滑的零余子,其实是薯蓣科植物,是着生在山药叶和自然薯叶上的小球芽,长5~10毫米。山药类植物口感黏糯,水分少,较接近红薯。一般来说,除了用盐水煮或蒸,还可以用来煮米饭。

零余子所含的烟酸,是代谢三大营养素不可缺少的元素,具有抗压作用。而富含的水溶性食物纤维可以抑制血糖值升高。

零余子中的钾起着稳定血压的作用,可以有效改善高血压症状。通过钾的利尿作用,体内的水分可以达到平衡。此外,消除疲劳的功效也值得期待。

山牛蒡

食物纤维可改善便秘 预防糖尿病

时令:
冬

绿色蔬果

红色/紫色蔬果

橙色/黄色蔬果

白色蔬果

棕色/黑色蔬果

颜色及植物生化素的力量

食物纤维

● 调节肠内环境(非水溶性、水溶性)
● 控制血糖值升高(水溶性)
● 预防生活方式病(水溶性)

营养成分与牛蒡极为相似,也含有水溶性、非水溶性食物纤维,可以有效改善便秘、预防生活方式病。

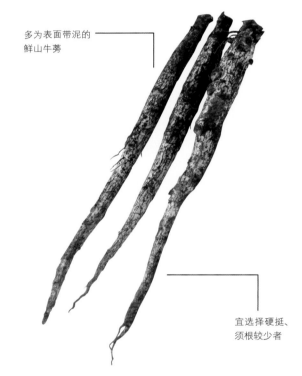

多为表面带泥的
鲜山牛蒡

宜选择硬挺、
须根较少者

保存方法

带着土,直接保存在避光阴凉处

在表面带土的状态下保存山牛蒡(牛蒡蓟),可延长保鲜期。不经水洗,直接用厨房纸巾包裹,保存在避光阴凉处即可。如果用水洗过,应尽早食用。

烹调及食物搭配手法

用喜欢的酱汁腌制成小菜
鲜山牛蒡可以在洗净后迅速焯水,用自己喜欢的酱汁腌制成菁休。与富含钾的胡萝卜搭配,可以预防盐分摄入过量。

主要营养成分

食物纤维⋯⋯⋯⋯7.0克 (18克)
钾⋯⋯⋯⋯⋯200毫克 (2000毫克)
镁⋯⋯⋯⋯⋯24毫克 (290毫克)
磷⋯⋯⋯⋯⋯49毫克 (800毫克)
锰⋯⋯⋯⋯⋯0.28毫克 (3.5毫克)
糖分⋯⋯⋯⋯⋯⋯8.6克

※ 数据取自腌渍山牛蒡

注意

名字相近的有毒植物
有一种名为"洋种山牛蒡"的植物,虽然名称相似,但与山牛蒡却无丝毫关系。它的根部与牛蒡相似,但因有毒而不可食用。

般以山牛蒡的名称为人所知的,是日本本州中南部山野中野生的菊科植物森蓟,也称"牛蒡蓟""菊牛蒡"。供食用的大多为人工栽培的品种。

山牛蒡的成分与牛蒡极为接近,都含有水溶性和非水溶性食物纤维。前者可以控制血糖和胆固醇值,达到预防糖尿病等生活方式病的效果,后者则可以有效消除便秘。

因富含食物纤维,山牛蒡与牛蒡一样赋予食客耐嚼的口感。多加咀嚼可以增进食欲,促进唾液分泌,有助于消化。

请注意,山地上野生的山牛蒡科山牛蒡是另一品种,根部有毒,不可食用。

兵豆

时令:
全年

含有丰富的营养素

以调节肠内环境的食物纤维为主

食物纤维

● 调节肠内环境
● 消除便秘
● 预防大肠癌

兵豆含有非水溶性和水溶性食物纤维,但以前者居多,可以有效改善肠内环境,消除便秘。

避开高温、高湿,避光保存在阴凉处

兵豆不耐高温与潮湿,不建议常温保存,而应避光保存在阴凉处。如购买的是袋装兵豆,开封后应移入密封容器,并尽早食用。

多用于煮汤或煮咖喱

多用于煮汤、炖菜或煮咖喱。烹饪前先在水中浸泡2～3个小时,但如果使用高压锅,则可跳过这一步骤。

蛋白质 ············· 23.2克 (50克)
维生素B1 ···· 0.52毫克 (1.1毫克)
维生素B2 ···· 0.17毫克 (1.2毫克)
钾 ············· 1000毫克 (2000毫克)
食物纤维 ····· 16.7毫克 (18毫克)
糖分 ······························ 44.0克

炖煮

与香肠或番茄炖煮,风味极佳。因兵豆的脂质含量较低,很适合在减肥期间食用。

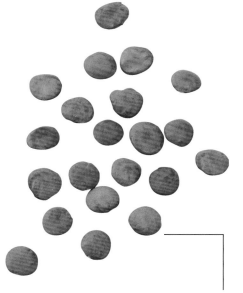

有干豆与罐装两种,前者风味更佳,也更实惠

相较于褐色,建议选择绿色或带有绿色,且表面富有光泽者

兵豆原产于从西亚至地中海沿岸地区,其外凸的形状与相机镜头相似,因此被植物学界命名为"lens culinaris"。兵豆一般呈绿色,或褐色中带些许绿色。剥去外壳的兵豆,则呈现橙色。

兵豆中的非水溶性食物纤维可以改善肠内环境,消除便秘,也可以预防大肠癌。兵豆也含有预防生活方式病的水溶性食物纤维,但占比较大的仍是非水溶性食物纤维。主要成分为碳水化合物,其中部分淀粉在体内被分解后,转化为葡萄糖,为大脑、神经系统、红细胞、肌肉提供能源。此外,兵豆还含有蛋白质、脂质,以及对代谢起着重要作用的B族维生素等各种营养成分。

Koo HJ, Sung YY, Kim HK. (2013) "Inhibitory effects of Akebia quinata ethanol extract on TNF-α-mediated vascular inflammation in human aortic smooth muscle cells." Mol Med Rep. 2013 Feb;7(2):379-83.

Costa A, Lindmark L, Arruda LH, Assumpcao EC, Ota FS, Pereira Mde O, Langen SS. (2012) "Clinical, biometric and ultrasound assessment of the effects of daily use of a nutraceutical composed of lycopene, acerola extract, grape seed extract and Biomarine Complex in photoaged human skin." An Bras Dermatol.2012 Jan-Feb;87(1):52-61.
•Uchida E, Kondo Y, Amano A, Aizawa S, Hanamura T, Aoki H, Nagamine K, Koizumi T, Maruyama N, Ishigami A. (2011) "Absorption and excretion of ascorbic acid alone and in acerola (Malpighia emarginata) juice:comparison in healthy Japanese subjects." Biol Pharm Bull.2011;34(11):1744-7.
•Davis CC, Anderson WR. (2010) "A complete generic phylogeny of Malpighiaceae inferred from nucleotide sequence data and morphology." Am J Bot. 2010 Dec;97(12):2031-48.

•Panchal SK, Poudyal H, Arumugam TV, Brown L. (2011) "Rutin attenuates metabolic changes, nonalcoholic steatohepatitis, and cardiovascular remodeling in high-carbohydrate, high-fat diet-fed rats." J Nutr. 2011 Jun;141(6):1062-9. Epub 2011 Apr 20.
•Fernandes AA, Novelli EL, Okoshi K, Okoshi MP, Di Muzio BP, Guimarães JF, Fernandes Junior A. (2010) "Influence of rutin treatment on biochemical alterations in experimental diabetes." Biomed Pharmacother. 2010 Mar;64(3):214-9. Epub 2009 Oct 27.
•Javed H, Khan MM, Ahmad A, Vaibhav K, Ahmad ME, Khan A, Ashafaq M, Islam F, Siddiqui MS, Safhi MM, Islam F. (2012) "Rutin prevents cognitive impairments by ameliorating oxidative stress and neuroinflammation in rat model of sporadic dementia of Alzheimer type." Neuroscience. 2012 May 17;210:340-52. Epub 2012 Mar 6.

•Hansen AS, Marckmann P, Dragsted LO, Finné Nielsen IL, Nielsen SE, Grønbaek M. 2005"Effect of red wine and red grape extract on blood lipids, haemostatic factors, and other risk factors for cardiovascular disease." Eur J Clin Nutr. 2005 Mar;59(3):449-55.
•Sivaprakasapillai B, Edirisinghe I, Randolph J, Steinberg F, Kappagoda T. 2009 "Effect of grape seed extract on blood pressure in subjects with the metabolic syndrome." Metabolism. 2009 Dec;58(12):1743-6.

•Igarashi K. (2006) "Physiological functions of polyamines and regulation of polyamine content in cells" Yakugaku Zasshi. 2006 Jul;126(7):455-71.
•Nadège Minois, Didac Carmona-Gutierrez, Frank Madeo (2011) "Polyamines in aging and disease" Aging (Albany NY). 2011 August; 3(8): 716–732.
•de la Peña NC, Sosa-Melgarejo JA, Ramos RR, Méndez JD. (2000) "Inhibition of platelet aggregation by putrescine, spermidine, and spermine in hypercholesterolemic rabbits." Arch Med Res. 2000 Nov-Dec;31(6):546-50.

•Wan CW, Wong CN, Pin WK, Wong MH, Kwok CY, Chan RY, Yu PH, Chan SW. 2012 "Chlorogenic Acid Exhibits Cholesterol Lowering and Fatty Liver Attenuating Properties by Up-regulating the Gene Expression of PPAR-α in Hypercholesterolemic Rats Induced with a High-Cholesterol Diet." Phytother Res. 2012 Jun 6. doi: 10.1002/ptr.4751.
•Shi H, Dong L, Jiang J, Zhao J, Zhao G, Dang X, Lu X, Jia M. 2012 "Chlorogenic acid reduces liver inflammation and fibrosis through inhibition of toll-like receptor 4 signaling pathway." Toxicology. 2012 Nov 9. pii: S0300-483X(12)00381-2.
•Ong KW, Hsu A, Tan BK. 2012 "Chlorogenic acid stimulates glucose transport in skeletal muscle via AMPK activation: a contributor to the beneficial effects of coffee on diabetes." PLoS One. 2012;7(3):e32718. Epub 2012 Mar 7.
•Pari L, Karthikesan K, Menon VP. 2010 "Comparative and combined effect of chlorogenic acid and tetrahydrocurcumin on antioxidant disparities in chemical induced experimental diabetes." Mol Cell Biochem. 2010 Aug;341(1-2):109-17.

•Wan CW, Wong CN, Pin WK, Wong MH, Kwok CY, Chan RY, Yu PH, Chan SW. 2012 "Chlorogenic Acid Exhibits Cholesterol Lowering and Fatty Liver Attenuating Properties by Up-regulating the Gene Expression of PPAR-α in Hypercholesterolemic Rats Induced with a High-Cholesterol Diet." Phytother Res. 2012 Jun 6. doi: 10.1002/ptr.4751.
•Shi H, Dong L, Jiang J, Zhao J, Zhao G, Dang X, Lu X, Jia M. 2012 "Chlorogenic acid reduces liver inflammation and fibrosis through inhibition of toll-like receptor 4 signaling pathway." Toxicology. 2012 Nov 9. pii: S0300-483X(12)00381-2.
•Ong KW, Hsu A, Tan BK. 2012 "Chlorogenic acid stimulates glucose transport in skeletal muscle via AMPK activation: a contributor to the beneficial effects of coffee on diabetes." PLoS One. 2012;7(3):e32718. Epub 2012 Mar 7.
•Pari L, Karthikesan K, Menon VP. 2010 "Comparative and combined effect of chlorogenic acid and tetrahydrocurcumin on antioxidant disparities in chemical induced experimental diabetes." Mol Cell Biochem. 2010 Aug;341(1-2):109-17.

「野菜作型別 生育ステージ総覧」農林水産省統計情報部編／(財)農林統計協会、1992
「野菜の科学」高宮和彦編／朝倉書店、1993
「食材図典」／小学館、1995
「ビタミンの事典」日本ビタミン学会編／朝倉書店、1996
「野菜の色には理由がある─緑黄色野菜&トマトの効用」石黒幸雄・坂本 秀樹著／毎日新聞社、1996
「続・野菜の色には理由がある─トマト&緑黄食野菜の効用」
石黒幸雄・坂本 秀樹・稲熊 隆博／毎日新聞社、1999
「食の医学館」本多京子／小学館、2002
「食の医学館─体に効く食品を全網羅」本多京子／小学館、2002
「ひえ、あわ、きびの精白によるミネラル及びポリフェノール含量の変動」／
国立研究開発法人 農業・食品産業技術総合研究機構、2002
「ブルーベリー百科Q&A」、日本ブルーベリー協会編／創森社、2002
「新版 食材図典 生鮮食材篇」、成瀬宇平監・武田正倫・飯塚宗夫・芦澤正和監修／小学館、2003
「フルーツ薬効学─がんからダイエットまで」、川鍋亮著／中央公論新社、2003
「ミネラルの事典」糸川嘉則編／朝倉書店、2003
「野菜のビタミンとミネラル」辻村卓編著／女子栄養大学出版部、2003
「あなたに必要な栄養成分と食べ物」、則岡孝子著／河出書房、2004
「イキイキ!食材図鑑」佐藤秀美監修／日本文芸社、2004
「最新・最強のサプリメント大事典」、原山建郎著、久郷晴彦監修／、2004
「四季の果物（旬の食材）」／講談社、2004
「栄養学レビュー第17巻第1号通巻第62号」木村修一編／
女子栄養大学出版部、2008
「春・夏の野菜（旬の食材）」／講談社、2004
「秋・冬の野菜（旬の食材）」／講談社、2004
「食品成分のはたらき」山田耕路編著／朝倉書店、2004
「栄養機能化学 第2版」栄養機能化学研究会編／朝倉書店、2005
「食材健康大辞典」五明紀春監修／時事通信出版局、2005
「食品薬学ハンドブック」北川勲・吉川雅之編／講談社、2005
「食品図鑑」芹澤正和ほか監／女子栄養大学出版部、2006
「ビタミン・ミネラルの安全性第2版」ジョン・ハズコック著／第一出版、2007
「健康・栄養食品事典 2008改訂新版─機能性食品・特定保健用食品」、
漢方医薬新聞編集部編／東洋医学舎、2008
「健康食品のすべて─ナチュラルメディシン・データベース」、田中平三著、門脇孝著／
同文書院、2008
「原色食品図鑑」、菅原龍幸編、井上四郎編／建帛社、2008
「花図鑑 野菜（草土 花図鑑シリーズ）」、芦沢正和著、内田正宏監修／星雲社、2008
「病気にならない魔法の7色野菜」、中村丁次監修／法研、2008
「ブルーベリー生産の基礎」、玉田孝人著／養賢堂、2008
「医療従事者のためのサプリメント・機能性食品事典」、吉川敏一著、岸田康史著／講談社、2009
「おいしく食べて健康に効く 目で見る食材便利ノート」、池上保子著・監修／永岡書店、2009
「完全図解版 食べ物栄養事典─この症状・病気に効くこの食品、この成分」、
中嶋洋子著・監修、阿部芳子監修、蒲原聖可監修／主婦の友社、2009
「もっとからだにおいしい野菜の便利帳」白鳥早奈英著・監修、板木利隆監修／高橋書店、2009
「カラダを元気にするハーブ&野菜」林 真一郎・池田 明子著／日東書院本社、2010
「基礎栄養学」五明紀春ほか編、2010
「サプリメント事典」、日経ヘルス編／日経BP社、2011
「植物油の事典 〜料理に、美容に、植物油を自分で楽しむ〜」、
山田豊文監修、青木 敦子監修、登石 麻恭子監修／毎日コミュニケーションズ、2011
「野菜まるごと大図鑑─知る!食べる!育てる」、荻野善之／主婦の友社、2011
「栄養の教科書 いちばん詳しくて、わかりやすい! すぐに暮らしに役立つ」、
中嶋洋子監修／新星出版社、2012
「データが語る おいしい野菜の健康力」及川 紀久雄・霜多 増雄・丹羽 真澄著／丸善出版、2012
「ベジブロスをはじめよう。」タカコ・ナカムラ ホールフードスクール著、
白澤卓二監修／角川マガジンズ、2013
「Ⅱ 攻めの農林水産業 〜東北における先進事例」農林水産省、2013
「栄養の基本がわかる図解事典」、中村丁次監修／成美堂出版、2015
「日本食品標準成分表2015年度版（七訂）」
文部科学省 科学技術・学術審議会 資源調査分科会編／全国官報販売協同組合、2016
「栄養素の通になる」上西一弘著／女子栄養大学出版部、2016
「サプリメント健康バイブル」、桑原弘樹著／学研プラス、2016
「野菜とくだもののパワー ファイトケミカルスできれいになる本」、宮澤陽夫監修／祥伝社、2016

图书在版编目（CIP）数据

你今天吃了几种颜色：五色蔬果的营养密码/日本株式会社无限知识编
著；方宏译.—武汉：华中科技大学出版社，2021.4
　　ISBN 978-7-5680-7013-3

　　Ⅰ.①你… Ⅱ.①日… ②方… Ⅲ.①蔬菜−食品营养②水果−食品营养
Ⅳ.①R151.3

中国版本图书馆CIP数据核字（2021）第044725号

IRO NO YASAI NO EIYOU JITEN
© X-Knowledge Co., Ltd. 2017
Originally published in Japan in 2017 by X-Knowledge Co., Ltd.
Chinese (in simplified character only) translation rights arranged with
X-Knowledge Co., Ltd. TOKYO,
through g-Agency Co., Ltd, TOKYO.

本作品简体中文版由日本X-Knowledge授权华中科技大学出版社有限责任公
司在中华人民共和国境内（但不含香港、澳门和台湾地区）出版、发行。

湖北省版权局著作权合同登记　图字：17−2020−261号

你今天吃了几种颜色：五色蔬果的营养密码　　　　　　　　［日］株式会社无限知识 编著
Ni Jintian Chi le Jizhong Yanse: Wuse Shuguo de Yingyang Mima　　　　　　　　方宏 译

出版发行：华中科技大学出版社（中国·武汉）　　　电话：(027) 81321913
　　　　　北京有书至美文化传媒有限公司　　　　　　　　(010) 67326910−6023
出 版 人：阮海洪

责任编辑：莽　昱　康　晨
责任监印：徐　露　郑红红　　　　封面设计：邱　宏

制　　作：北京博逸文化传播有限公司
印　　刷：北京汇瑞嘉合文化发展有限公司
开　　本：787mm×1092mm　　1/16
印　　张：14
字　　数：150千字
版　　次：2021年4月第1版第1次印刷
定　　价：98.00元

本书若有印装质量问题，请向出版社营销中心调换
全国免费服务热线：400−6679−118　竭诚为您服务
版权所有　侵权必究